全国高等职业教育护理专业教材

病理学与病理生理学
Pathology and Pathophysiology

主　编　唐慧玲　张　忠　宋维芳

副主编　张　薇　杨少芬　王　红　杨桂玲　卢化爱

编　委（按姓氏拼音排序）

韩丽华（沈阳医学院）　　　　　　　徐万宇（攀枝花学院医学院）

贺岭风（宁夏师范学院医学院）　　　徐义荣（山西医科大学汾阳学院）

李慧平（菏泽医学专科学校）　　　　杨桂玲（宁夏师范学院医学院）

卢化爱（宁夏医科大学）　　　　　　杨少芬（广州医学院从化学院）

师　婷（山西医科大学汾阳学院）　　岳联革（黑龙江农垦职业学院）

宋维芳（山西医科大学汾阳学院）　　张　薇（仙桃职业学院医学院）

唐慧玲（淄博职业学院）　　　　　　张　忠（沈阳医学院）

王　红（吉林职工医科大学）　　　　张丽艳（沈阳医学院）

王艳宁（沈阳医学院）　　　　　　　张婉霞（辽源职业技术学院医药分院）

北京大学医学出版社

BINGLIXUE YU BINGLI SHENGLIXUE

图书在版编目（CIP）数据

病理学与病理生理学 / 唐慧玲，张忠，宋维芳主编.
—北京：北京大学医学出版社，2013.5（2020.6 重印）
　全国高等职业教育护理专业教材
　ISBN 978-7-5659-0542-1

　Ⅰ．①病…　Ⅱ．①唐…②张…③宋…　Ⅲ．①病理学 -
高等职业教育 - 教材②病理生理学 - 高等职业教育 - 教材
Ⅳ．① R36
　中国版本图书馆 CIP 数据核字（2013）第 046148 号

病理学与病理生理学

主　　编：唐慧玲　张　忠　宋维芳
出版发行：北京大学医学出版社
地　　址：（100191）北京市海淀区学院路 38 号　北京大学医学部院内
电　　话：发行部 010-82802230；图书邮购 010-82802495
网　　址：http://www.pumpress.com.cn
E-mail：booksale@bjmu.edu.cn
印　　刷：北京信彩瑞禾印刷厂
经　　销：新华书店
责任编辑：韩忠刚　张立峰　　责任校对：金彤文　　责任印制：罗德刚
开　　本：787 mm×1092 mm　1/16　　印张：17.5　字数：445 千字
版　　次：2013 年 5 月第 1 版　2020 年 6 月第 8 次印刷
书　　号：ISBN 978-7-5659-0542-1
定　　价：50.00 元

全国高等职业教育护理专业教材编审委员会

序

护理工作是医疗卫生工作的一个重要组成部分，护理事业健康发展关系到人民群众的健康和生命安全。随着医学模式的转变，对护理工作和护理人员的要求越来越高。近年来国家陆续发布了《国家中长期教育改革和发展规划纲要（2010—2020年）》、《关于全面提高高等职业教育教学质量的若干意见》以及新的《全国护士执业资格考试大纲》等文件，对高等职业教育护理专业教学提出了更高要求，教材建设也相应地面临新的考验。护理高等职业教育在为我国培养护理人才、提高人民健康水平中，发挥着极其重要的作用，如何发展护理高等职业教育已成为护理教育领域关注的首要问题。因此，只有不断更新观念，深化改革，抓住机遇，才能迎接新的挑战，使护理高等职业教育不断发展。

《教育部关于加强高职高专教育人才培养工作的意见》中指出：大力发展高等职业教育，培养和造就适应生产建设、管理、服务和技术第一线的高等技术应用型人才，客观上要求必须高度重视高等职业教育的教材改革和建设。本套教材正是为了适应新时期医学护理教育发展趋势，满足高等职业护理教育工作者和广大护理专业学生的需要而编写的。教材结合高等职业教育护理人才培养目标，内容与时俱进，充分体现护理特色，强调基础知识与基本技能并重，突出适用性、科学性、新颖性，体现"整体护理"和以"人"为中心的护理理念，引导学生自主学习。教材注重专业核心能力培养，与执业护士资格考试和护理实践紧密结合，紧跟临床护理的发展方向，加入"考点"、"案例"、"知识链接"等，具有很好的实用性。本套教材涵盖基础课教材七部：《人体解剖学》、《组织学与胚胎学》、《生物化学》、《生理学》、《病理学与病理生理学》、《护理药理学》、《病原生物学与免疫学》；专业课教材十六部：《基础护理学》、《健康评估》、《内科护理学》、《外科护理学》、《妇产科护理学》、《儿科护理学》、《急救护理学》、《精神科护理学》、《护理心理学》、《护理学导论》、《护理管理学》、《中医护理学》、《护理礼仪与人际沟通》、《老年护理学》、《社区护理学》、《护理伦理学》。教材形式包括主教材、配套教材、多媒体课件。教材编写淡化学科意识，强化专业理念，注重体现医学人文教育理念，以促进学生素质的全面提高。在客观上，本套教材反映了当今护理学领域的新理论、新技术和新进展，拓展了护理教育的视野。

本套教材以专业培养目标为导向，以职业技能教育为根本，满足学科需要、教学需要、社会需要，既可以作为医学院校高等职业教育护理专业的教材，也可以作为临床医护人员了解和掌握护理问题的参考书。教材的编写得到全国多所医学院校领导及广大教育工作者大力支持和帮助，百余位奋斗在教学、科研和临床一线的学者专家，群策群力，同心同德，汇集各自的智慧和心血，阐述护理专业知识，介绍学科最新进展，汇编成本套教材，在此表示由衷感谢。

由于水平所限，整套教材编写难免存在提法不当和不足之处，诚挚期待医学教育界同仁和广大读者予以批评指正。

前　言

根据国家颁布的《关于全面提高高等职业教育教学质量的若干意见》及新版《全国护士执业资格考试大纲》，对高职高专护理学教育提出了更高要求，作为护理专业教材的编者，我们体会到教材建设所面临的新的考验。

本教材由传统的病理学和病理生理学两部分内容组成，共2篇20章，第一篇9章为病理学部分，第二篇11章为病理生理学部分。本教材的读者对象为高职高专护理学专业学生，他们是功能角色日趋丰富，社会需求日益增长的群体；是身处教育改革，思想活跃的未来人才。为此，我们在教材编写过程中，秉承以专业培养目标为导向，以职业技能教育为根本，以融入我国高职高专护理学教学改革为遵循的指导思想。坚持高职高专教材"基本理论、基础知识"和"必需、够用"的基本原则。注重教材编写内容和形式的适应性：适应社会经济发展和人群健康需求的变化，护理的对象从"患者"扩大到"人的健康"；适应护理学学科的发展，在教材中增添已定论的一些新技术、新方法、新理念；适应医学模式的变化与发展，教材内容的选择和构建体现"以人的健康为中心，以整体护理观为指导，以护理程序为主线"；适应医学教育教学改革与发展，加强学生综合素质和创新能力的培养；适应当今高职高专学生的现状，将教材编写成为便于学生学习，激发学习兴趣的材料。由此，形成了本教材以下几个特点：

1. 密切联系临床　在教材中我们改变以往病理学内容占有较大篇幅的现象，加大了病理生理学内容的比例，使教材的整体内容更好地贴近临床，与临床知识的联系更为密切。同时，我们也着重强调了临床护理学知识的引入与衔接；在所设案例中赋有较多的护理信息，让学生早期接触临床。

2. 内容构成实用　在编写内容上我们力求语言简练，注重对基本理论和基础知识的表述，以层次需求、专业需求、临床需求为度，减少冗长的纯理论性叙述。并通过执业护士资格考试考点的提炼，及学习小结的知识凝炼，使教材较好地实现了对高职高专护理专业的实用价值。

3. 多元知识传授　在教材的内容结构上，我们汲取先进经验，变呆板、单一的知识传授形式为灵活、多元。以知识链接拓展学习内容，提升求知欲望；以临床案例实现理论与实践结合，激发学习兴趣；以学习小结归纳章节要点，引领学生掌握精髓，由此，让教材生动起来，让学生兴奋起来。

在本教材付梓之际，我们全体编者感谢所在院校领导的热心支持；感谢相关教材编者们给予我们的宝贵经验；感谢北京大学医学出版社的悉心指导！遗憾的是，由于时间短促，水平有限，本教材尚存诸多不尽如人意之处，恭请使用和关心本教材的同道和学子们多提宝贵意见和建议，以便日后进一步改进完善。

编　者

目　录

第一篇　病理学

第二篇　病理生理学

第一篇 病理学

绪 论

病理学（pathology）是研究疾病发生、发展和转归规律的一门科学。它的任务是以辩证唯物主义观点，运用科学方法研究疾病的病因、发病机制、病理变化、结局和转归的医学基础学科。从而认识和掌握疾病的本质和发生、发展规律，为疾病的诊治和预防提供理论基础。

一、病理学的内容

本书由传统的病理学和病理生理学两部分组成，病理学侧重于形态结构变化的研究，病理生理学侧重于机能和代谢变化的研究，在疾病的发生、发展过程中，机体的形态结构和机能代谢是互相影响、紧密联系的。不同器官的许多疾病，都可以发生一些共同的变化，都有一些共同规律；而同一系统器官的疾病，甚至是每一种具体的疾病，又各有其特殊的变化和规律，所以，从内容上又分为总论和各论两部分：总论主要阐述疾病发生、发展的一般规律，包括疾病概论和基本病理过程；各论主要讨论各器官系统不同疾病发生、发展的特殊规律。总论是学习各论的基础，各论可加深对总论的理解，学习时应互相参考，不可偏废。

二、病理学在医学中的地位和作用

病理学是一门重要的医学基础学科，也是联系基础医学和临床医学的桥梁学科。病理学与基础医学中的解剖学、组织胚胎学、生理学、生物化学、病原生物学、免疫学等都有密切的联系，这些基础学科的每一次重大进展，都会促进病理学的发展。因此，掌握基础医学的相关知识，是学好病理学的前提条件。而病理学又是学习临床医学的重要基础，可为临床正确认识疾病提供理论依据，对学习临床课能起到承前启后的作用。此外，病理学的研究方法如活体组织检查、尸体剖检等可直接对疾病做出最终诊断，提高疾病的防治水平。

三、病理学的研究方法

1. 尸体剖检（尸检）是病理学的基本研究方法之一，是对死者的遗体进行病理剖验，通过肉眼和显微镜系统地观察全身各部位的形态结构变化，可以明确诊断，查明死亡原因。验证临床诊断和治疗的准确性，以总结经验教训，提高医疗质量，并通过尸检积累的大量病理资料，对深入认识疾病、促进病理学的发展做出贡献。

2. 活体组织检查 用手术切除、钳取和穿刺针吸等方法从患者身上取下病变组织，进行病理检查，以确定诊断，称为活体组织检查，简称活检。是临床上最常用的病理学检查诊断方法，特别是对性质不明的肿瘤等疾患，能及时确诊，指导临床治疗和判断预后。

3. 脱落细胞学检查 是通过各种方法和途径采集病变处脱落的细胞，制成细胞涂片，进行光学显微镜检查，作出细胞学病理学诊断。对普查和发现早期恶性肿瘤具有重要意义。

4．动物实验　即在各种实验动物身上复制某些人类疾病的模型，针对性地研究某种疾病的病因和发病机理，动态观察其形态、功能和代谢的异常变化以及疾病的经过与表现，验证疗效，探索疗效和机制。动物实验的结果可以作为临床医学的重要借鉴和参考。

5．组织和细胞化学检查　是应用某些化学试剂在组织及细胞上进行特异性化学反应，呈现特殊颜色，从而鉴定组织、细胞中的某种蛋白质、脂类、糖原、酶类或核酸等化学成分。如用糖原染色法（PAS）显示细胞内糖原的变化，用苏丹Ⅲ染色法显示细胞内的脂肪成分，对一些代谢性疾病的诊断有一定的参考价值。

6．超微结构观察　运用透射电镜和扫描电镜对组织、细胞内部和表面的超微结构进行观察。由于电镜技术的应用可以在超微结构水平上将形态结构与功能、代谢变化有机地结合起来，为深入研究疾病过程中的功能代谢变化，提供形态学依据。

除上述方法外，还有放射自显影技术、组织和细胞培养、分析电镜技术、显微分光光度技术、流式细胞术以及形态定量技术等一系列分子生物学技术，运用这些新的方法和手段，为研究疾病，发展病理学新理论提供了更多的途径。

（唐慧玲）

第一章　细胞和组织的适应、损伤与修复

学习目标

1. 解释肥大、增生、萎缩、化生、变性、坏死、机化及坏疽的概念。
2. 归纳出各种组织的再生能力、坏死的结局、一期愈合及二期愈合的特点、影响再生修复的因素。
3. 描述肉芽组织的结构特点、细胞水肿和脂肪变性的镜下特点。
4. 熟记病理性萎缩的类型、坏死的类型及结局。
5. 知道变性、坏死发生的常见原因及好发组织器官。
6. 能够区别细胞坏死与凋亡的特点。

第一节　细胞和组织的适应、损伤与修复概述

机体的细胞、组织和器官在其生长发育过程中会不断受到内外环境各种刺激因子的影响，并通过自身反应和调节机制对刺激因子作出应答反应，以保证细胞、组织功能的正常，乃至整个机体的生存。当各种轻微刺激因子持续作用时，机体细胞、组织可通过改变自身的结构、功能和代谢加以调节，这个过程称为适应。如刺激因子的性质、种类、强度和持续时间超过细胞、组织的适应能力时，则引起损伤变化，分为可逆性损伤（变性）和不可逆性损伤（坏死）。机体对损伤的细胞、组织具有修复能力。

第二节　细胞和组织的适应

适应（adaptation）是指机体细胞、组织、器官对于持续性的内外刺激作出的相应调节变化的过程。其形态上表现为肥大、增生、萎缩和化生。

一、肥大（hypertrophy）

细胞、组织和器官的体积增大称为肥大。通常是由于实质细胞体积增大所致，伴有或不伴有细胞数目增多。肥大一般可分为代偿性肥大和内分泌性肥大。

1. 代偿性肥大　通常是由于相应的组织、器官的功能负荷长期增大所致，如高血压引起的左心室心肌肥大（图 1-1）、一侧肾摘除后健侧肾的肥大以及经常锻炼发达的骨骼肌等。

2. 内分泌性肥大　由激素作用于靶器官引起的体积增大，如妊娠期的子宫肥大、

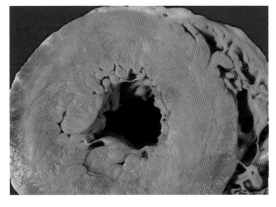

图 1-1　高血压病之心肌肥大
左心室明显增厚，乳头肌和肉柱增粗，心腔无明显扩张

哺乳期的乳腺肥大等。

肥大的组织和器官其功能增强，代谢增加，具有一定的代偿意义。如果肥大的器官超过其代偿范围时，则出现失代偿，引起相应的器官功能不全。如高血压病后期出现的心功能不全等。

二、增生（hyperplasia）

组织、器官的实质细胞数量增多称为增生。细胞增生是由于各种原因引起的有丝分裂活动增强的结果，通常是可复性的，即原因消除后增生可停止或复原。增生可分为代偿性增生、内分泌障碍性增生和再生性增生。

1. 代偿性增生　常伴随肥大而出现，如慢性肾炎时健存的肾单位的增生肥大等。

2. 内分泌障碍性增生　由于内分泌障碍引起的某些器官的增生，如雌激素过多引起的子宫内膜增生及乳腺增生、老年男性的前列腺增生、缺碘时可通过反馈调节机制引起的甲状腺增生等。

3. 再生性增生　具有再生能力的组织发生严重损伤时，可通过周围健康的细胞再生加以修复，使之在结构和功能上基本恢复正常。如肝细胞毒性损伤坏死后的再生、溃疡周围的上皮增生、皮肤创伤愈合时上皮和肉芽组织的增生等。

一般情况下，细胞和组织增生属于可复性变化，若慢性损伤导致组织反复再生修复会逐渐出现过度增生，可引起组织器官结构和功能异常，进一步发展甚至可能演化为恶性肿瘤。

三、萎缩（atrophy）

发育正常的细胞、组织或器官的体积缩小称为萎缩。组织或器官的萎缩可由于实质细胞体积变小或数目减少所致。通常由于细胞的功能活动降低、血液及营养物质供应不足，以及神经、内分泌刺激减少等引起。

（一）病理变化

肉眼观：萎缩的器官体积缩小，重量减轻，质地变硬、色泽变深。

镜下观：萎缩器官的实质细胞体积变小，数目减少，其间质纤维结缔组织则出现不同程度的增生。

（二）类型

1. 生理性萎缩　机体许多组织和器官随年龄的增长发育到一定阶段后逐渐萎缩，如幼儿的动脉导管和脐带血管的萎缩退化、青春期后的胸腺萎缩、妊娠期后的子宫复旧及老年人多数器官的萎缩等。

2. 病理性萎缩　在疾病状态下出现的萎缩，按其发生原因不同可分为以下几种：

（1）营养不良性萎缩：可由全身性或局部性因素引起。全身性营养不良性萎缩见于长期饥饿或营养不良、消化道梗阻、全身消耗性疾病和恶性肿瘤等，萎缩通常按顺序发生，首先是脂肪组织，其次是肌肉，再次是肝、脾、肾等器官，而心、脑发生最晚。局部营养不良性萎缩常因局部慢性缺血引起，如动脉粥样硬化引起的脑萎缩（图1-2）、肾萎缩等。

（2）废用性萎缩：长期工作负荷减少引起

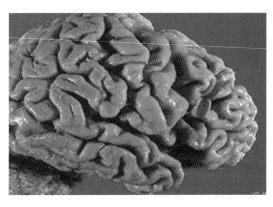

图1-2　脑萎缩
脑回变窄，脑沟变宽

的萎缩，如骨折后，患肢长期不活动而出现的肌肉萎缩。

（3）去神经性萎缩：下运动神经元或轴突破坏，其所支配的组织和器官出现的萎缩，如脊髓灰质炎患者发生的下肢萎缩。

（4）压迫性萎缩：组织、器官长期受压，代谢减慢而发生萎缩，如各种因素引起的肾盂积水，导致肾实质长期受压而出现的萎缩（图1-3）。

（5）内分泌性萎缩：内分泌功能低下可引起相应靶器官的萎缩，如垂体病变引起的垂体功能低下时，可导致甲状腺、肾上腺、性腺等器官的萎缩。

（三）对机体的影响

萎缩一般是可复性的，轻度萎缩，当病因消除后，萎缩的器官、组织、细胞可逐渐恢复原状，但病变持续进展，萎缩的细胞可最后消失。

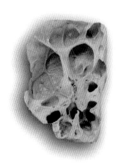

图1-3　肾压迫性萎缩
肾盂囊状扩张，肾实质萎缩变薄

　知识链接

心肌及肝细胞萎缩时，常在胞质中出现黄褐色的脂褐素颗粒。脂褐素颗粒为细胞内自噬溶酶体中的细胞器发生某种理化改变后，不能被溶酶体所消化而形成的一种不溶性残存小体，正常人的附睾上皮细胞、睾丸间质细胞和某些神经细胞胞质中可有少量的脂褐素。也常出现在老年人及慢性消耗性疾病时其他组织细胞胞质中，故又称消耗性色素。

四、化生（metaplasia）

一种分化成熟的组织细胞逐渐转化为另一种分化成熟组织细胞的过程称为化生。化生只能在同源细胞之间进行转化，而不能转化为性质不同的组织细胞，例如柱状上皮可转化为鳞状上皮，而上皮细胞不能转化为结缔组织细胞；这种转化过程并非表现为已分化的细胞直接转变为另一种细胞，而是由具有分裂能力的未分化间叶细胞演化而成；上皮组织之间的化生是可逆性的，而结缔组织之间的化生是不可逆的。

1．化生的类型和表现

（1）鳞状上皮化生（鳞化）：最常见，多见于气管及支气管黏膜，如慢性支气管炎时，原气管黏膜的假复层柱状纤毛上皮可转化成鳞状上皮，称鳞状上皮化生。还可见于慢性宫颈炎时的宫颈黏膜、慢性胆囊炎时的胆囊黏膜鳞状上皮化生等。

（2）腺上皮化生：如慢性胃炎的胃黏膜上皮转化成肠上皮，化生也可成为肠型胃癌的发生基础。

（3）间叶组织的化生：指在结缔组织内出现骨、软骨和脂肪等。

2．化生的后果

（1）对有害的刺激因素抵抗力增加。

（2）失去了原有正常组织的功能，局部的防御能力反而削弱，甚至是恶变的基础。

考点：1．适应性反应的形态类型及定义。
　　　2．病理性萎缩的类型。

第三节　细胞、组织的损伤

一、可逆性损伤

可逆性损伤又称为变性（degeneration），是指细胞或细胞间质内出现异常物质或原有正常物质积聚过多的一类形态变化。发生在细胞内的变性是可复性的，当原因去除后，可以恢复正常。但疾病进展，代谢障碍加重，则可发展为不可复性的坏死。细胞间质发生的变性往往不可逆。

（一）细胞水肿

细胞水肿（cellular swelling）或称水变性（hydropic degeneration）指水、钠在细胞内积聚过多而使细胞肿胀。是最常见、轻微的变性，好发于代谢旺盛、线粒体丰富的器官，如心、肝、肾等实质细胞。

1．原因和机制　常见原因包括缺氧、中毒和感染，由于线粒体受损，细胞膜上的钠泵功能障碍，使细胞膜对电解质的主动运输功能发生障碍，或细胞膜直接受损时，则导致细胞内钠、水增多，形成细胞水肿。

2．病理改变

肉眼观：脏器肿胀，边缘变钝，包膜紧张；色苍白无光泽，似开水烫过；切面隆起、边缘外翻。又称混浊肿胀，简称浊肿。

镜下观：细胞体积增大，胞浆内出现大量细小红染的颗粒（颗粒变性）；细胞水肿进一步发展，胞浆也可变得较为透明、疏松淡染，从而使整个细胞膨大如气球，称气球样变（图1-4）。

3．后果　细胞水肿是较轻微的损伤表现，可使细胞的功能降低。当原因消除后可恢复正常。如病变进一步发展，可形成脂肪变性甚至坏死。

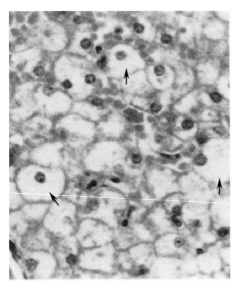

图 1-4　肝细胞水肿

急性病毒性肝炎→肝细胞肿胀，胞浆疏松淡染细胞核结构无明显变化（HE 染色，高倍镜）

（二）脂肪变性（fatty degeneration）

是指在正常情况下，除脂肪细胞外，其他细胞内一般不见或少见脂滴。如这些实质细胞内出现脂滴或脂滴增多，则称为脂肪变性。脂肪变性大多见于代谢旺盛、耗氧多的器官，如肝、肾、心等，尤以肝最常见，因为肝是脂肪代谢的重要场所。

1．肝脂肪变性

（1）原因和机制：引起肝脂肪变性的常见原因主要有感染、持续缺氧、中毒及营养不良等。肝细胞既能由血液中吸收脂肪酸将其氧化，又能由碳水化合物新合成脂肪酸。脂肪酸进入肝细胞后，经多种途径代谢，如其中任何一个环节发生障碍便能导致肝细胞的脂肪变性：①脂蛋白合成障碍，如营养不良、感染、化学毒物（乙醇、四氯化碳）等因素破坏内质网结构或抑制某些酶的活性，以致不能将脂肪转运出去，造成脂肪在肝细胞内堆积。②中性脂肪合成增加，如长期饥饿、消化道疾病或糖尿病患者对糖的利用障碍时，可导致大量脂肪酸进入肝细胞，超过肝细胞氧化利用和转运出去的能力亦可导致脂肪在肝内蓄积。③脂肪酸氧化障碍，如缺氧、感染（白喉外毒素），可使细胞对脂肪酸的氧化和合成能力降低，致使脂肪在细胞内增多。总之，肝脂肪变性的发生是上述一种或多种因素综合作用的结果。

（2）病理变化：肉眼观：肝体积增大，边缘钝圆外翻，色变黄，质软，有油腻感。镜下观：HE染色切片中，肝细胞内有大小不等、圆形或椭圆形的空泡，起初多见于核的周围，以后变大，散布于整个胞浆中，或融合为一个大空泡，将细胞核挤向胞膜下，状似脂肪细胞（图1-5）（空泡为肝细胞内脂肪在切片制作过程中被乙醇、二甲苯等脂溶剂溶解所致）。严重贫血时，可引起心肌脂肪变性，肉眼观心内膜下尤其是乳头肌出现成排的黄色条纹，与正常心肌的暗红色相间排列，状似虎皮斑纹，故称虎斑心。苏丹Ⅲ可将脂肪染成橘红色，锇酸可将其染成黑色。通过特殊染色可将脂肪变性与水变性的空泡加以鉴别。

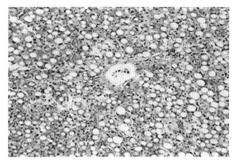

图 1-5　肝脂肪变性
肝细胞胞浆中有大小不一的脂肪空泡
（HE 染色，低倍镜）

（3）后果：肝脂肪变性是一种可逆性病变，病因及时消除，可逐渐恢复正常。如病因持续存在，病变可进一步加重，导致硬化和坏死。

（三）玻璃样变性

又称透明变性（hyaline degeneration），泛指细胞内、结缔组织间质和血管壁出现均质、红染、无结构的半透明毛玻璃样物质，称为玻璃样变。玻璃样变性是十分常见的变性，其发生的机制各异。

1. 血管壁玻璃样变　即细动脉硬化（arteriolosclerosis），常见于高血压病时的肾、脑、脾及视网膜的细动脉。主要是由于细动脉内膜通透性增高，血浆蛋白渗入内膜，在内皮细胞下凝固成无结构的均匀红染物质，使细动脉的管壁增厚、变硬，管腔狭窄，甚至闭塞。

2. 结缔组织玻璃样变　是胶原纤维老化的表现，见于纤维结缔组织的增生，如瘢痕组织、机化的坏死灶、纤维化的肾小球、动脉粥样硬化时动脉内膜形成的纤维斑块等。镜下观：纤维细胞明显变少，胶原纤维增粗并互相融合成为梁状、带状或片状的半透明均质。肉眼观：灰白色，半透明，质地坚韧，缺乏弹性（瘢痕）。

3. 细胞内玻璃样变　蓄积于细胞内的异常蛋白质形成均质、红染的近圆形小体，通常位于细胞内。如明显蛋白尿时，肾近曲小管上皮细胞吞饮的玻璃样小滴；酒精中毒时，肝细胞核周胞浆内亦可出现可能是细胞骨架中含角蛋白成分改变的 Mallory 小体。

（四）病理性色素沉积（pathologic pigmentation）

是指组织细胞内外有各种色素蓄积。包括外源性色素（炭末及文身所用色素）和内源性色素（含铁血黄素、胆红素、脂褐素、黑色素等）。常见的病理性色素沉积有以下几种：

1. 含铁血黄素（hemosiderin）　是由铁蛋白微粒聚集而成的、具有折光性棕黄色的色素颗粒。颗粒大小不一，是巨噬细胞吞噬红细胞后，血红蛋白被巨噬细胞溶酶体分解转化而成。病理性含铁血黄素沉积多为局部性的，如陈旧性出血和慢性淤血的组织内。当溶血性贫血有大量红细胞破坏时，可出现全身性含铁血黄素沉积，主要见于肝、脾、淋巴结、骨髓等器官。

2. 胆红素（bilirubin）　也是巨噬细胞内形成的一种血红蛋白衍生物。在生理状况下，衰老的红细胞在单核吞噬细胞内被降解，其中血红蛋白被分解为珠蛋白、铁和胆绿素，后者还原后即成为胆红素，进入血液后被肝细胞摄取、结合，作为胆汁的一种成分经胆道排入肠道。胆红素一般呈溶解状态，亦可为黄褐色的小颗粒或团块。在胆道阻塞及某些肝疾患时，肝细胞、毛细胆管及小胆管内可见许多胆红素。血液中胆红素过多时可将组织（皮肤、巩膜等）染成黄色，称为黄疸。成人因有血脑屏障保护，胆红素通常不能进入脑和脊髓，而新生儿由于血脑屏障不完善，故在发生高胆红素血症时，大量胆红素进入脑细胞内，导致神经细胞变性，引起神经症状。肉眼观可见多处神经核明显黄染，称为核黄疸。

3. 黑色素（melanin） 是由黑色素细胞产生的大小、形状不一的棕黑色颗粒。正常人皮肤、毛发、巩膜及脉络膜等处均有黑色素存在。人的垂体分泌的促肾上腺皮质激素（ACTH）能刺激黑色素细胞产生黑色素。当肾上腺功能低下时（如 Addison 病），可导致全身皮肤黑色素增多，其机制是由于肾上腺皮质激素分泌减少，对垂体的反馈抑制作用减弱，致 ACTH 分泌增多，促进黑色素细胞产生过多黑色素所致。局限性黑色素增多主要见于黑色素痣及黑色素瘤。

（五）病理性钙化（pathologic caleification）

正常机体内只有牙齿和骨含有固态钙盐，如在牙和骨以外的其他组织中出现固态钙盐沉积则称为病理性钙化。沉积的钙盐主要是磷酸钙，其次是碳酸钙。在 HE 染色组织切片中，钙盐呈蓝色颗粒或块状，量多时肉眼可见为灰白色石灰样质块，难吸收易成为机体内长期存在的异物，并刺激周围结缔组织增生将其包裹。病理性钙化按其发生原因不同可分为营养不良性钙化和转移性钙化。

1. 营养不良性钙化 多见，多继发于变性坏死组织或其他异物内（如结核病坏死灶、脂肪坏死灶、动脉粥样硬化斑块、血栓、坏死的寄生虫体、虫卵等）的钙盐沉积。因无全身性钙磷代谢障碍，故血钙不升高。

2. 转移性钙化 少见，是全身性钙磷代谢障碍引起的血钙升高，使钙盐在肾小管、肺泡及胃黏膜等处沉积，主要见于甲状腺机能亢进、骨肿瘤造成的骨质严重破坏及维生素 D 摄入过多等。

二、不可逆性损伤

多种刺激因子造成组织细胞严重损伤，导致组织细胞代谢停止、结构破坏及功能丧失等变化称为不可逆性损伤，也称细胞死亡（cell death）。包括坏死和凋亡两种类型。

（一）坏死（necrosis）

坏死是指局部活体组织细胞的死亡。多数情况下，坏死是由组织、细胞的可逆性损伤（变性）逐渐发展而来的，即渐进性坏死（necrobiosis）。在少数情况下，由于刺激因子极为强烈（如高温、强酸、强碱等），可导致组织细胞迅速发生坏死，有时甚至无明显的形态学改变。

1. 基本病变 细胞坏死过程中的可复性改变与不可复性改变之间并无截然的界限，只有在损伤的后期，通常要在细胞死亡若干小时之后，在光学显微镜下，才出现明显的形态学改变。

（1）细胞核的改变：细胞核的改变是细胞坏死的主要形态学标志，表现为：①核固缩（pyknosis），即由于核脱水使染色质浓缩，染色变深，核的体积缩小；②核碎裂（karyorrhexis），核膜破裂，核染色质崩解为小碎片分散在胞浆中；③核溶解（karyolysis），在脱氧核糖核酸酶的作用下，染色质的 DNA 分解，核乃失去对碱性染料的亲和力，因而染色质变淡，甚至只能见到核的轮廓。最后染色质中残余的蛋白质被溶蛋白酶所溶解，核便完全消失（图 1-6）。

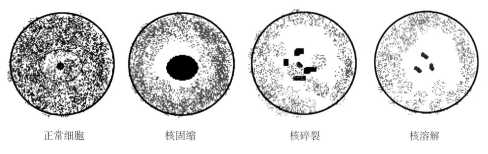

| 正常细胞 | 核固缩 | 核碎裂 | 核溶解 |

图 1-6　细胞坏死核的变化模式图

（2）细胞浆的改变：坏死细胞的胞浆红染（即嗜酸性增强），这是由于胞浆嗜碱性物质核蛋白体减少或丧失，使胞浆与碱性染料苏木素的结合减少而与酸性染料伊红的结合力增高的缘故。同时由于胞浆结构崩解，致胞浆呈颗粒状。

（3）间质的改变：实质细胞坏死后一段时间内，由于间质对损伤因素的耐受性比实质细胞强，所以间质常无改变。以后在各种溶解酶的作用下，基质崩解，胶原纤维肿胀并崩解断裂或液化。于是坏死的细胞和崩解的间质融合成一片模糊的颗粒状、无结构的红染物质。

上述坏死的形态学改变通常要在组织、细胞死亡后相当时间（数小时至 10 小时以上）才出现。在坏死的早期阶段，不仅肉眼难以鉴别，甚至在电子显微镜下也不能确定该组织、细胞是否死亡。临床上将这种已失去生活能力的组织称为失活组织。这种组织已不能复活，但却是细菌生长繁殖的良好基地。为防止感染，促进愈合，在治疗中常需将其清除。

2. 坏死的类型　根据引起坏死的原因及坏死组织的结构成分不同，在形态学上可将坏死分为以下类型：

（1）凝固性坏死（coagulation necrosis）：坏死组织由于脱水、蛋白质变性凝固而变成灰白或黄白色比较坚实干燥的凝固体，称为凝固性坏死。特点是坏死组织的水分减少，而结构轮廓则依然较长时间地保存。常见于心、脾、肾、肝等实质器官（图 1-7）。

凝固性坏死的特殊类型：

①干酪样坏死（caseous necrosis，caseation）：主要见于结核杆菌引起的坏死，如结核病灶的坏死。坏死组织彻底崩解，镜下不见组织轮廓，呈一片无定形的颗粒状物质；肉眼观：坏死组织含有较多脂质，故呈灰白色或微黄色，质地松软、细腻状如干酪的物质，因而得名。

②坏疽（gangrene）：坏疽为大块组织坏死后，由于继发了不同程度的腐败菌感染和其他因素的影响而呈现黑色或污秽墨绿色等特殊形态改变，称为坏疽。坏死组织经腐败菌分解，产生硫化氢，后者与血红蛋白中分解出来的铁相结合，形成硫化铁，使坏死组织呈黑色。根据形态不同可将坏疽分为以下 3 种类型：

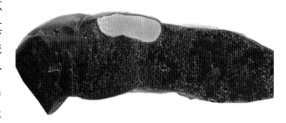

图 1-7　脾凝固性坏死

图中白色区域，显示坏死灶

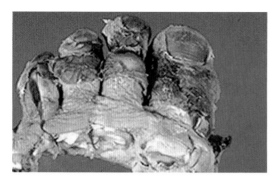

图 1-8　足干性坏疽

坏死组织呈黑褐色，干燥皱缩，与正常组织界线分明

A．干性坏疽：多见于四肢末端，例如动脉粥样硬化、血栓闭塞性脉管炎和冻伤等疾患时。此时动脉受阻而静脉仍通畅，故坏死组织的水分少，再加上在空气中蒸发，使病变部位干燥皱缩，呈黑褐色，与周围健康组织之间有明显的分界线。同时，由于坏死组织比较干燥，故既可防止细菌的入侵，也可阻抑坏死组织的自溶分解。因而干性坏疽的腐败菌感染一般较轻，病变发展缓慢（图 1-8）。

B．湿性坏疽：湿性坏疽多发生于与外界相通的内脏（子宫、肺、肠等），也可见于四肢（当其动脉闭塞而静脉回流又受阻，伴有淤血水肿时）。此时由于坏死组织含水分较多，有利于腐败菌生长繁殖，故病变发展较快，炎症比较弥漫，与健康组织的界线不明显，局部明显肿胀，呈污黑色或墨绿色。腐败菌分解蛋白质，产生吲哚、粪臭素等，造成恶臭。同时由于组织坏死腐败所产生的毒性产物及细菌毒素被吸收，可引起严重的全身中毒症状。

C．气性坏疽：主要见于严重的深达肌肉的开放性创伤（多见于战伤）合并产气荚膜梭菌、恶性水肿杆菌及腐败弧菌等厌氧菌感染时，细菌分解坏死组织时产生大量气体，使坏死组织内含气泡呈蜂窝状，按之有捻发音，有恶臭。气性坏疽发展迅速，毒素吸收多，全身中毒症状严重，病死率高，需紧急处理。

（2）液化性坏死（liquefaction necrosis）：坏死组织因酶性溶解而呈液态或羹状，形成软化灶，称为液化性坏死。此时，坏死组织的水解占主导地位。与凝固性坏死相反，液化性坏死主要发生在蛋白质含量少和脂质多（如脑、脊髓）或产生蛋白酶多（如胰腺）的组织及化脓性感染形成的脓肿灶等。脑组织的液化性坏死又称为脑软化。

（3）纤维素样坏死（fibrinoid necrosis）：为间质结缔组织及血管壁的一种坏死。病变部位的组织结构逐渐消失，变为一堆境界不甚清晰的颗粒状、小条或小块状无结构物质，呈强嗜酸性红染，状似纤维素。主要见于变态反应性疾病，如急性风湿病及结节性动脉周围炎等疾病。

3．坏死的结局

（1）溶解吸收：组织坏死后，被来自坏死组织本身和中性粒细胞的溶蛋白酶进一步分解、液化，经淋巴管或血管吸收，不能吸收的碎片则由巨噬细胞吞噬消化。

（2）分离排出：较大坏死灶不易完全吸收，其周围发生炎性反应，其中的白细胞释放溶蛋白酶，加速坏死边缘坏死组织的溶解吸收，使坏死灶与健康组织分离，形成缺损。在皮肤或黏膜形成的浅表性缺损称为糜烂，较深的缺损称为溃疡；在肾、肺等内脏器官，坏死组织液化后可经相应自然管道（输尿管、气管）排出，留下空腔，称为空洞。

（3）机化（organization）：坏死组织如不能完全溶解吸收或分离排出，则由周围组织新生毛细血管和成纤维细胞等组成肉芽组织，长入坏死灶，逐渐溶解、吸收和取代，最后成为瘢痕组织。这种由新生肉芽组织取代坏死组织（或其他异物如血栓等）的过程称为机化。

（4）包裹、钙化：坏死灶如较大，或坏死物质难以溶解吸收，或不能完全机化，则常由周围新生肉芽组织增生形成结缔组织加以包裹（encapsulation），其中的坏死物质有时可发生钙化，如结核病灶的干酪样坏死常发生这种改变。

（二）凋亡（apoptosis）

凋亡是指活体内单个或少数几个细胞的死亡，而从不见整个实质区细胞同时坏死。凋亡的发生机制与上述凝固性或液化性坏死均不同，而是由细胞的遗传物质所决定的，故又称程序性细胞死亡。凋亡的细胞不自溶、细胞质膜不破裂、不引起炎症反应。

凋亡多见于许多生理过程中，为各种更替性组织中细胞衰亡更新和改建的表现，有时也见于病理状态下，如某些病毒感染性疾病、自身免疫性疾病，也可见于射线照射及应用细胞抑制剂之后的肿瘤细胞死亡。

> **考点：** 1. 常见变性的类型、病理变化及好发部位。
> 　　　　2. 坏死的类型、病变特点及结局。

第四节　损伤的修复

机体的细胞、组织或器官损伤后，机体对所形成缺损进行修补恢复的过程，称为修复（repair），修复后可完全或部分恢复原组织的结构和功能。修复可分为两种不同的过程及结局：

（1）由损伤部周围的同种细胞来修复，称为再生，如果完全恢复了原组织的结构及功能，则称为完全再生。

（2）由纤维结缔组织来修复，称为纤维性修复。常见于再生能力弱或缺乏再生能力的组织，当其发生缺损时，不能通过原来组织再生修复，而是由肉芽组织填补，以后形成瘢痕，故也称瘢痕修复，又称为不完全再生。

一、再生（regeneration）

由损伤局部周围的健康细胞分裂增生来完成修复的过程，称为再生。

（一）再生的类型

再生可分为生理性再生及病理性再生。

1. 生理性再生　是指在生理过程中，有些细胞、组织不断老化、消耗，由新生的同种细胞不断补充，始终保持着原有的结构和功能，维持着机体的完整与稳定，称为生理性再生。如表皮的表层角化细胞经常脱落，而表皮的基底细胞不断地增生、分化，予以补充；消化道黏膜上皮的更新；子宫内膜周期性脱落；红细胞平均寿命为 120 天，白细胞的寿命长短不一，短的如中性粒细胞，只存活 1 ~ 3 天，因此不断地从淋巴造血器官输出大量新生的细胞进行补充。

2. 病理性再生　是指病理状态下细胞、组织缺损后发生的再生，称为病理性再生。又分为完全再生和不完全再生。

（1）完全再生：指再生的组织完全恢复原有的结构和功能。常发生于损伤范围小，再生能力强的组织。

（2）不完全再生：指损伤的组织不能以原有的组织再生恢复其结构和功能，而由纤维结缔组织增生修复，最后形成瘢痕。常发生于损伤范围大、再生能力弱或缺乏的组织。

（二）各种组织的再生能力

各种组织有不同的再生能力，这是机体在长期进化过程中形成的。一般说来，平常容易遭受损伤的组织以及在生理条件下经常更新的组织，有较强的再生能力。反之，则再生能力较弱或缺乏。按再生能力的强弱，可将人体组织细胞分为三类。

1. 不稳定细胞（labile cells）这类细胞总在不断地增殖，以代替衰亡或破坏的细胞，如表皮细胞、呼吸道和消化道黏膜被覆上皮细胞、生殖器官管腔的被覆上皮细胞、淋巴及造血细胞、间皮细胞等。这些细胞的再生能力相当强，多以完全再生的方式进行修复。

2. 稳定细胞（stable cells）在生理情况下，这类细胞增殖现象不明显，多处在细胞增殖周期中处于静止期（G0），但受到组织损伤的刺激时，则进入增殖期，表现出较强的再生能力。这类细胞包括各种腺体或腺样器官的实质细胞，如肝、胰、唾液腺、内分泌腺、汗腺、皮脂腺和肾小管的上皮细胞等；还包括原始的间叶细胞及其分化出来的各种细胞。它们不仅有较强的再生能力，而且原始间叶细胞还有很强的分化能力，可向许多特异的间叶细胞分化。平滑肌细胞也属于稳定细胞，但一般情况下其再生能力较弱。

3. 永久性细胞（permanent cells）这类细胞缺乏或仅有微弱的再生能力，如神经细胞、骨骼肌细胞及心肌细胞。不论中枢神经细胞及周围神经的神经节细胞，在出生后都不能分裂增生，一旦遭受破坏则成为永久性缺失。心肌和横纹肌细胞虽然有微弱的再生能力，但对于损伤后的修复几乎没有意义，基本上通过瘢痕修复。在神经细胞存活的前提下，受损的神经纤维有着活跃的再生能力。

（三）各种组织的再生过程

1. 上皮组织的再生

（1）被覆上皮再生：鳞状上皮缺损时，由创缘或底部的基底层细胞分裂增生，向缺损中心迁移，先形成单层上皮，以后增生分化为鳞状上皮。黏膜如胃肠黏膜上皮缺损后，同样也由邻近的基底部细胞分裂增生来修补，新生的上皮细胞起初为立方形，以后增高变为柱状细胞。

（2）腺上皮再生：腺上皮虽有较强的再生能力，但再生的情况依损伤的状态而异：如果仅有腺上皮的缺损而腺体的基底膜未被破坏，可由残存细胞分裂补充，完全恢复原来腺体结构。如腺体构造（包括基底膜）被完全破坏，则难以再生。构造比较简单的腺体如子宫腺、肠腺等可从残留部细胞再生。肝细胞有活跃的再生能力，只要肝小叶网状支架完整，从肝小叶周边区再生的肝细胞可沿支架延伸，恢复正常结构；如肝小叶网状支架塌陷，网状纤维转化为胶原纤维（网状纤维胶原化），或者由于肝细胞反复坏死及炎症刺激，纤维组织大量增生，形成肝小叶内间隔，此时再生肝细胞难以恢复原来小叶结构。

2. 纤维组织的再生

在损伤的刺激下，受损处的成纤维细胞进行分裂、增生。成纤维细胞可由静止状态的纤维细胞转变而来，或由未分化的间叶细胞分化而来。幼稚的成纤维细胞胞体大，两端常有突起，突起亦可呈星状，胞浆略显嗜碱性，胞核体积大，染色淡，有 1～2 个核仁。当成纤维细胞停止分裂后，开始合成并分泌前胶原蛋白，在细胞周围形成胶原纤维，细胞逐渐成熟，变成长梭形，胞浆越来越少，核纤细越来越深染，成为纤维细胞。

3. 血管的再生

（1）小血管的再生：毛细血管多以生芽方式再生。首先在蛋白分解酶作用下基底膜分解，该处内皮细胞分裂增生形成突起的幼芽，随着内皮细胞向前移动及后续细胞的增生而形成一条细胞索，数小时后便可出现管腔，形成新生的毛细血管，进而彼此吻合构成毛细血管网。新生的毛细血管基底膜不完整，内皮细胞间空隙较多较大，故通透性较高。为适应功能的需要，这些毛细血管还会不断改建，有的管壁增厚发展为小动脉、小静脉，其平滑肌等成分可能由血管外未分化间叶细胞分化而来。

（2）大血管的修复：大血管离断后需手术吻合，吻合处两侧内皮细胞分裂增生，互相连接，恢复原来的内膜结构。但离断的肌层不易完全再生，而由结缔组织增生连接，形成瘢痕修复。

4．神经组织的再生

脑及脊髓内的神经细胞破坏后不能再生，由神经胶质细胞及其纤维修补，形成胶质瘢痕。外周神经受损时，如果与其相连的神经细胞仍然存活，则可完全再生。首先，断处远侧段的神经纤维髓鞘及轴突崩解，并被吸收；然后由两端的神经鞘细胞增生，将断端连接。近端轴突逐渐向远端生长，穿过神经鞘细胞带，最后达到末梢鞘细胞，鞘细胞产生髓磷脂将轴索包绕形成髓鞘。此再生过程常需数月才能完成。若断离的两端相隔太远（超过 2.5cm 时），或者两端之间有瘢痕或其他组织阻隔，或者因截肢失去远端，再生轴突均不能达到远端，而与增生的结缔组织混合在一起，卷曲成团，成为创伤性神经瘤（截肢神经瘤），可发生顽固性疼痛。为防止上述情况发生，临床常施行神经吻合术或对截肢神经断端作适当处理。

二、纤维性修复

当机体组织遭受较大范围或严重损伤时，主要通过肉芽组织增生，溶解、吸收损伤局部的坏死组织及其他异物，并填补组织缺损，以后肉芽组织转化成以胶原纤维为主的瘢痕组织，这种修复过程称为纤维性修复，又称瘢痕修复。

（一）肉芽组织（granulation tissue）

肉芽组织是由新生的毛细血管及成纤维细胞和各种炎性细胞构成的幼稚的结缔组织。

1．形态结构　肉眼观：为鲜红色，颗粒状，柔软湿润，形似鲜嫩的肉芽，触之易出血，无痛觉。镜下观：可见大量由内皮细胞增生形成的实性细胞索及扩张的毛细血管，向创面垂直生长，并以小动脉为轴心，在周围形成袢状弯曲的毛细血管网。在毛细血管周围有许多新生的成纤维细胞，此外常有大量渗出液及炎性细胞（图 1-9）。

2．功能　①机化血凝块、坏死组织及其他异物；②抗感染及保护创面；③填补伤口及其他组织缺损。

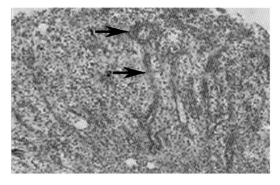

图 1-9　肉芽组织镜下模式图

箭头所示新生的毛细血管，呈袢状与创面垂直生长

（HE 染色，低倍镜）

 知识链接

　　如创面伴有感染或局部血液循环障碍时，可造成肉芽组织生长不良，表现为肉芽组织表面颗粒不均匀，呈苍白或淡红色，表面有脓性分泌物，水肿明显，松弛无弹性，触之不易出血，不良肉芽生长缓慢，抗感染能力差，影响愈合，需将其清除，才能长出健康新鲜肉芽组织，促进伤口愈合。

（二）瘢痕组织（scar tissue）

瘢痕组织是由肉芽组织逐渐改建成熟形成的纤维结缔组织。此时网状纤维及胶原纤维越来越多，网状纤维胶原化，胶原纤维变粗，与此同时成纤维细胞越来越少，少量剩余者转变为纤维细胞；间质中液体逐渐被吸收，各种炎细胞逐渐减少消失；毛细血管闭合、退化、消失，留下很少的小动脉及小静脉。这样，肉芽组织乃转变成主要由胶原纤维组成的、血管稀少的瘢痕组织。肉眼观：呈白色，质地坚韧，缺乏弹性。瘢痕组织的形成，有利于缺损组织的连接，并保证组织器官结构的完整性和坚固性；不利方面，由于瘢痕坚韧又缺乏弹性，加上瘢痕收缩可引起器官变形及功能障碍，也有的瘢痕胶原纤维形成过多，成为大而不规则的隆起硬块，称为瘢痕疙瘩（keloid），易见于烧伤或反复受异物等刺激的伤口，其发生机制不明，一般认为与体质有关。

三、创伤愈合（wound healing）

创伤愈合是指机体遭受外力作用，皮肤等组织出现离断或缺损后的愈复过程，包括各种组织的再生和肉芽组织增生、瘢痕形成的复杂组合，表现出各种过程的协同作用。

（一）皮肤和软组织的创伤愈合

1．创伤愈合的基本过程

（1）伤口的早期变化：创伤开始1天内，伤口局部有不同程度的组织坏死和血管断裂出血，数小时内局部便出现炎症反应，表现为充血、浆液渗出及白细胞游出，故局部红肿。白细胞以中性粒细胞为主，3天后转为以巨噬细胞为主。伤口中的血液和渗出液中的纤维蛋白原很快凝固并在表面干燥形成痂皮，起着保护伤口的作用。

（2）伤口收缩：创伤2～3天后，伤口边缘的整层皮肤及皮下组织向中心移动，于是伤口迅速缩小，直到14天左右停止。伤口收缩的意义在于缩小创面。伤口收缩是伤口边缘新生的肌成纤维细胞的牵拉作用引起的，而与胶原纤维无关。

（3）肉芽组织增生和瘢痕形成：大约从第3天开始，从伤口底部及边缘长出肉芽组织，填充伤口。肉芽组织中没有神经，故无感觉。第5～6天起纤维母细胞产生胶原纤维，其后1周胶原纤维形成甚为活跃，以后逐渐缓慢下来。大约1个月时间，瘢痕完全形成。可能由于局部张力的作用，瘢痕中的胶原纤维最终与皮肤表面平行。

瘢痕可使创缘比较牢固地结合。伤口局部抗拉力的强度于伤后不久就开始增加，在第3～5周抗拉力强度增加迅速，然后缓慢下来，至3个月左右抗拉力强度达到顶点不再增加。但这时仍然只达到正常皮肤强度的70%～80%。腹壁切口愈合后，如果瘢痕形成薄弱，抗拉强度较低，加之瘢痕组织本身缺乏弹性，故腹腔内压的作用有时可使愈合口逐渐向外膨出，形成腹壁疝。类似情况还见于心肌及动脉壁较大的瘢痕处，可形成室壁瘤及动脉瘤。

2．创伤愈合的类型　根据损伤程度及有无感染，创伤愈合可分为以下三种类型。

（1）一期愈合：见于组织缺损少、创缘整齐、无感染、经黏合或缝合后创面对合严密的伤口，例如手术切口。这种伤口中只有少量血凝块，炎症反应轻微，表皮再生在24～48小时内便可将伤口覆盖。肉芽组织在第三天就可从伤口边缘长出并很快将伤口填满，5～6天胶原纤维形成（此时可以拆线），2～3周完全愈合，留下一条线状瘢痕。一期愈合的时间短，形成瘢痕少（图1-10）。

（2）二期愈合：见于组织缺损较大、创缘不整、哆开、无法整齐对合，或伴有感染的伤口。这种伤口的愈合与一期愈合有以下不同：①由于坏死组织多，或由于感染，继续引起局部组织变性、坏死，炎症反应明显。只有等到感染被控制，坏死组织被清除以后，再生才能开始。②伤口大，伤口收缩明显，从伤口底部及边缘长出多量的肉芽组织将伤口填平。③愈合的时间较长，形成的瘢痕较大（图1-11）。

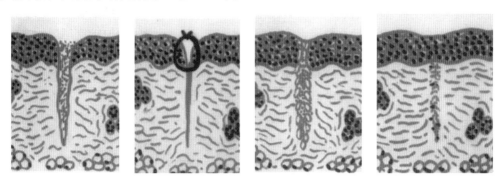

图 1-10　一期愈合模式图

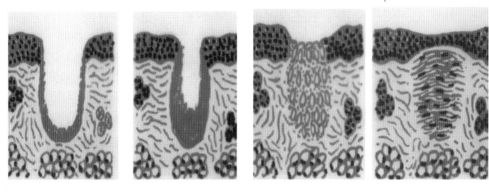

图 1-11　二期愈合模式图

（3）痂下愈合：多见于皮肤擦伤，伤口表面的血液、渗出液及坏死物质干燥后形成黑褐色硬痂，在痂下进行上述愈合过程。待上皮再生完成后，痂皮即脱落。痂下愈合所需时间通常较无痂者长，痂皮由于干燥不利于细菌生长，故对伤口有一定的保护作用。但如果痂下渗出物较多，尤其是已有细菌感染时，痂皮反而成了渗出物引流排出的障碍，使感染加重，不利于愈合。

（二）骨折愈合

骨组织的再生能力很强，骨折后通过骨膜细胞的再生及良好的复位、固定，可完全恢复其结构和功能。其愈合大致分为以下几个阶段：

1．血肿形成期　骨折发生后，骨折处血管破裂出血，在骨折断端及周围形成血肿，血液凝固后，可暂时黏合和连接断端。

2．纤维骨痂形成期　骨折后2～3天，骨折处的骨外膜和骨内膜的骨膜细胞、成纤维细胞及毛细血管再生，形成肉芽组织向血肿内逐渐长入，最终将其取代而机化，形成较软的梭形的纤维性骨痂，将断端连接起来，但不牢固，无负重能力。此期为2～3周。

3．骨性骨痂形成期　在纤维骨痂形成的基础上，骨母细胞增生并分泌大量骨基质，沉积于细胞间，形成类骨组织（骨样骨痂），类骨组织内结构似骨，但无钙盐沉着。在骨折3～6周后，随着骨基质内钙盐的沉积钙化，类骨组织转变为骨组织，而形成骨性骨痂。此时骨折断端已牢固的结合在一起，并具有支持负重功能，此期需经2～3个月。

4．骨痂改建期　骨性骨痂内骨小梁排列紊乱，结构较疏松，且不具备正常板层骨结构。

随着站立活动和负重所受应力的增加，骨性骨痂逐渐改建成为成熟的板层骨，皮质骨和骨髓腔的关系也重新恢复。不需要的骨质被破骨细胞吸收清除。此期需经较长的时间（几个月甚至1～2年）才能完成。

（三）影响创伤愈合的因素

影响再生修复的因素包括全身因素及局部因素两方面。

1．全身因素

（1）年龄：青少年的组织再生能力强，愈合快。老年人则相反，组织再生能力差，愈合慢，这与老年人血管硬化、血液供应减少和代谢减慢有很大的关系。

（2）营养：严重的蛋白质缺乏，尤其是含硫氨基酸（如甲硫氨酸、胱氨酸）缺乏时，肉芽组织及胶原形成不良，伤口愈合延缓。维生素中以维生素C对愈合最为重要，如缺乏将影响胶原纤维的形成，造成愈合延迟。另外微量元素对创伤愈合也有重要作用。

2．局部因素

（1）感染与异物：感染对再生修复的妨碍甚大。许多化脓菌产生一些毒素和酶，能引起组织坏死，基质或胶原纤维溶解。这不仅加重局部组织损伤，也妨碍愈合。伤口感染时，渗出物很多，可增加局部伤口的张力，常使正在愈合的伤口或已缝合的伤口裂开，或者导致感染扩散加重损伤。因此，对于感染的伤口，不能缝合，应及早引流，只有感染被控制后，修复才能进行。此外，坏死组织及其他异物，也妨碍愈合并有利于感染。如线头、纱布、死骨、玻璃碎片等异物。

（2）局部血液循环：局部血液循环一方面保证组织再生所需的氧和营养，另一方面对坏死物质的吸收及控制局部感染也起重要作用。因此，局部血流供应良好时，则再生修复好，相反，如下肢血管有动脉粥样硬化或静脉曲张等病变，使局部血液循环不良时，则该处伤口愈合迟缓。临床用某些药物湿敷、热敷以及帖敷中药和服用活血化瘀中药等，都有改善局部血液循环的作用。

（3）神经支配：完整的神经支配对组织再生有一定的作用。例如麻风引起的溃疡不易愈合，是因为神经受累的缘故。自主神经的损伤，使局部血液供应发生变化，对再生的影响更为明显。

护理案例

患者，男，23岁，骑车时摔倒，当时感觉左下肢疼痛难忍，不能活动，急诊入院。

主诉：既往身体健康，否认肝炎、结核病史，无类似外伤史。否认药物过敏史。

体格检查：T 37.1℃，R 22次／分，P 88次／分，BP 115/70mmHg。

神志清楚，平车推入，查体合作；心、肺、腹未见明显异常。

专科情况：左小腿中下段可见轻度肿胀，未见皮肤破损，无活动性出血；触之有疼痛，骨擦为阳性，局部有叩痛，纵叩痛亦为阳性，足背皮温正常，足背动脉搏动正常；患肢血运、感觉正常；脊柱、余肢正常，余无特殊。

X线：左胫骨中下段横断性骨折。

入院后，采取钢板内固定手术，术后X线复查骨折断端对位、对线良好。

思考题：

1．请结合所学知识，说出骨折部位各种组织的再生能力及过程。

2．作为一名护士，对患者术后应采取哪些必要的护理措施？为什么？

考点：1. 各种组织的再生能力。

2. 肉芽组织的组成、形态及功能。

3. 一期愈合与二期愈合的特点。

小结	适应是机体组织细胞受到内外环境有害因素轻微刺激而发生的调整性变化，在形态上表现为肥大、增生、萎缩及化生。 　　当有害因素加重或持续超过机体可调整范围时，可表现为损伤变化。较轻的损伤称为变性，主要类型有细胞水肿、脂肪变性、玻璃样变等。不可逆的损伤称为坏死，判断组织细胞坏死的主要标志是细胞核的变化，表现为核固缩、核碎裂、核溶解。坏死的类型主要有凝固性坏死、液化性坏死、坏疽、纤维素样坏死。 　　修复是机体的细胞、组织或器官损伤后，对所形成缺损进行修补恢复的过程。由损伤部周围的同种细胞来修复，称为再生，如果完全恢复了原组织的结构及功能，则称为完全再生；当再生能力弱或缺乏再生能力的组织发生缺损时，不能通过原来组织再生修复，而是由肉芽组织填补，以后形成瘢痕，称为瘢痕修复，又称为不完全再生。根据组织细胞的再生能力强弱，分为不稳定细胞、稳定细胞和永久性细胞。创伤愈合的类型根据伤口大小、有无感染或异物分为一期愈合、二期愈合等。

（岳联革）

第二章　局部血液循环障碍

学习目标	1. 解释充血、淤血、血栓形成、血栓、栓塞、栓子以及梗死的概念。 2. 说出淤血的病理变化及后果，肝、肺慢性淤血的病理变化及临床病理联系，血栓形成的条件和机制，栓塞的类型以及对机体的影响，常见器官梗死对机体的影响。 3. 知道动脉性充血的原因，血栓形成的过程以及血栓的类型，栓子运行的途径，不同类型梗死的病变特点和形成条件。 4. 描述动脉性充血的原因以及病理变化及后果，血栓形成的过程与结局，梗死的结局。

机体组织和细胞的生理功能依赖于正常的血液供应和体液环境。在病理情况下，当心脏或血管发生功能性或器质性病变，机体代偿功能不足时，可导致血液或体液循环障碍，引起有关器官或组织代谢紊乱、功能失调和形态结构改变，并出现各种临床表现，严重者甚至危及生命。血液循环障碍可分为全身性和局部性两种。全身性血液循环障碍常见于心力衰竭、休克、DIC 等。局部血液循环障碍可表现为：局部血容量的异常，如充血、缺血；局部血液性状和血管内容物的异常，如血栓形成、栓塞和梗死；血管壁通透性或完整性的改变，如出血、水肿等。本章主要叙述局部血液循环障碍。

第一节　充血和淤血

一、充血

动脉性充血（arterial hyperemia）：器官或组织因动脉输入血量的增多而发生的充血，简称充血（hyperemia）。

（一）原因和类型

1. 原因　引起动脉扩张充血的原因很多，可由于缩血管神经兴奋性降低或舒血管神经兴奋性增强所致。还可由体液因素如血管活性物质引起。此外，机械因素（如摩擦、挫伤）、物理因素（如高温、紫外线）、化学因素（如酸、碱）、生物因素（如细菌、毒素）等，只要有足够的作用时间和强度，均能引起局部充血。

2. 常见的类型

（1）生理性充血：进食后胃肠充血、运动时骨骼肌充血、妊娠时的子宫充血等，这是为了适应组织器官的生理需要或者机体代谢增强需要所致。

（2）病理性充血：见于局部炎症反应的早期，由于致炎因子的作用引起的轴索反射使血管舒张神经兴奋，以及组织胺、缓激肽等血管活性物质作用，使细动脉扩张充血。长期受压的动脉，一旦压力骤然降低或解除后，发生反射性扩张充血，称为减压后充血。它常在迅速抽吸大量腹水或胸腔积液、腹腔内取出巨大肿瘤时发生，此时因脑部血量减少，可引起头晕甚至昏厥。

（二）病理变化及后果

充血的器官和组织内小动脉扩张，开放的毛细血管数增多，局部动脉血量增加，因而局部组织体积增大，代谢和功能活动增强。体表组织充血，局部呈鲜红色，温度升高。

细动脉扩张是神经体液因素作用于血管，使血管舒张神经兴奋性增高或血管收缩神经兴奋性降低的结果。许多动脉性充血是器官和组织的正常的生理性活动，如进食后的胃肠黏膜充血、体力运动时横纹肌充血等。这种由于生理性代谢增强所引起的局部充血，称为生理性充血。在有些病理过程的某一阶段，也有动脉性充血的参与，例如炎症反应的初始，由于致炎因子的刺激，局部组织的细动脉扩张，这时的充血，是动脉性充血。

知识链接

动脉性充血一般对机体是有利的。因局部组织的氧和营养物质供应增多，物质代谢和功能活动增强。因此，临床常用透热疗法或拔火罐等方法造成动脉性充血来治疗某些疾病。动脉性充血有时对机体不利，如脑膜血管充血，可引起头痛；若脑动脉已有病变，充血可能成为脑血管破裂的诱因。

二、淤血

因静脉血液回流受阻，血液淤积在小静脉和毛细血管中，使局部组织或器官的含血量增多，称为静脉性充血（venous hyperemia）或淤血（congestion）。淤血是临床常见的现象，可发生于局部，也可发生于全身。

（一）原因

1. 静脉受压　因静脉壁薄，内压低，故管壁受压易使血流受阻。如较大的肿瘤或炎性包块、妊娠子宫、过紧的绷带或夹板等压迫静脉都能引起淤血；肠套叠、肠扭转等可使肠系膜静脉受压引起局部肠段淤血。

2. 静脉管腔阻塞　静脉内血栓形成可造成静脉管腔阻塞而引起淤血。

3. 心力衰竭　二尖瓣瓣膜病和高血压病引起左心衰竭，导致肺静脉血液回流受阻，引起肺淤血；肺源性心脏病引起右心衰竭，体循环静脉血液回流受阻，造成体循环淤血；全心衰竭则可引起全身淤血。护士为心力衰竭患者输液时，应严格控制输液的速度和输液的量，防止出现肺水肿和加重心力衰竭。

（二）病理变化

由于静脉回流受阻，血液淤积在扩张的小静脉和毛细血管内，故淤血的器官和组织体积增大。由于淤血区血流缓慢、缺氧，使氧合血红蛋白减少、脱氧血红蛋白增多，当后者超过50g/L（5g%）时，指（趾）端、口唇等处呈青紫色，称为发绀（cyanosis）。淤血区缺氧，使组织代谢率降低，产热减少；又因血管扩张，散热过多，故体表淤血处温度降低。镜下观：淤血区小静脉和毛细血管扩张，充满血液。

（三）后果

静脉有丰富的吻合支，因此静脉阻塞后，只有在血液不能充分地通过侧支回流时才会造成淤血。若淤血持续时间过长，可引起以下后果。

1. 淤血时，毛细血管内压增高，加上毛细血管壁因缺氧而受损，使其通透性增大，于是血管内液体过多漏至组织间隙，形成组织水肿，称为淤血性水肿。这种液体的蛋白质含量低，细胞数少，称为漏出液。可见于慢性充血性心力衰竭患者发生的下肢水肿或胸腔、腹腔的积液。严重淤血时，毛细血管壁损伤重，红细胞亦可漏出，称为漏出性出血。若发生在皮肤或黏膜，可表现为瘀点或瘀斑。

2. 器官实质细胞损伤　由于长期淤血和缺氧，实质细胞可发生萎缩、变性甚至坏死。

3. 间质纤维组织增生　因长期淤血缺氧，组织中氧化不全的酸性代谢产物大量堆积，可刺激局部纤维组织增生，使器官变硬，称为淤血性硬化。常见于肺、肝及脾的慢性淤血。

此外，淤血部位还可因缺氧和营养障碍使局部抵抗力降低，组织再生能力减弱，为其他疾病的发生、发展提供了条件，如肺淤血易并发肺部感染。下肢淤血易并发皮肤溃疡，且伤口不易愈合。

（四）常见器官淤血

1. 慢性肺淤血　左心衰竭可引起慢性肺淤血。大体：淤血肺体积肿大，呈暗红色，质实，挤压时可从切面流出淡红色或暗红色泡沫样液体。镜下：可见肺泡壁毛细血管扩张充血，严重时肺泡腔内含有大量水肿液。因而影响气体弥散及交换，患者可出现呼吸困难和发绀等缺氧症状。肺听诊，可闻及湿性啰音，并可咳出白色泡沫样痰（由于肺泡内含蛋白质的液体与空气混合所致）；或因漏出性出血，咳粉红色泡沫样痰，或痰内带有血丝。若漏出的红细胞被巨噬细胞吞噬，在巨噬细胞胞质内形成含铁血黄素。心力衰竭时肺内出现这种含有含铁血黄素颗粒的巨噬细胞，称为心力衰竭细胞（图 2-1）。这种细胞随痰咳出，使痰呈褐色。长期严重的慢性肺淤血，肺间质纤维组织增生致肺硬变，加上含铁血黄素的沉积使肺肉眼呈棕褐色，称为肺褐色硬化。肺硬化使呼吸面积更为减少，加重患者缺氧，并增加肺循环阻力，引起右心负荷过重，导致右心衰竭。

2. 慢性肝淤血　右心衰竭可引起肝淤血。镜下可见肝小叶中央静脉及其附近的肝血窦高度扩张淤血；肝细胞因缺氧和受压而发生萎缩、甚至消失；严重肝淤血可引起肝细胞坏死；肝小叶周边部的肝血窦淤血缺氧较轻，肝细胞可有不同程度的脂肪变性（图 2-2）。大体：肝

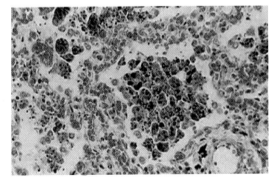

图 2-1　慢性肺淤血
肺泡壁毛细血管扩张充血，肺泡腔内见心衰细胞和
少量红细胞（HE 染色，低倍镜）

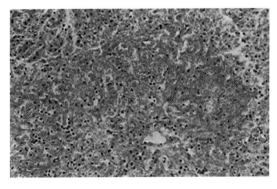

图 2-2　慢性肝淤血
肝小叶中央静脉及其周围的肝血窦扩张淤血
（HE 染色，低倍镜）

体积增大，质软，切面呈红（淤血区）、黄（肝细胞脂肪变性）相间的条纹，如同槟榔的切面，故称为槟榔肝。临床上患者可因肝肿大，包膜紧张刺激感觉神经末梢而引起肝区疼痛或触痛。肝细胞损害重者可有肝功能障碍的表现。长期慢性肝淤血，由于肝内纤维组织增生，使肝质地变硬，导致淤血性肝硬变。

> **考点：** 肝、肺慢性淤血的病理变化及临床病理联系。

第二节　血栓形成

护理案例

　　患儿，5 岁，10 天前被自行车撞及左小腿后侧腓肠肌处，该处皮肤上略有损伤，事后小腿肿胀，疼痛难忍。第 2 天出现红、肿、热、痛，第 3 天体温升高达 39℃。第 4 天下肢高度肿胀，下达足背，在皮肤裂口处流出血水。第 6 天，左足拇趾呈污黑色。第 10 天黑色达足背，与正常组织分界不清。随后到当地医院就诊，行左下肢截肢术。病理检查，左下肢高度肿胀，左足部污黑色，纵行剖开动、静脉后，见动、静脉血管内均有暗红色线状的固体物阻塞，长约 10cm，与管壁黏着，固体物镜检为混合血栓。

　　思考：

　　1. 所患何病？

　　2. 其发生机制是什么？

　　在活体的心腔或血管腔内，血液中某些成分析出、黏集或血液发生凝固，形成固体质块的过程，称为血栓形成（thrombosis）。所形成的固体质块，称为血栓（thrombus）。

一、血栓形成的条件和机制

（一）心血管内膜的损伤

　　心血管内膜损伤，是血栓形成的最重要的因素。内膜损伤，内皮下胶原纤维暴露可发挥强烈的促凝作用，它能激活Ⅻ因子，启动内源性凝血系统，还能促使血小板易于黏集在损伤的内膜表面，促发血小板释放腺苷二磷酸（ADP），ADP 又进一步使更多的血小板黏集；胶原纤维还可刺激血小板合成更多的血栓素 A_2（TXA_2），后者又进一步加强血小板的互相黏集。此外，损伤内膜能释放组织因子，激活外源性凝血系统，从而引起局部血液凝固，导致血栓形成。

　　引起血管内膜损伤的原因很多，包括化学物质如尼古丁；物理因素如高血压时的机械冲击力；生物因素如细菌及其毒素；免疫复合物等均可损伤心血管内膜导致血栓形成。临床上血栓形成常见于静脉内膜炎、动脉粥样硬化斑块或其溃疡处、风湿性或细菌性心内膜炎时的心瓣膜上及心肌梗死灶的心内膜面。在护理工作中，应注意不要在同一部位反复静脉穿刺，以免引起静脉内膜炎，导致血栓形成。

（二）血流状态的改变

　　血流缓慢、停滞或不规则、形成旋涡，均有利于血栓形成。其机制是：血流缓慢、轴流增宽，使血小板得以与内皮细胞接触、并黏集；血流缓慢时，被激活的凝血因子不易被冲走或稀释，聚集在局部的凝血因子浓度增高，促进血栓形成，故血栓形成多见于血流缓慢的静脉。临床上，常见于久病卧床或心力衰竭患者的下肢静脉。此外，当血液流经不规则的扩张或狭窄的血管腔时，血流常发生旋涡，涡流的冲力可使内皮细胞脱落，暴露内皮下的胶原纤维，并因离心力的作用使血小板靠边和聚集而形成血栓。

知识链接

手术后的患者早期离床活动是有利于机体康复的。首先，离床活动能促进血液循环，良好的血运能有效地将氧、营养物质、激素、电解质等带给组织细胞，并携走细胞的代谢产物，保证各器官的生理功能。其次，早期离床活动可以增加肺的通气量，有利于气管分泌物的排出，以减少肺部并发症的发生。再有，术后早日离床，多作下肢活动，可促进血液循环，防止静脉血栓的发生。另外，尿潴留是较常见的术后并发症，早期下床活动有利于患者排尿，防止尿潴留的发生。

（三）血液凝固性增高

血小板增多或黏性加大，凝血因子合成增多或灭活减弱均可增强血液凝固性，易于血栓形成。临床上可见于严重创伤、大手术或产后等大量失血患者。此时血中补充了大量幼稚的、新生的血小板，而这种血小板黏性较大，易于聚集。大失血时，血中其他凝血因子，如纤维蛋白原、凝血因子XII等含量也增多，加之血液浓缩更易形成血栓。因此给患者输液，以补充血容量，稀释血液浓度，对防止血栓形成有积极意义。血小板增多或黏性增高还可见于妊娠、高脂血症、吸烟者。血栓形成有时见于组织大量坏死或细胞溶解时，如肿瘤坏死、溶血、胎盘早期剥离等，此与组织因子释放入血有关。

二、血栓形成的过程及血栓的形态

（一）白色血栓

血管内膜损伤时，血小板在裸露的内皮下胶原纤维处聚集，逐渐形成血小板小丘，聚集的血小板释放 ADP、血栓素 A_2 等物质，促使更多的血小板聚集，同时混入少量析出的纤维素，使小血栓牢固地黏附在受损的内膜上。随着此过程的不断进行，黏集的血小板小丘也不断增长，逐渐形成珊瑚状的血小板小梁，其表面黏附一些中性粒细胞，可能是因小梁内纤维素降解产物的趋化作用所致。在血小板小梁之间，通过内源和外源性凝血系统作用而有纤维素网形成，其网眼内含少量红细胞。因此种血栓呈灰白色，故名白色血栓，它主要由血小板析出、黏集而成，故又称析出性血栓。

（二）红色血栓和混合血栓

白色血栓不断增大，其下游近旁的血流速度变为缓慢，局部凝血因子浓度不断增高。致使血液发生凝固（与血管外凝血过程相同），称为凝固性血栓。镜下：见大量纤维素网形成，网眼内充满大量红细胞及其他血细胞；大体：呈红色，又称红色血栓。由于血液通过血栓处的狭窄血管腔，使下游的血流发生漩涡，从而又促使血小板聚集形成一个或若干个新的析出性血栓；其间的血液又发生凝固，因而形成更多凝固性血栓。这种由析出性血栓和凝固性血栓不断交替构成的红白相间的血栓，称为混合血栓。它常构成静脉内血栓的体部，而白色血栓为其头部。当混合血栓逐渐增大阻塞血管腔时，从血栓下游

（或上游）至一个分支口的一段血管内，血流极度缓慢甚至停止，血液遂发生凝固。此种凝固性血栓构成了血栓的尾部（图2-3）。

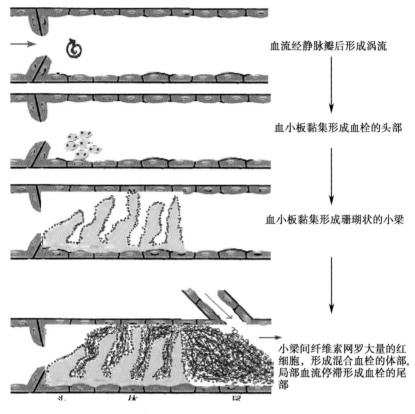

血流经静脉瓣后形成涡流

血小板黏集形成血栓的头部

血小板黏集形成珊瑚状的小梁

小梁间纤维素网罗大量的红细胞，形成混合血栓的体部，局部血流停滞形成血栓的尾部

图2-3　血栓形成过程示意图

（三）透明血栓

多发生于微循环的毛细血管、微静脉内，主要由纤维素构成的均匀红染的小血栓，称为透明血栓。因其只能在显微镜下见到，故又称微血栓。见于弥散性血管内凝血。

三、血栓的结局

（一）软化、溶解、吸收

血栓内的纤维蛋白溶解酶活性增高及白细胞崩解释放的蛋白水解酶均可使血栓溶解，称为血栓软化。小血栓可被完全溶解吸收。大的血栓多为部分软化，当其被血流冲击形成碎片脱落后，易造成栓塞。

　知识链接

血栓在血管内一旦形成，随着时间的推移，其实体可以越来越紧固，对血管壁的附着也越来越牢固，这种状态的血栓是难以溶解的。因此，要想使血栓溶解并达到血管再通的目的，必须在血栓形成的早期应用有效的溶栓药物，绝大多数治疗有效的病例都是在发病后6小时之内用药才有效的。如果超过了这个时限，不仅血栓难以溶解，而且组织因缺血所致的损害也难以逆转，于是溶栓治疗就失去了它的意义。

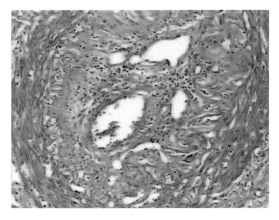

图 2-4　血栓的再通
（HE 染色，低倍镜）

（二）机化、再通

血栓形成后 1～2 天，内皮细胞和成纤维细胞即开始从血管壁向血栓内生长，形成肉芽组织，血栓被肉芽组织逐渐替代的过程，称为血栓机化。血栓机化时，由于血栓的收缩和部分溶解，致使血栓内部或血栓与血管壁之间出现裂隙，随后这些裂隙的表面被新生的血管内皮细胞所被覆，形成新的血管腔，并可彼此吻合沟通，使已被阻塞的血管重新恢复血流的过程，称为再通（图 2-4）。

（三）钙化

不完全机化的陈旧血栓可发生钙盐沉着。它可发生在静脉或动脉，形成静脉石或动脉石。

四、血栓形成对机体的影响

血栓形成可起止血作用，在血管损伤处形成的血栓可堵塞伤口阻止出血，如胃或十二指肠慢性溃疡底部的血管被病变侵蚀后，如局部发生血栓形成，则有可能避免大出血的危险。在炎症灶周围血管内血栓形成可防止致病菌或毒素蔓延扩散。这是对机体有利的一面。

但是在多数情况下，血栓形成对机体影响较大，可造成局部血液循环障碍，重者甚至危及生命。

1．堵塞血管腔　血栓形成后在侧支循环不能有效建立的情况下，若阻塞动脉，可造成局部组织缺血、坏死。如冠状动脉血栓形成引起心肌梗死；若阻塞静脉，则可造成局部组织淤血、水肿、出血，甚至坏死，如肠系膜静脉血栓形成，可引起肠出血性梗死。若微循环内广泛微血栓形成（弥散性血管内凝血）可引起全身性的广泛出血、休克，器官（如肾上腺、垂体）的坏死和功能障碍。

2．栓塞　血栓形成后，血栓脱落成为栓子，可发生栓塞（见第三节"栓塞"）。

3．心瓣膜病　心瓣膜上的血栓发生机化，可引起心瓣膜粘连、硬化、变形，使瓣膜功能障碍，导致心瓣膜病。

4．出血　见于 DIC。微循环内广泛形成透明血栓，消耗了大量的凝血物质，从而造成了血液的低凝状态，导致全身广泛出血。

考点：血栓形成的条件和机制。

第三节　栓　塞

在循环血液中出现不溶于血液的异常物质，随血流运行，阻塞血管腔的现象，称为栓塞（embolism）。阻塞血管腔的异常物质称为栓子（embolus）。栓子的种类很多，最常见的为血栓栓子，其他如进入血流的细菌团、肿瘤细胞群、脂滴、空气、羊水、寄生虫及其虫卵等也可成为栓子引起栓塞。

护理案例

患者，男，32岁，骑自行车上班时，不小心跌倒在地，随即出现右小腿剧烈疼痛，不能行走，由他人护送来医院就诊。体验：T 37℃，P 72次/分，R 28次/分，BP 14.7/10kPa（110/75mmHg），右小腿肿胀伴畸形，局部压痛伴假关节运动，X线摄片提示右胫、腓骨骨折。

治疗经过：入院后经手术切开，内固定加石膏外固定，术后第二天发现右下肢肿胀，即予拆除石膏外固定，肿胀仍然继续加重，并向大腿和下腹部延伸。入院第5天，早晨起床时突然大叫一声，心跳、呼吸停止，抢救无效死亡。

思考：

1. 说明本例的临床诊断及诊断依据。
2. 说明本例临床表现的病理基础。
3. 本例的直接死因是什么？

一、栓子运行的途径

栓子一般随血流的方向运行，栓塞在血管逐渐变细的部位。

1. 来自体静脉及右心的栓子，随血流运行常栓塞于肺动脉或其分支内。但有例外，某些体积小又可被压缩的栓子（如脂肪滴、气泡）可通过肺毛细血管经肺静脉入左心，栓塞于体循环动脉系统内。

2. 来自左心及动脉系统的栓子，随血流运行阻塞于各器官的小动脉内。常见于心、脑、肾、脾、下肢等处的动脉分支。

3. 来自门静脉系统的栓子，随血流进入肝内，阻塞于肝内门静脉分支（图2-5）。

在少数情况下，栓子可因局部血流或心血管的异常而发生交叉性栓塞，如在右心压力增高时，栓子可经未闭的卵圆孔或缺损的房、室间隔到达左心，再进入动脉系统发生交叉性栓塞。更为少见的情况是因胸、腹腔压力突然升高（如剧烈咳嗽）时，下腔静脉内的栓子可逆血流方向运行到达肝、肾等处静脉分支内形成逆行性栓塞。

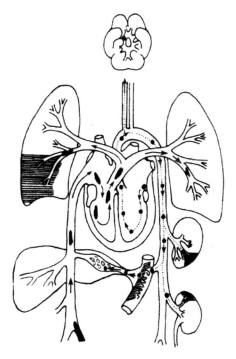

图2-5　栓子的运行途径与栓塞部位示意图
血管内的黑色小体示意栓子，箭头示意栓子运行方向

二、栓塞的类型及其对机体的影响

（一）血栓栓塞

由脱落的血栓引起的栓塞称为血栓栓塞，是各种栓塞中最为常见的一种，占各种栓塞的

99%以上。血栓栓塞的后果取决于栓子的大小、数量、栓塞的部位及局部是否能建立有效的侧支循环。

 知识链接

肺动脉栓塞猝死的机制

1. 肺动脉主干或大分支栓塞时，肺动脉内阻力急剧增加，导致急性右心衰竭。

2. 肺栓塞刺激迷走神经，通过神经反射引起肺动脉、冠状动脉、支气管动脉和支气管的痉挛，导致窒息和急性右心衰竭。

1. **肺动脉栓塞** 右心或全身静脉系统（门静脉除外）内的血栓脱落，随血流运行栓塞于肺动脉或其分支内。据统计，肺栓塞90%的血栓栓子是来自下肢深部静脉。由于肺内有丰富的吻合支，故较小血管的栓塞，一般不会引起严重的后果。在肺已有严重淤血，支气管动脉的侧支循环又不能充分发挥作用时，一旦发生肺动脉分支栓塞，则可引起肺组织坏死（肺出血性梗死）。若栓子数目较多，广泛地栓塞于肺动脉分支，或栓子体积较大，栓塞于肺动脉主干或大分支时，患者可突然出现呼吸困难、发绀、休克，甚至发生猝死。

2. **体循环的动脉栓塞** 左心及动脉系统的血栓脱落后，常栓塞于动脉口径较小或与主干呈锐角的分支内。栓子主要来源于左心腔的附壁血栓，也可来自于心瓣膜上的血栓或动脉粥样硬化溃疡处的血栓。动脉栓塞可发生于全身各处，但以脑、肾、脾、下肢等处为常见。栓塞后局部组织是否发生坏死，取决于侧支循环是否建立及缺血的程度。

（二）脂肪栓塞

循环血液中出现的脂肪滴阻塞于微循环及小血管内，称为脂肪栓塞。多见于严重创伤，如长骨（含有脂肪髓）骨折、皮下脂肪组织重度挫伤或烧伤时脂肪细胞破裂，脂肪游离出来经破裂的血管入血而引起栓塞。脂肪栓塞的后果，取决于栓塞部位及脂滴的多少。少量脂滴入血，可被吞噬细胞吞噬吸收，不产生严重后果。但若大量（9～20g）、较大的（直径20μm以上）脂滴入血流，广泛栓塞于肺小动脉和毛细血管内，使75%以上的肺血液循环受阻，可导致死亡。脂滴还可损伤肺小血管内皮细胞，使血管通透性增高，血浆渗入肺泡腔内引起肺水肿。严重时影响气体交换，导致呼吸困难、窒息和急性右心衰竭死亡。直径< 20μm的脂滴可通过肺毛细血管经肺静脉、左心进入体循环到达脑内（或其他器官），出现相应症状，甚至昏迷、死亡。

（三）气体栓塞

大量空气迅速进入血液或溶解于血液内的气体迅速游离形成气泡阻塞血管或心腔，称为气体栓塞。

1. **空气栓塞** 大多易在静脉破裂而血管壁不塌陷，同时血管内又是负压的状态下发生。例如头颈部手术、胸壁和肺创伤时，损伤了锁骨下静脉和颈静脉，空气被吸入静脉而引起。空气栓塞还可能在加压输血输液、输卵管通气、人工气腹或人工气胸等意外事故中发生。空气进入静脉到达右心，并积聚其内，形成无数气泡。气泡具有可压缩性，当心脏收缩时气泡阻塞肺动脉出口，血液不能有效地搏出，心舒张时气泡又复变大阻碍血液回流，遂导致严重的循环障碍而猝死。进入右心的气泡，也可经肺动脉小分支和毛细血管到左心，引起体循环各器官栓塞。此外，肺毛细血管内的气泡可阻断血流引起内皮细胞缺氧性损伤，造成肺内广泛微血栓形成，还可使肺毛细血管通透性增高，引起肺水肿，加重右心负荷，导致严重的呼吸循环障碍。进入血液的气体一般在100ml左右，即可导致心力衰竭。少量气体入血，可溶解在血液内，不致引起严重后果。

2．减压病　即从高压环境急速转到低压环境时，由于气压突然降低，使溶解在血中的气体迅速游离而引起。血中逸出的气体有氧气、二氧化碳和氮气，氧气和二氧化碳能迅速再溶解而被吸收，或经肺呼出，而氮气在低压环境中溶解度甚低，于是形成无数气泡造成广泛栓塞。减压病可发生于飞行员因飞机快速升高而机舱又未密闭时；也可因深海潜水员过快浮上水面时而发生。因此，在上述工作中，应控制减压速度，以防本病的发生。

（四）羊水栓塞

羊水栓塞是由于羊水进入母体血液循环所致。它是产科的一种较为少见的严重并发症，常在分娩过程中或产后短时间内突然发生。当羊膜破裂后，尤其又有胎头阻塞产道时，子宫强烈收缩，宫内压增高，羊水可被压入破裂的子宫壁静脉窦内，经血液循环进入肺内血管引起羊水栓塞。少量羊水亦可通过肺毛细血管到左心，引起全身各器官栓塞。患者常突然发生呼吸困难、发绀、休克等症状，常导致死亡。

羊水栓塞发病机理较为复杂，一般认为可能是由于羊水的成分作为抗原引起变态反应性休克；或因羊水含有凝血酶样物质激活凝血过程，造成母体发生弥散性血管内凝血。羊水中含有胎儿脱落的角化上皮、毳毛、胎粪等物质，在尸检标本中，可在母体的肺毛细血管或小动脉内检见，故有助于死后确诊（图2-6）。

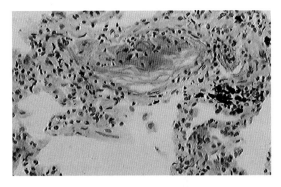

图2-6　羊水栓塞

产妇肺内血管可见红染的角化上皮

（HE染色，低倍镜）

（五）其他类型栓塞

恶性肿瘤细胞栓塞，可造成肿瘤转移；细菌菌落、寄生虫及其虫卵栓塞可引起疾病的播散蔓延。

考点： 栓子的运行途径以及肺动脉栓塞的影响和结局。

第四节　梗　死

护理案例

某男，40岁，患慢性风湿性心脏病，近日发现二尖瓣狭窄合并房颤，住院治疗。在纠正房颤后，突然发生偏瘫。

思考：

1．偏瘫原因是什么？

2．试述疾病的发展过程？

器官或局部组织由于血流阻断，侧支循环不能迅速建立而引起的坏死，称为梗死（infarct）。

一、梗死的原因和条件

凡能引起血管腔阻塞，导致局部组织缺血的原因均可引起梗死。

1．血管阻塞　多数梗死是由于动脉阻塞所致。引起血管阻塞最常见的原因有：

（1）血栓形成和栓塞：如冠状动脉血栓形成或栓塞引起心肌梗死。

（2）血管壁的病变：如脑动脉粥样硬化斑块阻塞脑血管引起脑梗死（脑软化）。

（3）血管受压闭塞：如动脉受肿瘤压迫或肠扭转、肠套叠时肠系膜静脉和动脉先后受压闭塞，局部血流停止引起梗死；卵巢囊肿蒂扭转，因蒂内血管受压闭塞亦可引起囊肿坏死。

2．动脉持续性痉挛　单纯的动脉痉挛不致引起梗死，多数是在动脉粥样硬化，已有血管腔狭窄的情况下，再发生血管持续痉挛（如情绪激动、严寒因素等刺激），可导致血管闭塞，血流中断引起梗死。

二、梗死的病变及类型

根据梗死区内含血量的多少以及有无合并细菌感染，将梗死分为贫血性梗死、出血性梗死及败血性梗死等三种。

（一）贫血性梗死（anemic infarct）

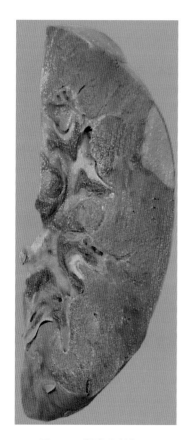

多发生于组织结构致密、侧支循环不丰富的实质器官，如肾、脾、心，也可发生于脑。这些器官的梗死灶色灰白，故称贫血性梗死。灰白色是由于梗死区组织致密而容纳血液少，又因梗死区组织崩解，局部胶体渗透压高，吸收水分使局部压力增高将血液挤出梗死区所致。梗死灶的形状，取决于该器官的血管分布，如肾、脾的动脉呈锥形分支，故梗死灶也呈锥形、锥尖指向阻塞的血管（朝向器官的门部），锥底为器官的表面（图2-7）。肠系膜血管呈扇形分支，故肠梗死呈节段形。心冠状动脉分支不规则，故心肌梗死灶形状也不规则。肾、脾、心肌的梗死灶为凝固性坏死。新鲜的梗死灶因局部渗透压增高，吸水膨胀使局部略向表面隆起。梗死灶与正常组织交界处常见一暗红色的充血出血带。脑梗死常为液化性坏死，梗死灶质软（脑软化），日久后液化，周围由胶质组织增生包绕而呈囊状。

（二）出血性梗死（hemorrhagic infarct）

梗死区有显著出血，呈红色，称为出血性梗死，或红色梗死。常发生在组织疏松、有双重动脉血液供应或吻合支丰富的器官；如肺、肠。但肺、肠梗死还需有严重淤血的先决条件。

1．肺出血性梗死　肺梗死多在心力衰竭并发肺淤血时发生，梗死灶常位于肺下叶外周部，尤其在肋膈角处（淤血好发处）。梗死区因弥漫性出血而肿胀隆起，呈暗紫红色。梗死灶的形状常呈锥形（楔形），尖朝肺门、底部紧靠胸膜面。镜下：梗死灶中肺组织坏死伴弥漫性出血。在梗死灶相应的胸膜面上

图 2-7　肾贫血性梗死

因炎性反应有纤维素性渗出物附着。患者呼吸时可有胸痛，听诊可闻及胸膜摩擦音。因肺出血故患者有咯血症状。

2．肠出血性梗死　多在肠扭转、肠套叠、嵌顿性肠疝、肿瘤压迫等情况下发生。由于肠系膜静脉先受压发生淤血，继而肠系膜动脉受压阻塞而造成出血性梗死。肠梗死灶呈节段形。梗死区肠壁因出血而增厚呈暗红色或紫黑色，肠腔内充满暗红色血性液体。梗死早期，由于缺血，肠壁肌肉痉挛性收缩，引起剧烈腹痛，又因肠蠕动加强可产生逆蠕动，引起呕吐。若坏死累及肠壁肌层及神经，则可发生麻痹性肠梗阻，并发水、电解质和酸碱平衡失调。肠壁坏死可并发穿孔，造成弥漫性腹膜炎，后果严重（图2-8）。

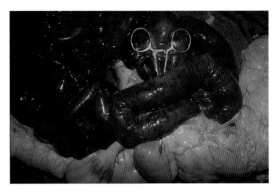

图2-8　肠出血性梗死

（三）败血性梗死（septic infarct）

若梗死区有细菌感染，则形成了败血性梗死，此类梗死是由于含细菌的栓子阻塞血管所致。梗死区大量炎细胞浸润，可形成脓肿。

三、梗死对机体的影响和结局

梗死对机体的影响，取决于梗死灶的大小、部位及有无细菌感染等因素。脾、肾小范围梗死对机体影响不大。脾梗死累及包膜，可因局部炎症反应而感刺痛。肾梗死通常仅引起腰痛和血尿，局部梗死不致影响肾功能。若心、脑等重要器官梗死，轻者出现功能障碍，重者可危及生命。败血性梗死，如为化脓菌感染，常形成脓肿，后果严重。肺、肠或肢体梗死，易继发腐败菌感染，引起相应部位坏疽。

梗死灶形成时，病灶周围扩张充血，并有白细胞渗出。继而出现肉芽组织，在梗死发生后 24 ～ 48 小时内，肉芽组织已开始从周围长入梗死灶内，梗死灶逐渐被肉芽组织所取代，日后变为瘢痕。细小的梗死灶，可被肉芽组织完全取代机化。大的梗死灶不能完全机化时，则由肉芽组织加以包裹，病灶内部可发生钙化。

考点： 贫血性梗死与出血性梗死的病变特点和形成条件，主要器官梗死对机体的影响。

| 小
结 | 本章介绍了常见的几种局部血液循环障碍，即充血、血栓形成、栓塞以及梗死。

局部组织或器官内血液量多于正常称为充血，包括动脉性充血和静脉性充血。动脉性充血多为生理性。静脉性充血又称淤血，基本病理变化是细小静脉和毛细血管的扩张，淤血可造成淤血性水肿、出血、实质细胞损伤、淤血性硬化等后果。

在活体的心腔或血管腔内，血液中某些成分析出、黏集或血液发生凝固，形成固体质块的过程，称为血栓形成。其发生的条件有心血管内膜的|

小结	损伤、血流状态的改变和血液凝固性的增高。 　　血液中的异常物质随血流运行阻塞血管腔的现象称为栓塞。栓子的运行途径一般与血流方向一致。常见的有血栓栓塞、气体栓塞、羊水栓塞、脂肪栓塞等，每一种栓塞均可对机体造成严重影响。 　　器官或局部组织由于血流中断，侧枝循环不能迅速建立而引起的缺血性坏死称为梗死。根据梗死灶内含血液量的多少，可将其分为贫血性埂死和出血性梗死两大类。

（徐万宇）

第三章　炎　症

	1. 解释炎症、渗出、炎细胞浸润、炎症介质、化脓性炎、脓肿、蜂窝织炎、窦道、瘘管、假膜性炎、肉芽肿性炎的概念。 2. 阐述炎症局部的基本病理变化；比较渗出液和漏出液的区别。 3. 归纳炎症的主要类型及其病理特点；列出炎症局部临床表现和全身反应。 4. 说出炎症发生的原因；列出炎症介质的类型及其主要作用；简述炎症的结局。
学习目标	

俗话说"十病九炎"，平时人们所说的"发炎"就是炎症，是十分常见而又重要的基本病理过程。临床上许多传染病、内科病及外科病都是以炎症为基础的。在炎症过程中，既有损伤又有抗损伤。如损伤过程占优势，则炎症加重，并向全身扩散；如抗损伤反应占优势，则炎症逐渐趋向痊愈。

护理案例

患者女性，60岁，3天前颈部红肿并出现疼痛，伴有畏寒、发热、头痛和头晕。昨日颈部红肿加重，疼痛加剧，今晨起自觉心慌、气紧、胸闷，口唇发紫。查体：右颌下明显弥漫性红肿，局部发热、压痛明显。体温：39.8℃，白细胞计数 $21×10^9$/L，中性粒细胞83%，杆状核白细胞6%。临床诊断：右颌下急性蜂窝织炎。

问题：

1. 目前患者最可能发生的并发症是什么？
2. 导致该并发症的原因是什么？

第一节　炎症的概念和原因

一、炎症的概念

炎症是指具有血管系统的活体组织，对各种致炎因子引起的损伤所发生的以防御反应为主的病理过程。基本病理变化为局部组织发生变质、渗出和增生，临床上局部表现为红、肿、热、痛和功能障碍；全身常伴有发热、白细胞增多、单核巨噬细胞增生等反应。在炎症反应过程中，致炎因子引起机体以血管系统改变为主的一系列反应，有利于消灭致炎因子、稀释毒素、吞噬异物和自身伤亡细胞等，促进局部组织再生和修复，防止炎症蔓延。但是炎症也会给机体带来危害，如心包腔内纤维素性渗出物机化，形成缩窄性心包炎，严重影响心脏功能，急性喉炎水肿可导致窒息等。许多常见病，如感冒、肺炎、肝炎、阑尾炎等，都属于炎症。了解炎症的两面性对正确认识其本质具有重要的意义。

二、炎症的原因

凡是能引起组织和细胞损伤的因素都可引起炎症，包括：

1. 生物性因素　如细菌、病毒、立克次体、支原体、真菌、螺旋体和寄生虫等，是炎症最常见的原因。由生物病原体引起的炎症又称感染。

2. 物理性因素　如高温、低温、放射线、紫外线和机械损伤等。

3. 化学性因素　包括外源性化学物质和内源性毒性物质。外源性化学物质如强酸、强碱、强氧化剂等；内源性毒性物质如坏死组织的分解产物及堆积于体内的代谢产物如尿素、尿酸等。

4. 超敏反应　异常免疫反应所造成的组织损伤可以引起各种类型的超敏反应性炎症，如过敏性鼻炎、荨麻疹、肾小球肾炎等。

致炎因子作用于机体后是否引起炎症以及炎症反应的强弱，除与致炎因子的性质、强度和作用时间等有关外，还与机体对致炎因子的敏感性有关。

第二节　炎症的基本病理变化

炎症无论由何原因引起、发生在何部位，其局部基本病理变化均包括变质、渗出和增生。不同炎症或炎症的不同阶段，三者变化程度不同，一般早期以变质和渗出为主，晚期以增生为主。变质是损伤性过程，渗出和增生是对损伤的防御反应和修复过程。

一、变质

炎症局部组织所发生的变性和坏死称为变质。变质主要是致炎因子的直接损伤作用，或局部血液循环障碍及炎症反应物等共同作用引起的。变质既可发生在实质细胞，也可见于间质细胞。

1. 形态变化　实质细胞常发生细胞水肿、脂肪变性、凋亡、细胞凝固性坏死及液化性坏死等。间质可发生黏液性变性、纤维蛋白样坏死等。

2. 代谢变化

（1）局部分解代谢增强：糖、脂肪、蛋白质分解代谢增强，由于局部酶系统受损和血液循环障碍，各种物质氧化不全产生大量乳酸、酮体、氨基酸等堆积，出现局部酸中毒。

（2）局部渗透压增高：炎症病灶分解代谢增强及细胞坏死释放出溶酶体酶，使蛋白质等大分子分解为小分子。另外盐类解离过程也增强，H^+、K^+、硫酸根、磷酸根等离子浓度增加，使炎症病灶的胶体和晶体渗透压均升高，为局部血管改变和炎症渗出提供了重要的条件。

二、渗出

炎症局部组织血管内的液体和细胞成分通过血管壁进入组织间质、体腔、黏膜表面和体表的过程称为渗出。渗出是炎症最重要的病理改变，具有重要的防御作用。急性炎症反应的特征是血管变化和渗出性改变，有三个相互关联的过程：①血流动力学的改变；②血管壁通透性增高及液体渗出；③白细胞游出和聚集。

（一）血流动力学改变

1. 细动脉痉挛　炎症过程中，组织发生损伤后，通过神经反射及炎症介质的作用，立即出现细小动脉短暂痉挛性收缩，仅持续几秒钟。

2. 炎性充血　经过短暂性痉挛后，局部细动脉和毛细血管扩张，血流加快，血量增加，形成动脉性充血。此时炎症区组织代谢增强，温度升高，呈鲜红色，局部抗炎能力增强，持续时间数分钟至数小时不等。炎症继续发展，细小静脉扩张、血流由快变慢，形成淤血，炎症区呈暗红色。此时血管壁通透性增加，血浆渗出，使血浆浓缩，血管内红细胞聚集，血液黏滞度增加，甚至发生血流停滞。由于细动脉端入血量增多而静脉端回流减少，使局部组织的毛细血管和小静脉内流体静压上升，同时因血流缓慢，血细胞轴浆流变宽，其边缘的白细胞得以向管壁靠近，为白细胞的黏附、游出创造了有利条件（图3-1）。

（二）血管壁通透性增高与液体渗出

1. 血管壁通透性升高　血管壁通透性的高低取决于血管内皮细胞的完整性。炎症时，血管壁的通透性增加可见于：

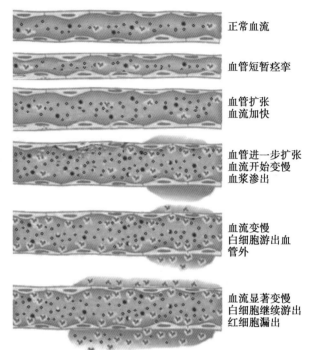

正常血流

血管短暂痉挛

血管扩张
血流加快

血管进一步扩张
血流开始变慢
血浆渗出

血流变慢
白细胞游出血
管外

血流显著变慢
白细胞继续游出
红细胞漏出

图3-1　急性炎症时血流动力学变化模式图

（1）内皮细胞收缩：导致内皮细胞间隙增加，与组胺、缓激肽等许多炎症介质有关。

（2）穿胞作用增强：穿胞作用是通过内皮细胞胞浆内存在的囊泡性细胞器相互连接形成的穿胞通道而形成，血管内皮细胞生长因子，可以增加这种细胞器的数量和大小，从而引起血管壁通透性增加。另外，组胺和大多数炎症介质也可通过此途径增加血管壁通透性。

（3）内皮细胞的损伤：诸如严重的烧伤、化脓菌感染等严重刺激可直接造成内皮细胞损伤，引起内皮细胞坏死和脱落，导致血管壁通透性迅速增加。

（4）新生毛细血管的高通透性：在组织修复时，内皮细胞增生形成新生毛细血管芽，这种新生的小血管芽通透性较高，可引起血管渗漏（图3-2）。

2. 液体渗出　血管壁通透性增加，血管内流体静压增高和组织间渗透压升高，导致液体外渗。炎症时，血液中的液体成分通过细静脉和毛细血管壁到达血管外的过程，称为液体渗出。渗出的液体称为渗出液。渗出液聚集于组织间隙，称为炎性水肿，聚集于体腔或关节腔称为积液。渗出液与一般水肿出现的漏出液不同（表3-1）。

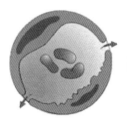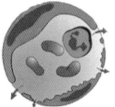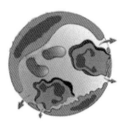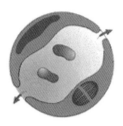

内皮细胞收缩，主要累及细静脉　　内皮细胞收缩和穿胞作用主要累及细静脉　　内皮细胞损伤，累及细动脉、毛细血管和细静脉　　新生毛细血管高通透性

图 3-2　血管壁通透性升高机制模式图

表 3-1　渗出液与漏出液的鉴别表

	渗出液	漏出液
原因	炎症	非炎症
外观	混浊	澄清
蛋白量	30g/L 以上	25g/L 以下
比重	> 1.018	< 1.018
有核细胞数	$> 1000 \times 10^6/L$	$< 300 \times 10^6/L$
黏蛋白试验	阳性	阴性
凝固性	能自凝	不自凝

　　液体渗出具有重要的防御作用：①渗出液能稀释毒素和有害物质，减轻毒素对局部的损伤作用；②渗出液中含有抗体、补体等，可增强细胞防御能力，消灭病原体；③给炎症病灶带来葡萄糖、氧等营养物质，带走代谢产物；④渗出的纤维蛋白原转变成纤维素，交织成网，能限制病原菌扩散，使病灶局限，并有利于吞噬细胞发挥吞噬作用，后期还可作为组织修复的支架。

　　但过多的液体渗出，也可对机体造成不利的影响：①会造成压迫和阻塞器官，影响其正常功能。如肺泡腔内渗出液可影响换气功能，心包积液可压迫心脏等；②渗出液中大量纤维素不能完全被吸收时，最终发生机化粘连，影响器官功能，如心包粘连可影响心脏的舒缩功能。

考点：渗出液特点及作用。

（三）白细胞渗出和吞噬作用

　　白细胞通过血管壁游出到血管外的过程称为白细胞渗出。渗出的白细胞称为炎细胞。白细胞具有吞噬、消灭病原体，降解坏死组织和异己抗原的作用；同时，也会通过释放化学介质、自由基和酶，介导组织损伤。因此，白细胞的渗出构成炎症反应的主要防御环节，是炎症反应最重要的特征。白细胞的渗出及其在局部的防御作用是极为复杂的连续过程，主要包括白细胞边集、附壁、游出、趋化作用和吞噬作用。

　　1. 白细胞边集和附壁　随着血管扩张、血管通透性增加和血流缓慢，白细胞由轴流进入边流，靠近血管壁，并沿内皮滚动。最后白细胞黏附于血管内皮细胞上。

2. 白细胞游出和趋化作用　白细胞通过血管壁进入周围组织的过程称为游出。黏附于内皮细胞表面的白细胞沿内皮表面缓慢移动，在内皮细胞连接处伸出伪足，整个白细胞逐渐以阿米巴样运动方式从内皮细胞缝隙移出血管外。白细胞游出血管后，沿着组织间隙，以阿米巴运动的方式向炎症病灶集中（图3-3）。白细胞在炎症区集中的现象称炎细胞浸润。白细胞的游走方向受某些化学物质的影响或吸引，称为趋化作用或趋化性。具有吸引白细胞定向游走的物质，称为趋化因子。趋化因子可以是内源性的，如补体成分等；也可以是外源性的，如细菌产物等。趋化因子的作用是有特异性的，即不同的趋化因子只对某一种或几种炎细胞有趋化作用，如化脓菌产物对中性粒细胞有趋化作用。此外，不同细胞对趋化因子的反应能力也不同，中性粒细胞和单核细胞对趋化因子的反应较强，而淋巴细胞对趋化因子的反应则较弱。

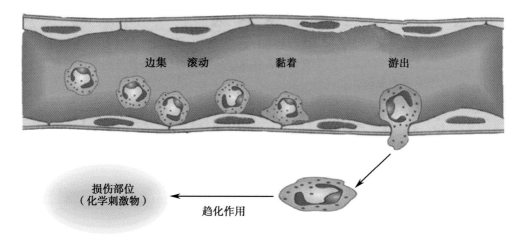

图 3-3　中性粒细胞的游出和聚集过程模式图

3. 吞噬作用　吞噬作用是炎症防御反应最重要的环节。白细胞游出到达炎症区，吞噬和消灭病原体以及组织崩解产物的过程，称吞噬作用。具有吞噬功能的细胞主要是中性粒细胞和巨噬细胞。其吞噬过程是通过对颗粒的识别和黏着、包围吞入和杀灭降解三个步骤（图3-4）。经吞噬细胞的吞噬作用，大多数病原微生物可被杀灭，但有些病毒和细菌（如结核分枝杆菌）毒力较强，不易被杀灭，在白细胞内处于静止状态，仍具有生命力和繁殖力，一旦机体抵抗力低下，这些病原体又能继续繁殖引起细胞死亡或随吞噬细胞游走而在体内扩散。

4. 常见炎细胞的种类、功能及临床意义　见图3-5和表3-2。

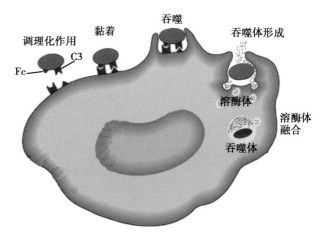

图 3-4　白细胞吞噬过程模式图

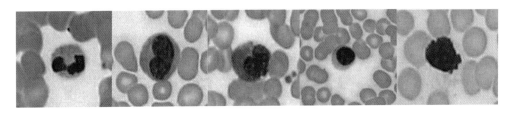

| 中性粒细胞 | 单核细胞 | 嗜酸性粒细胞 | 淋巴细胞 | 嗜碱性粒细胞 |

图 3-5 各种炎症细胞

（HE 染色，高倍镜）

表 3-2 常见炎症细胞的功能及临床意义

类别	主要功能	临床意义
中性粒细胞	运动活跃，吞噬力强，能吞噬各种细菌、坏死组织小碎片和抗原 - 抗体复合物，释放致热原及炎症介质	见于急性炎症及炎症早期，特别是化脓性炎症
单核细胞、巨噬细胞	运动及吞噬能力很强，能吞噬各种细菌、较大的坏死组织碎片和抗原 - 抗体复合物，释放致热源和炎症介质；参与免疫反应	主要见于急性炎症后期，慢性炎症，各种非化脓性炎症
嗜酸性粒细胞	运动能力弱，有一定吞噬能力，能吞噬抗原 - 抗体复合物及组胺	常见于寄生虫感染及超敏反应性炎症
淋巴细胞、浆细胞	运动能力弱，无吞噬能力；T 细胞参与细胞免疫；B 细胞参与体液免疫	主要见于慢性炎症和病毒、立克次体感染
嗜碱性粒细胞	能释放组胺、5- 羟色胺和肝素	主要见于变态反应性炎症

考点： 炎细胞的种类、功能及临床意义。

三、增生

在致炎因子、组织崩解产物等刺激下，炎区组织实质和间质细胞增生，细胞数目增多，称为炎性增生。增生的细胞主要有成纤维细胞、血管内皮细胞、上皮细胞及巨噬细胞等。增生反应通常在急性炎症的后期和慢性炎症较明显，但少数疾病在炎症初期即见明显增生，如伤寒初期有大量巨噬细胞增生；急性肾小球肾炎可见肾小球毛细血管内皮细胞及系膜明显肿胀和增生。炎性增生也是一种重要的防御性反应。其增生肉芽组织成分有利于炎症局灶化和损伤组织的修复；巨噬细胞增生能增进吞噬病原体和清除异物的功能。但过度增生，也会造成原有组织的破坏，影响器官的功能。

综上所述，炎症过程中的三种基本病变，各有其表现特点，但它们之间密切联系，相互依存，相互制约，共同组成复杂的炎症反应过程。

考点： 炎症的基本病变。

第三节 炎症介质

炎症介质是指在致炎因子的作用下，由局部组织或血浆产生和释放，参与或诱导炎症发生、发展的化学活性物质，亦称化学介质。炎症介质在整个炎症过程中起到非常重要的作用，尤其是在急性炎症中，主要作用是促进局部血管扩张、血管壁通透性增加及白细胞趋化和渗出的作用。

一、细胞源性炎症介质

1．血管活性胺　包括组胺、5-羟色胺（5-HT）。组胺主要存在于肥大细胞和嗜碱性粒细胞的颗粒中，也存在于血小板内。组胺可使细动脉扩张、细静脉内皮细胞收缩，导致血管通透性升高；组胺还有对嗜酸性粒细胞的趋化作用。5-HT由血小板释放，抗原抗体复合物可刺激血小板发生释放反应，其作用与组胺相似。

2．花生四烯酸的代谢产物　包括前列腺素（PG）、白细胞三烯（LT），均为花生四烯酸的代谢产物。炎症时由于某些致炎因子的刺激，细胞磷脂酶被激活，促使花生四烯酸从细胞磷脂膜释放，并随即经环氧化酶或脂氧化酶途径代谢，形成各种产物。其主要作用：导致发热、疼痛、血管扩张、通透性升高及白细胞渗出等炎症反应。某些抗炎药物如阿司匹林、吲哚美辛和类固醇激素能抑制花生四烯酸代谢，减轻炎症反应。

3．白细胞产物　被致炎因子激活后，中性粒细胞和单核细胞可释放氧自由基和溶酶体酶，成为炎症介质，促进炎症反应和破坏组织。

（1）活性氧代谢产物：可损伤血管内皮细胞导致血管内皮细胞通透性增加；灭活抗蛋白酶（如 α_1 抗胰蛋白酶），导致蛋白酶活性增加，破坏组织结构成分，如弹性纤维；损伤红细胞或其他实质细胞。

（2）溶酶体成分：溶酶体颗粒所含的溶酶体成分释放出来，有多种促发炎症作用，如增加血管壁的通透性和化学趋化性；有损伤作用的蛋白酶，可降解各种细胞外成分如胶原纤维、基底膜、纤维蛋白、弹力蛋白以及软骨。

4．细胞因子　细胞因子主要由激活的淋巴细胞和单核细胞产生，可调节其他类型细胞的功能，在细胞免疫反应中起重要作用，在介导炎症反应中亦有重要功能。白细胞介素1（IL-1）、肿瘤坏死因子（TNF）的分泌可被内毒素、免疫复合物、物理性损伤等多种致炎因子刺激，可通过自分泌、旁分泌和全身作用等方式起作用。特别是它们可促进中性粒细胞表达黏附分子，增进白细胞与之黏着，也可引起急性炎症的发热。TNF还能促进中性粒细胞的聚集和激活间质组织释放蛋白水解酶。IL-8是强有力的中性粒细胞趋化因子和激活因子。

5．血小板激活因子（PAF）　是另一种磷脂起源的炎症介质，由IgE致敏的嗜碱性粒细胞在结合抗原后产生。除了能激活血小板外，PAF可增加血管壁的通透性，促进白细胞聚集、黏着和趋化作用。嗜碱性粒细胞、中性粒细胞、单核细胞和内皮细胞均能释放PAF。PAF一方面可直接作用于靶细胞，还可刺激细胞合成其他炎症介质，特别是PG和LT的合成。

二、血浆源性炎症介质

1．补体系统　补体系统由20种蛋白质组成，是抵抗病原微生物的天然和过继免疫的重要因子，具有使血管通透性增加、化学趋化作用和调理素化作用。可通过经典途径（抗原抗体复合物）、替代途径（病原微生物表面分子）和凝集素途径激活，其中C3a是最重要的一步。

C3a、C5a通过刺激肥大细胞释放组胺使血管扩张和血管通透性增高，被称为过敏毒素。

C5a是中性粒细胞、嗜碱性粒细胞、嗜酸性粒细胞和单核细胞的趋化因子。C5a可使白细胞激活和增加白细胞表面的整合素的亲和力，促进白细胞的黏附。C5a还可激活中性粒细胞和单核细胞的花生四烯酸的脂质氧化酶途径，进一步引起炎症介质的释放。

2．激肽系统　缓激系统的激活最终产生缓激肽，可引起细动脉扩张、内皮细胞收缩、细静脉通透性增加以及血管以外的平滑肌收缩，并且具有明显的致痛作用。缓激肽很快被血浆和组织内的激肽酶灭活，其作用主要局限在血管通透性增加的早期。

3．凝血系统　Ⅻ因子激活不仅能启动激肽系统，而且还能同时启动血液凝固和纤维蛋白溶解两个系统。凝血酶通过与血小板、血管内皮细胞和平滑肌细胞等细胞上的蛋白酶激活受体相结合，引起选择素的重新分布，促进趋化因子的产生，高表达与白细胞整合素结合的血管内皮细胞黏附分子，促进前列腺素、PAF和一氧化氮（NO）产生，并使血管内皮细胞变形。凝血酶在使纤维蛋白原转变成纤维蛋白溶酶的过程中释放纤维蛋白多肽，可使血管壁通透性升高，又是白细胞的趋化因子。Ⅹa因子使血管通透性增高和促进白细胞游出。纤维蛋白降解所产生的纤维蛋白降解产物，亦可使血管通透性增加。

常见的炎症介质及作用见表3-3。

表3-3　常见炎症介质及作用

作用	主要炎性介质
扩张血管	组胺、5-HT、缓激肽、前列腺素（PGI$_2$、PGE$_2$、PGD$_2$、PGF$_2$）、NO
增加血管壁的通透性	组胺、5-HT、缓激肽、C3a、C5a、白细胞三烯（LTC4、LTD4、LTE4）、PAF、纤维蛋白降解产物（FDP）、活性氧化代谢产物、P物质
趋化作用	LTB$_1$、C5a、阳离子蛋白、细胞因子（IL-8和TNF）、细菌产物、IL-1、TNL、FDP
发热	细胞因子（IL-1、IL-6和TLF-a 等）、PGE$_2$
疼痛	PGE$_2$、缓激肽
组织损伤	氧自由基、溶酶体酶、NO

第四节　炎症的局部表现和全身反应

一、炎症的局部表现

1．红　炎症初期由于动脉性充血，血液中氧合血红蛋白增多，局部呈鲜红色；随着炎症的发展，后期因静脉性充血，还原血红蛋白增多，转为暗红色。

2．肿　急性炎症时由于炎性充血、炎性水肿使局部明显肿胀；慢性炎症时因组织细胞增生引起肿胀。

3．热　由于动脉性充血，血流加快，组织代谢增强，产热增多所致。

4．痛　主要是炎症局部肿胀，组织张力增加，压迫或牵拉神经末梢引起。另外，炎症局部分解代谢增强，造成H$^+$、K$^+$等增多刺激神经末梢；炎症介质如前列腺素E$_2$的刺激等也可引起疼痛。

5．功能障碍　实质细胞变性、坏死，代谢障碍；渗出物压迫、阻塞；局部疼痛的保护等，均可导致组织器官功能障碍。

二、炎症的全身反应

1．发热　发热是疾病发生、发展的重要信号，尤其是病原微生物感染，常常引起发热。不同炎症，其热型往往不相同。低热可促进抗体的形成，吞噬细胞的吞噬活动更加活跃，肝的解毒功能也有所增强，机体的防御能力得到一定程度的提高。但高热或长期发热，可使机体营养物质消耗增多、代谢功能紊乱。如果炎症病变十分严重，体温反而不升高，说明机体反应性差，抵抗力低下，是预后不良的征兆。

2．血液中白细胞的变化　末梢血白细胞的计数和分类检查有助于炎症的诊断和鉴别。在急性炎症，尤其是化脓性炎症，末梢血白细胞计数可明显升高，可达（15 ~ 20）×10⁹/L 以上。大多数细菌感染尤其是化脓性炎症以中性粒细胞升高为主，在严重感染时，末梢血液中常常出现幼稚的杆状核中性粒细胞比例增加的现象（> 5%），即临床上所称的"核左移"。这反映了患者对感染的抵抗力较强和感染程度较重。慢性炎症和一些病毒感染以淋巴细胞增多为主；寄生虫感染或某些变态反应性疾病以嗜酸性粒细胞增多为主；肉芽肿性炎则以单核细胞增多为主。但也有一些疾病，如伤寒、流感，血中白细胞数目反而减少。因此，外周血白细胞的计数和分类检查有助于疾病的诊断，具有重要临床意义。

3．单核吞噬细胞系统的增生　炎症过程中，单核吞噬细胞系统的增生也是机体防御反应的一种表现，尤其是病原微生物引起的炎症过程中，单核吞噬细胞系统的细胞常有不同程度的增生。常表现为局部淋巴结、肝、脾肿大。骨髓、肝、脾、淋巴结中的巨噬细胞增生，吞噬消化能力增强。

4．实质器官病变　炎症较严重时，由于病原微生物及其毒素的作用，以及局部血液循环障碍、发热等因素的影响，心、肝、肾等器官的实质细胞可发生不同程度的变性、坏死和功能障碍。炎症若发展为败血症或脓毒败血症时，常引起感染性休克甚至出现弥散性血管内凝血（DIC）。

第五节　炎症的类型

一、炎症的临床类型

按炎症病程的长短和发病急缓，大致可将炎症分为：

1．超急性炎症　是指炎症呈暴发性经过，病程为数小时到数天，炎症反应急剧，短时间内组织器官严重损伤，甚至导致死亡。本类型多属于变态反应性炎症，如器官移植超急性排斥反应，可在移植器官血管接通后数分钟即引起移植组织和器官的严重损伤。

2．急性炎症　起病急，症状明显，病程一般仅数天，通常不超过一个月，局部病变以变质和渗出为主，病灶内常有大量的中性粒细胞浸润，而增生相对较轻。

3．亚急性炎症　病程为一至数月，介于急慢性炎症之间，常由急性炎症迁延所致。

4．慢性炎症　起病缓慢，病程一般数月或数年，病变多以增生为主，局部浸润的炎细胞主要是淋巴细胞、单核细胞和浆细胞，而变质和渗出较轻。慢性炎症多为急性炎症迁延而致，亦可无明显的急性炎症病史。

二、炎症的病理类型

按炎症的局部病理变化可将炎症分为：

（一）变质性炎

以局部组织、细胞变性、坏死为主，而渗出和增生变化较轻。常见于肝、肾、心、脑等实质性器官，多为重症感染、中毒及变态反应等时，由于组织器官实质细胞变性、坏死明显，常引起相应器官功能障碍，如重型病毒性肝炎，可引起严重的肝功能障碍；流行性乙型脑炎，由于脑神经细胞变性、坏死，可造成严重的中枢神经功能障碍，患者表现为嗜睡和昏迷。

（二）渗出性炎

以局部渗出病变为主，炎症灶内有大量的渗出物，而变质和增生变化较轻，多呈急性经过。根据渗出物成分不同又可分为以下几种类型。

1. 浆液性炎　以浆液渗出为主，主要为血清和少量细胞、纤维素等。好发于皮肤、浆膜（如胸膜、腹膜和心包膜等）、黏膜、滑膜和疏松结缔组织等处。皮肤轻度的烧伤或烫伤、昆虫叮咬、毒蛇咬伤以及某些炎症的早期，常引起浆液性炎症。如皮肤Ⅱ度烫伤，渗出的浆液积聚于皮肤的表皮内形成水疱；浆膜的浆液性炎如渗出性结核性胸膜炎，可引起胸膜腔积液；黏膜的浆液性炎如感冒初期，鼻黏膜排出大量浆液性分泌物；发生在滑膜的浆液性炎如风湿性关节炎可引起关节腔积液。浆液性炎一般较轻，病因消除后易于消退。但有时因浆液渗出过多可导致较严重的后果，如心包腔大量炎性积液时，可压迫心、肺而影响其功能。喉头浆液性炎时，由于浆液性渗出物浸润喉头组织导致喉头炎性水肿，可引起窒息。

2. 纤维素性炎　是以渗出物中含有大量纤维素为特征的渗出性炎症。常发生于黏膜（咽、喉、气管、肠等部位）、浆膜（胸膜、腹膜和心包膜）和肺。是由于细菌毒素和各种内、外源性毒物导致毛细血管和小静脉损伤较重，通透性明显升高，大量纤维蛋白原渗出到血管外，转化为纤维素。黏膜的纤维素性炎，如白喉、细菌性痢疾等，在黏膜表面常覆盖由纤维素、中性粒细胞、坏死脱落的黏膜上皮细胞及病原体等混合组成的灰白色膜状物叫假膜（图3-6），故又称为假膜性炎。白喉发生在气管时，形成的假膜容易脱落，常造成支气管堵塞而引起窒息。心包的纤维素性炎，由于心脏不断跳动，使渗出在心外膜上的纤维素形成绒毛状物，称为"绒毛心"（图3-7）。大叶性肺炎时，肺泡腔内有大量的纤维素以及中性粒细

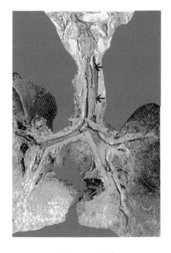

图3-6　白喉
气管黏膜表面可见灰白色膜状物

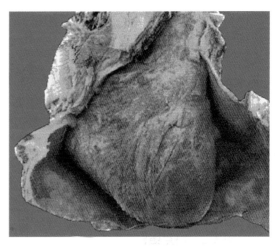

图3-7　绒毛心
心包脏层可见灰白色绒毛样物质

胞等，导致肺实变。

　　渗出少量纤维素可被中性粒细胞释放的蛋白溶解酶溶解吸收，渗出过多时，不能被完全吸收，可发生机化粘连，影响器官功能。

　　3．化脓性炎　最为常见。以大量中性粒细胞渗出为主，并伴有不同程度的组织坏死和脓液形成为特征。常由葡萄球菌、链球菌、脑膜炎奈瑟菌、大肠埃希菌等化脓性细菌感染引起。渗出的中性粒细胞变性、坏死后释放出蛋白溶解酶将坏死组织溶解液化的过程，称为化脓。所形成的灰黄或黄绿色混浊的凝乳状液体，称为脓液。脓液中含有大量变性、坏死的中性粒细胞，称为脓细胞。此外，脓液中还含有许多细菌、被溶解的坏死组织碎屑和少量浆液。不同的化脓性细菌，形成的脓液有不同的特点。金黄色葡萄球菌感染形成的脓液比较浓稠，呈黄色；而溶血性链球菌感染形成的脓液比较稀薄，呈淡红色。化脓性炎症的类型有：

　　（1）表面化脓和积脓：其特点是脓液主要向黏膜或浆膜表面渗出，而深部组织没有明显的中性粒细胞浸润。如淋菌性尿道炎，在尿道黏膜渗出的脓液可沿尿道排出体外，具有传染性。当脓液蓄积于发生部位的体腔或浆膜腔内时，称为积脓。如胆囊积脓、输卵管积脓等。

　　（2）蜂窝织炎：指疏松组织的弥漫性化脓性炎。常见于皮下组织、肌肉和阑尾。溶血性链球菌为其主要致病菌，该菌能产生透明质酸酶和链激酶，分解结缔组织基质中的透明质酸，溶解纤维素，使细菌容易在组织内蔓延扩散（图3-8）。炎区组织高度水肿和中性粒细胞弥漫性浸润，与周围组织无明显分界。

　　（3）脓肿：指组织内局限性化脓性炎症，常因组织发生坏死、溶解，形成充满脓液的脓腔（图3-9）。脓肿病变较局限，主要由金黄色葡萄球菌感染引起，该菌产生的血浆凝固酶可使渗出的纤维蛋白原转变为纤维蛋白，因而病变较局限。脓肿早期，在病原菌侵袭的局部组织发生坏死和大量的中性粒细胞浸润，随后发生化脓，并形成脓腔。经历一段时间后，脓肿周围可出现肉芽组织增生，包围脓肿形成脓肿膜，脓肿膜具有吸收脓液、限制炎症扩散的作用。小的脓肿，如病原菌被消灭，脓液可逐渐吸收、消散，由肉芽组织修复愈合，大的脓肿由于脓液很多，吸收困难，需要切开排脓或穿刺抽脓，而后由肉芽组织修复。

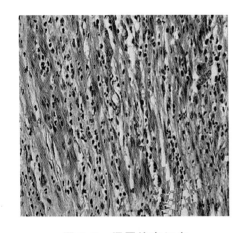

图3-8　阑尾蜂窝织炎

肌层有大量的中性粒细胞浸润

（HE 染色，高倍镜）

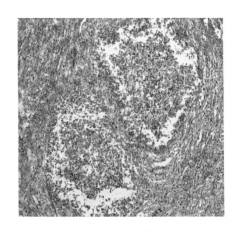

图3-9　脓肿

组织溶解液化，形成充满脓液的腔

（HE 染色，低倍镜）

知识链接

疖和痈

常见的化脓性炎症有皮肤的疖和痈，疖是毛囊、皮脂腺及其周围组织的脓肿，常发生在毛囊、皮脂腺丰富的部位（如面部和背部）。疖中心部分液化变软后，脓液便可破出。如多个疖同时发生或反复在身体各部位发生，称为疖病。常见于糖尿病患者及营养不良的小儿。痈是多个疖的融合，在皮下脂肪和筋膜组织中形成许多相互沟通的脓肿，必须及时切开排脓。

各种化脓性炎症的比较见表3-4。

表3-4　各种化脓性炎症的比较

	蜂窝织炎	脓肿	表面化脓或积脓
致病菌	溶血性链球菌	金黄色葡萄球菌	大肠埃希菌、变形杆菌、脑膜炎奈瑟菌、淋病奈瑟菌
好发部位	皮下、肌肉、筋膜下、腹膜后、盆腔、阑尾	皮肤、内脏脏器如肺、肝、肾、脑等	①自然管道（泌尿道、胆道、输卵管）②体腔或蛛网膜下腔
病变特点	①中性粒细胞弥漫浸润②范围广，发展快③局部无明显界限	①中性粒细胞集中浸润②病灶局限、境界清楚③形成脓腔	①中性粒细胞表面浸润②表面破坏轻
临床举例	①蜂窝织性阑尾炎②皮下蜂窝织炎	①疖②痈③肝、脑、肺、肾等内脏脓肿	①表面化脓：化脓性尿道炎、化脓性输卵管炎②积脓：胆囊积脓、流脑、脓胸
转归	病情较重，全身中毒症状明显	局部症状明显，可切开排脓；慢性者可形成溃疡、窦道、瘘管	排脓治疗

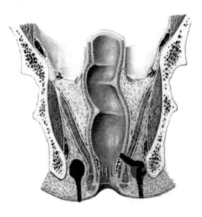

图3-10　肛管直肠周围脓肿有窦道、瘘管形成

发生在皮肤和黏膜的脓肿，可向表面破溃形成溃疡。深部脓肿如向体表或自然管道穿破，可形成窦道或瘘管。窦道是只有一个开口的病理盲管。瘘管是指连接于体外或有腔器官之间或两个腔道之间的有两个或以上开口的病理性管道。例如，肛门周围组织的脓肿，可向皮肤穿破，形成脓性窦道，也可既向皮肤穿破，又向肛管穿破，形成脓性瘘管（图3-10）。

4．出血性炎　炎症部位毛细血管壁损伤严重，通透性增加，渗出物中含有大量红细胞。常见于流行性出血热、钩端螺旋体病和鼠疫。

知识链接

卡他性炎症

卡他性炎是发生于黏膜组织的一种轻微的渗出性炎症。渗出物沿黏膜表面排出，一般不伴有组织的明显破坏，炎症易于消散愈复（"卡他"一词来自希腊语，系向下流之意）。因渗出物成分的不同，卡他性炎又可分为浆液性卡他（如感冒初期的鼻黏膜炎）、黏液卡他（如细菌性痢疾早期）、脓性卡他（如脓性尿道炎），在其发展过程中可相互转化。

 护理案例

患者女性，25岁，产后4周出现畏寒、发热、头痛、头晕，左侧乳房疼痛、局部红肿。查体：体温：39.6℃，左侧乳房外上象限有一3.2cm×3.8cm明显红肿区，略隆起，有压痛及波动感。临床诊断：急性乳腺炎。

问题：

1. 该患者为什么会发生急性乳腺炎？最主要的处理措施是什么？
2. 护士怎样指导患者预防该疾病复发？

（三）增生性炎

在炎症病变中，局部组织细胞以增生性改变为主，而变质和渗出性病变比较轻微。多呈慢性炎症，但也可呈急性经过，如急性链球菌感染后肾小球肾炎、伤寒等。根据细胞增生的成分及病变特点，可分为以下几种。

1. 一般增生性炎 主要是成纤维细胞、血管内皮细胞、淋巴细胞、浆细胞和组织细胞，也可伴有实质细胞、被覆上皮细胞和腺上皮细胞的增生。此种增生性炎症无特殊的形态表现，如慢性扁桃体炎、慢性鼻炎等。

2. 肉芽肿性炎 又称为炎性肉芽肿。炎症局部以巨噬细胞以及演变的细胞增生为主，形成境界清楚的结节状病灶。是一种特殊类型的慢性炎症。病灶较小，肉眼常难以察觉。根据病因不同，可分为以下两种：

（1）感染性肉芽肿：是最常见的一种类型，常见于结核、伤寒、麻风、梅毒，以及真菌、寄生虫感染等疾病。多具有独特的形态，根据典型的肉芽肿形态特点，可作出病因诊断，对疾病的确诊具有重要的意义。如风湿性肉芽肿、结核性肉芽肿、伤寒性肉芽肿等。

典型的结核性肉芽肿（结核结节）：中心部常可见干酪样坏死，周围可见许多上皮样细胞和少量朗汉斯巨细胞，外围有少量成纤维细胞和淋巴细胞。

伤寒性肉芽肿主要由伤寒细胞组成。

（2）异物性肉芽肿：由手术缝线、滑石粉、石棉、二氧化硅、碎骨等异物引起。其形态特点是异物周围有多少不等的巨噬细胞、异物性多核巨细胞、成纤维细胞和淋巴细胞包绕而成的结节状病灶，如职业病硅沉着病（矽肺）的硅结节。

3. 炎性息肉 黏膜的慢性炎症，局部黏膜上皮、腺上皮及肉芽组织过度增生，常形成带蒂的小肿物突出于黏膜表面，称为炎性息肉。常见的有子宫颈息肉、结肠息肉、鼻息肉等。

4．炎性假瘤　慢性炎症时若局部组织细胞明显增生，形成一个境界清楚的肿瘤样团块，肉眼和 X 线观察均与肿瘤相似，但其本质是炎症性增生，称为炎性假瘤。常发生于眼眶和肺，临床上容易误诊为肿瘤，应注意鉴别。

考点：1．化脓性炎症的类型及特点。
　　　2．肉芽肿性炎的概念。

第六节　炎症的结局

炎症的结局主要取决于致炎因子的强弱、机体的免疫防御功能和治疗情况等因素，可有以下结局。

一、痊愈

大多数炎症都能够痊愈。在炎症过程中，若组织损伤小，机体抵抗力较强，治疗及时，病因被清除，组织崩解产物及炎性渗出物溶解吸收或排出，通过周围健康细胞的再生修复，最终完全恢复原来的结构和功能，即完全痊愈。当组织损伤重、范围大，坏死组织及渗出物溶解吸收不良，则由肉芽组织进行修复形成瘢痕，即不完全痊愈。

二、迁延不愈

当机体抵抗力较低或治疗不彻底，致炎因素不能在短时间内清除而在体内持续存在，可使炎症迁延反复，炎症由急性转为慢性。如慢性病毒性肝炎、慢性胆囊炎等。

三、蔓延扩散

当机体的抵抗力低下，或感染的病原微生物数量多、毒力强时，病原微生物可不断繁殖，并沿组织间隙或脉管系统向周围和全身器官扩散。

1．局部蔓延　病原菌可沿组织间隙和自然管道向邻近组织器官蔓延扩展，使感染范围扩大。如小儿急性支气管炎发展为支气管肺炎。

2．淋巴道扩散　病原微生物及毒素侵入淋巴管，随淋巴液扩散，引起淋巴管炎及所属淋巴结炎。表现为局部淋巴结肿大、压痛。如足部感染时，炎症可沿下肢的淋巴管逐渐蔓延扩散至腹股沟淋巴结，可使腹股沟淋巴结痛性肿大，并在下肢足部病灶和肿大的腹股沟淋巴结之间出现红线。

3．血行扩散　病原微生物或其产生的毒素可直接或通过淋巴途径间接侵入血液，分别引起菌血症、毒血症、败血症和脓毒败血症。

（1）菌血症：是指炎症局部病灶内的细菌经血道或淋巴管侵入血液，血中可查到细菌，但无全身中毒症状的表现。

（2）毒血症：是指细菌毒素及其代谢产物被吸收入血。临床上出现高热、寒战等全身中毒症状，同时伴有实质器官的变性和坏死等，但血培养阴性，严重时出现中毒性休克。

（3）败血症：是指炎症局部病灶内的细菌侵入血液后，大量繁殖并产生毒素。临床表现除有高热、寒战等全身中毒症状外，还有皮肤、黏膜多发性出血斑点、脾和全身淋巴结肿大等，血中可培养出病原菌。

（4）脓毒败血症：由化脓性细菌引起的败血症。除有败血症的表现外，可在全身一些器官中如肝、肾、脑、肺等出现多发性细菌栓塞性脓肿。

小结	炎症是机体针对各种致炎因素引起的损伤所发生的防御性病理过程，主要表现为局部组织的变质、渗出和增生。变质是损伤性变化，而渗出和增生具有防御意义。炎性渗出物能中和、稀释毒素，限制病原体扩散，通过炎症细胞的吞噬作用和参与免疫反应，可吞噬、消灭各种细菌、病毒和坏死组织碎片，使炎症消退。而炎症性增生，常起到一定的修复作用。 　体表的急性炎症，常有明显的红、肿、热、痛和功能障碍等局部临床表现，可伴有发热、末梢血白细胞数量升高、病灶附近淋巴结肿痛等全身反应。 　根据基本病变，炎症可分为变质性炎、渗出性炎和增生性炎。根据渗出物不同，渗出性炎又分为浆液性炎、纤维素性炎、化脓性炎和出血性炎。变质性炎和渗出性炎大多起病急，病程较短，而增生性炎多呈慢性经过。

（王　红）

第四章 肿 瘤

学习目标

1. 解释肿瘤、异型性、分化、转移、良性肿瘤、恶性肿瘤、恶病质、癌、肉瘤、癌前病变、原位癌的概念。
2. 说出肿瘤的特性、肿瘤的命名原则和分类，肿瘤对机体的影响，常见肿瘤。
3. 知道良性肿瘤与恶性肿瘤的区别、癌与肉瘤的区别、癌前病变与原位癌病变特点。
4. 描述肿瘤的病因和发病机制。

肿瘤（tumor）是一类常见病、多发病，按其生物学特征和对机体影响大小，可分为良性肿瘤和恶性肿瘤两大类。其中恶性肿瘤是目前严重危害人类健康和生命的疾病之一。据统计，全世界每年约有 700 万人死于恶性肿瘤。为了消除肿瘤对人类的危害，当前国内外在生物医学领域内广泛地开展了肿瘤病因学、发病学和防治等方面的研究工作，虽取得了很多成果，但都还没有根本性的突破。因此，进一步加强对肿瘤的防治研究，是当今生物医学领域的重大研究课题。早期发现、早期诊断、早期治疗是肿瘤防治工作中的重要战略任务。

知识链接

中国儿童恶性肿瘤的发生特点：随着生活环境的变化，中国儿童恶性肿瘤发病呈缓慢上升趋势，其中白血病居首、脑肿瘤第二、淋巴瘤第三。中国儿童肿瘤发病率约为 1/10000，城市与农村无显著差别。

除遗传因素外，环境、室内装修污染、家居空间封闭、吸入二手烟、病毒感染、肥胖、过度紫外线照射和核辐射等也是导致儿童恶性肿瘤的主要因素。临床发现，父母从事有毒有害气体工作（如橡胶制品、化工、汽车司机、油库操作工），其子女患恶性肿瘤的较多。

第一节 肿瘤的概念

肿瘤是机体在各种致瘤因素的作用下，局部组织的细胞发生基因突变或基因表达失控，导致异常增生和分化而形成的新生物，这种新生物常表现为局部肿块。

肿瘤细胞是从正常细胞转变而来的，当它变为肿瘤细胞后，就表现出相对无限制地增生和不同程度地丧失了分化成熟的能力两大特征。肿瘤细胞所特有的异常增生称为肿瘤性增生。肿瘤细胞因分化不成熟而呈现异常的形态、代谢和功能。恶性肿瘤细胞还具有明显的侵袭破坏能力和转移特性。肿瘤细胞的生物学特性可遗传给子代细胞，即使致瘤因素消除后，肿瘤细胞仍可持续性增生，其相对无限制地生长与整个机体不协调。肿瘤常压迫、破坏其邻近组织、器官，有些恶性肿瘤还可发生转移，甚至造成机体死亡。

肿瘤性增生与生理性增生以及病理性增生（非肿瘤性增生）有着本质的区别。非肿瘤性增生是为了适应机体某些需要和在炎症及组织损伤修复时的增生。增生的组织、细胞分化成熟，基本上具有原来细胞、组织的形态、功能和代谢特点，其细胞增生的程度和机体需要是协调的，一旦引起增生的原因消除后，增生即行停止，不会无止境地生长，所以，这种增生对机体通常是有益的。而肿瘤性增生则对机体有害无益。

考点：肿瘤的概念。

第二节　肿瘤的特性

护理案例

王××，女，45岁。半年来右乳房无任何诱因长出一肿块，由栗子大增大到核桃大、不痛。半个月前破溃，流出大量坏死物质。查体发现：右侧乳房外上方有一个鸡蛋大肿块，表面破溃。与周围组织牢固粘连，右腋窝淋巴结肿大。手术见：切除肿块为灰白色、质硬，与正常乳腺组织境界不清。镜下观察：瘤细胞形成实性细胞巢，多无腺腔形成，瘤细胞呈立方形或椭圆形，可见到核分裂象。间质结缔组织多少不均，偶可见淋巴细胞。摘除淋巴结所见同肿瘤组织。

讨论：

1. 本例诊断是什么？
2. 其诊断依据有哪些？
3. 肿瘤的转移方式有哪些？此例表现如何？

一、肿瘤的一般形态

肿瘤的肉眼形态多种多样，是临床上初步判断肿瘤性质和来源的重要依据。

1．形状　肿瘤的形状与肿瘤的发生部位、组织来源、生长方式和肿瘤的性质等有一定关系。如生长在皮肤、黏膜表面的良性肿瘤常向表面突出生长，多见乳头状、息肉状、菜花状或蕈状，也可呈斑块状或溃疡状。恶性肿瘤因向周围组织侵袭性生长，多呈蟹足状或树根状。生长在深部组织的良性肿瘤常呈结节状、分叶状、囊状，恶性肿瘤多呈不规则结节状或蟹足状（图4-1）。

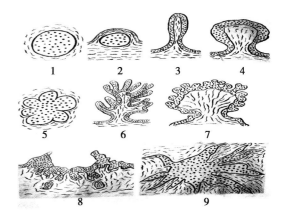

图 4-1　肿瘤一般形状示意图

1．球状　2．结节状　3．息肉状　4．蕈状　5．分叶状
6．乳头状　7．菜花状　8．溃疡状　9．蟹足状

2．大小　肿瘤的大小取决于肿瘤的性质、发生部位和生长时间的长短，如生长时间短的肿瘤极小，仅在显微镜下才能看见，即原位癌。如生长时间较长的良性肿瘤，因生长缓慢而瘤体可较大。恶性肿瘤生长较快，短期内可导致不良影响或危及生命。生长在体表和体腔（如腹腔）内的肿瘤有时可以长得较大；生长在致密组织或狭小腔道（如颅腔）内的肿瘤，体积常较小。一般不能根据肿瘤的大小决定其性质。

3．颜色　肿瘤颜色一般近似于起源组织的颜色。如上皮、纤维组织发生的肿瘤呈灰白色，脂肪组织肿瘤呈黄色，黑色素瘤可呈灰黑色等。如肿瘤发生出血、坏死，可呈多彩形。同一来源组织的良、恶性肿瘤颜色也有差异。

4．硬度　肿瘤的硬度一般与肿瘤的来源、性质、实质与间质的多少有关。如脂肪瘤质较软，骨瘤质硬，间质多者质硬，实质丰富者质软。上皮组织恶性肿瘤质硬，间叶组织的恶性肿瘤质软。

5．数目　肿瘤一般为单个发生，但在同一脏器多发性肿瘤也不罕见，如家族性多发性结肠息肉、子宫多发生平滑肌瘤等。

二、肿瘤的组织结构

任何肿瘤在显微镜下的基本组织结构均可分为实质与间质两部分。

（一）实质（parenchyma）

肿瘤的实质即肿瘤细胞，是肿瘤的主要成分，它决定肿瘤的性质（图 4-2）。根据肿瘤实质的特异性形态判断该肿瘤的组织来源、性质，进行肿瘤的命名、分类和组织学诊断。大多数肿瘤只有一种实质，少数可由两种或两种以上实质构成。如乳腺的纤维腺瘤，含有纤维组织和腺上皮两种实质，畸胎瘤含有多种不同的实质。

（二）间质（stroma）

是由结缔组织及血管构成的网架，起着支持和营养肿瘤实质的作用（图 4-2）。各种肿瘤的间质成分都是相同的，且只有量的多少，无质的差异，故其不具特异性。间质中可有少量的淋巴管、残存的神经，并有或多或少的淋巴细胞、浆细胞、单核细胞浸润，这是机体对肿瘤组织免疫反应的表现。

三、肿瘤的异型性

肿瘤组织无论在细胞形态和组织结构上，都与其起源的正常组织有不同程度的差异，这种差异称为异型性（atypia）。异型性是肿瘤细胞分化成熟程度在形态学上的表现。机体细胞、组织从幼稚到成熟阶段的生长发育过程称为分化。肿瘤细胞分化程度（即成熟程度）是指肿瘤细胞在形态上与其起源的正常细胞的相似程度。肿瘤细胞的异型性越小，与其起源的正常组织越相似，表示肿瘤细胞分化程度越高（即成熟程度越高），恶性程度越低；反之，异型性越大，表示肿瘤细胞分化程度越低，恶性程度越高。肿瘤的异型性是诊断和鉴别良、恶性肿瘤的重要形态学依据。

（一）肿瘤组织结构的异型性

是肿瘤组织结构与其起源的正常组织在结构排列规则、极向以及与间质的关系上的差异性。良、恶性肿瘤均有不同程度的组织结构异型性。良性肿瘤有组织结构的异型性，而细胞的异型性不明显，如平滑肌瘤的瘤细胞束大小不一、纵横交错排列呈编织状；腺上皮发生的腺瘤细胞构成的腺腔大小、形状不甚规则、数目增多等，但良性肿瘤组织结构与起源组织总体上相似，故光镜下较易判断其组织来源。恶性肿瘤的组织结构异型性明显，表现为肿瘤组织结构和肿瘤细胞的排列紊乱，失去正常层次（极性消失）和结构。如从腺上皮发生的恶性肿瘤，即腺癌，其腺腔大小不等，形状不规则，排列紊乱；腺上皮细胞层次增多，极性消失，甚至腺腔消失。总体上，恶性肿瘤的组织结构与其起源组织差异性大，光镜下较难甚至无法判断其组织来源（图4-2）。

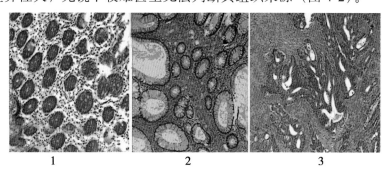

图 4-2 肿瘤组织结构的异型性

1. 正常肠黏膜　　2. 肠腺瘤组织　　3. 肠腺癌组织

（HE 染色，低倍镜）

（二）肿瘤细胞的异型性

良性肿瘤细胞分化程度高，异型性不明显，恶性肿瘤细胞分化程度低，异型性明显，表现为以下三个方面。

1．细胞的多形性　即肿瘤细胞的大小、形态不一致。大多数恶性肿瘤细胞的体积比正常细胞大（分化很差的瘤细胞，体积也可较小）。有时可出现瘤巨细胞（图4-3）。

2．细胞核的多形性　即瘤细胞核的大小不一，形状不规则，染色不一致，细胞核体积增大，核、浆比例增大，可出现巨核、双核或多核。核染色加深（由于胞核内 DNA 增多），染色质颗粒粗大，分布不均，常堆积在核膜下，使核膜增厚，核仁肥大，数目增多。核分裂象增多，可有病理性核分裂，如不对称、三极或多极核分裂象等（图4-4）。

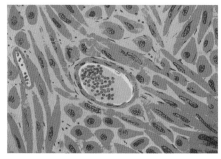

图 4-3 肿瘤细胞的多型性模式图

（HE 染色，低倍镜）

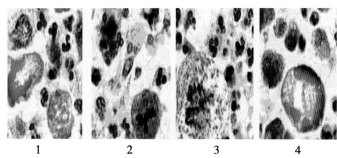

图 4-4 肿瘤细胞核病理性核分裂象

1. 顿挫性核分裂象　2. 多极核分裂象　3. 不对称核分裂象　4. 多核瘤巨细胞（HE 染色，高倍镜）

3．细胞质的改变　由于胞浆内核蛋白体及 DNA 增多，故胞浆多呈嗜碱性。

上述肿瘤细胞的改变，特别是胞核的改变，常为恶性肿瘤的重要特征。脱落细胞学检查法主要根据肿瘤细胞的异型性进行诊断。

四、肿瘤的生长与扩散

（一）肿瘤的生长

1．肿瘤的生长方式　肿瘤的生长方式有以下三种。

（1）膨胀性生长：这是良性肿瘤的主要生长方式。瘤细胞分化程度高，增生缓慢，推开或挤压周围正常组织，体积逐渐增大。肿瘤周围的纤维组织增生多形成包膜，与周围组织分界清楚，触诊时肿瘤可以移动。手术易摘除干净，术后不易复发。

（2）浸润性生长：这是恶性肿瘤的主要生长方式。由于恶性肿瘤细胞分化程度低，生长速度快，似树根样直接侵入、破坏周围正常组织，并侵袭淋巴管、血管或神经，与周围组织没有明显的界限，触诊肿瘤固定，不易移动，手术不易彻底切除。故手术切除的范围应比肉眼所见的肿瘤范围要大，术后易复发。故临床术后多采取放疗、化疗等综合治疗措施。

（3）外生性生长：发生在体表、体腔或自然管道表面的肿瘤多呈外生性生长。常向表面形成乳头状、息肉状、蕈状或菜花状肿物。良性肿瘤和恶性肿瘤都可呈外生性生长，但恶性肿瘤还伴有浸润生长。

2．肿瘤的生长速度　各种肿瘤的生长速度主要取决于肿瘤细胞的分化成熟程度。一般说来，成熟程度高、分化好的良性肿瘤生长较缓慢；成熟程度低、分化差的恶性肿瘤生长较迅速，短期内即可形成肿块，且由于血液及营养供应相对不足，易发生坏死、出血等继发改变。如果生长缓慢的良性肿瘤，生长速度短时间内变快，需考虑是否恶性变。

（二）肿瘤的扩散

具有浸润性生长的恶性肿瘤，在原发部位生长的过程中，还可通过各种途径扩散到身体其他部位继续生长。扩散的方式有两种。

1．直接蔓延　恶性肿瘤细胞由原发部位沿组织间隙、淋巴管、血管或神经束膜不断侵袭和破坏邻近组织、器官，并继续生长，称为直接蔓延。

2．转移　恶性肿瘤细胞从原发部位侵入淋巴管、血管或体腔被带到他处而继续生长，形成与原发瘤同样类型的肿瘤的过程称为转移。转移所形成的肿瘤，称为转移瘤或继发瘤。转移是恶性肿瘤重要的生物学特征。转移途径（图4-5）有以下三种。

（1）淋巴道转移：是癌的主要转移途径。癌细胞侵入淋巴管后，随淋巴液流动到达局部淋巴结，可形成淋巴结内转移癌，使淋巴结肿大、变硬，切面呈灰白色（图4-5）。局部淋巴结内的瘤细胞常可继续向周围淋巴结转移或经胸导管进入血流再继发血行转移。局部淋巴结肿大不能视为一定发生了转移，有时也可因炎症反应增生而肿大。所以，确定有无淋巴结转移需做活体组织病理检查。

（2）血行转移：是肉瘤的主要转移途径。肉瘤细胞侵入血管后，随血液运行到达靶器官继续生长形成转移瘤。进入血液中的肉瘤细胞先附着于血管内膜，继续增殖并穿破血

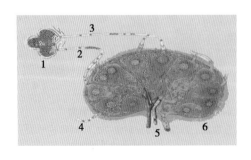

图4-5　肿瘤转移模式图

1．原发癌　2．淋巴管内癌细胞栓子　3．癌细胞沿输入淋巴管转移　4．逆向性淋巴管转移　5．沿输出淋巴管转移到淋巴主干及血液　6．淋巴结

管壁，侵入周围组织继续生长，才能形成转移瘤。血液中有肉瘤细胞并不意味着已经发生了血行转移，因为侵入血液中的肉瘤细胞大部分因受机体免疫反应的抵御或缺血等而死亡，仅有少部分存活的肉瘤细胞才能继续增生形成转移瘤。血行转移瘤形态特点为多发性（有时也可单发），多呈圆形，边界清楚。

（3）种植性转移：是体腔内器官的恶性肿瘤侵袭到浆膜面时，瘤细胞可脱落并像播种一样，洒落在体腔浆膜或其他器官的表面，继续生长形成多个转移瘤，称为种植性转移。如胃癌细胞穿透浆膜种植在腹膜、大网膜或卵巢等处形成转移瘤，并可引起浆膜腔积液，临床上抽取此血性积液做脱落细胞学涂片检查，常可找到癌细胞，对诊断有一定价值。

五、肿瘤的复发

肿瘤经过手术等治疗后，残留于组织内的肿瘤细胞又增殖生长，在原发部位重新长成与原发瘤相同的肿瘤，称为肿瘤的复发。此现象主要见于恶性肿瘤。

> **考点：** 肿瘤的形态、肿瘤的异型性、肿瘤的生长方式及扩散途径。

第三节　肿瘤对机体的影响

护理案例

陈×，女，63岁。

病史：5个月前胃疼，3个月前有烧心、吐酸水，并有便血和呕血。入院后做X线胃肠透视证明，胃体及幽门部有肿物，锁骨上淋巴结肿大变硬。考虑有转移，未能手术，只做化疗。以后患者逐渐消瘦、贫血，呈恶病质状态，入院2个月后死亡。

解剖所见：为一恶病质状态，左锁骨上淋巴结肿大。腹水2500ml，澄红、半透明状。大网膜、肠系膜、腹后壁、肝门淋巴结均肿大变硬，切面呈灰白色。纵隔淋巴结、肺门淋巴结亦肿大变硬。胃小弯近幽门处有一椭圆形肿瘤，中间呈4×3cm之溃疡，溃疡边缘不规整隆起，切面呈灰白色、质硬，溃疡底凸凹不平，多处见出血坏死。镜下见大量腺癌癌巢侵入黏膜下层、肌层及浆膜层。

病理诊断：

1. 溃疡型胃癌
2. 淋巴结转移癌（锁骨上、纵隔、胃周围大网膜、肠系膜淋巴结等）
3. 腹水

讨论：

1. 通过此例如何判断肿瘤的良恶性？
2. 肿瘤的转移方式有哪些？此例表现如何？

肿瘤对机体危害的程度主要取决于肿瘤的性质、生长时间、生长部位、生长方式等。

一、良性肿瘤对机体的影响

良性肿瘤对机体影响较小，随着肿瘤体积的增大，一般可产生局部压迫周围组织或器官，也可阻塞有腔器官的管道，引起代谢和功能障碍。如消化道肿瘤可引起阻塞、狭窄或扭转，发生肠梗阻；颅内肿瘤压迫脑或脊髓，引起颅内压增高及相应的神经系统症状，甚至可致患者死亡；内分泌腺肿瘤常能可引起内分泌紊乱等，如胰岛细胞瘤分泌过多的胰岛素，可引起血糖过低。

二、恶性肿瘤对机体的影响

恶性肿瘤除引起局部压迫和阻塞外（如食管癌引起吞咽困难，肺癌引起呼吸困难等），还有以下几种危害。

1. 破坏组织器官的结构和功能　如骨肉瘤可引起病理性骨折；晚期肝癌破坏肝组织，引起肝功能下降。

2. 出血和感染　恶性肿瘤因生长迅速、侵袭破坏或血液供应不足及血管受损等原因，使肿瘤组织发生坏死、出血、继发感染等，如肝癌破裂引起大出血可致患者死亡，子宫颈癌表面坏死继发感染。

3. 疼痛　恶性肿瘤晚期，肿瘤组织压迫或侵袭神经，可引起相应部位的疼痛，如肝癌的肝区疼痛，造成患者极大痛苦。

4. 发热　肿瘤组织代谢、缺血坏死、继发感染等过程产生的毒性产物被吸收可引起发热。

5. 恶病质　指恶性肿瘤晚期患者，出现食欲减退、乏力、极度消瘦、严重贫血等进行性全身衰竭状态，称恶病质。主要是肿瘤生长迅速，消耗机体大量营养物质，肿瘤代谢的毒性产物，患者心理、精神负担以及出血、发热、疼痛等因素导致的结果。

考点：肿瘤对机体的影响。

第四节　良性肿瘤与恶性肿瘤的区别

肿瘤的性质、类型不同，对机体的影响程度有较大的差别，因此，在临床治疗方案确定前正确认识和区别良、恶性肿瘤十分重要。临床上必须根据肿瘤的病理形态学改变并结合临床表现，综合分析，才能做出正确的诊断和治疗。

良性肿瘤与恶性肿瘤的根本区别在于肿瘤细胞的分化成熟程度。主要通过活体组织病理检查（必要时可做免疫组化检查），结合临床表现可进行鉴别。良、恶性肿瘤的区别要点如下（表4-1）。

表4-1　良性肿瘤与恶性肿瘤的区别

比较指数	良性肿瘤	恶性肿瘤
分化程度	分化好，异型性小，与其起源组织形态相似	分化差，异型性大，与其起源组织形态差别明显
核分裂象	核分裂象少见或无，无病理性核分裂	核分裂象多见，并可见病理性核分裂
大体特点	多有包膜，界限清楚，活动度好	无包膜，边界不清，活动度差
生长速度	缓慢	较快

比较指数	良性肿瘤	恶性肿瘤
生长方式	膨胀性和外生性生长	浸润性和外生性生长
继发改变	很少发生出血、坏死	常发生出血、坏死
转移	无转移	可有转移
复发	很少复发	较易复发
对机体的影响	较小，主要为局部压迫或阻塞作用或内分泌激素的不良影响	较大，除压迫、阻塞外，常侵袭、破坏局部组织引起坏死、出血、合并感染，甚至造成恶病质或并发症

上述良、恶性肿瘤的区别要点的任何一点都是相对的，往往要结合具体肿瘤进行具体分析，才能做出正确的结论。如血管瘤虽为良性肿瘤，但无包膜，边界不清；肿瘤的良、恶性也并非一成不变，有些良性肿瘤有时可转变为恶性肿瘤，称为良性肿瘤恶性变，如卵巢浆液性乳头状囊腺瘤的恶性变。此外，有些肿瘤的表现介于良、恶性之间，又称为交界性肿瘤。

考点： 良性肿瘤与恶性肿瘤的区别。

第五节 肿瘤的命名与分类

肿瘤的组织学类型复杂多样，因此，为肿瘤进行科学的命名与分类十分必要。

一、肿瘤的命名原则

肿瘤的命名应能科学地反映肿瘤的组织起源、性质及发生部位，有时也可结合大体或显微镜下的形态进行命名。

（一）良性肿瘤的命名

起源于任何组织的良性瘤都可称"瘤"。一般命名方法是在其起源组织名称之后加个"瘤"字。如起源于纤维组织的良性肿瘤称为纤维瘤；起源于腺上皮的良性肿瘤称为腺瘤等。有时还可结合形态特点命名，如来自上皮组织呈乳头状突起的称为乳头状瘤。

（二）恶性肿瘤的命名

恶性肿瘤根据其组织起源不同，一般为分癌和肉瘤两大类。

1. 癌（carcinoma） 起源于上皮组织的恶性肿瘤称为癌。一般命名方法是在起源组织名称之后加个"癌"字。如起源于鳞状上皮的恶性肿瘤称鳞状细胞癌，起源于腺上皮的恶性肿瘤称腺癌，起源于肝组织的恶性肿瘤称肝癌。

2. 肉瘤（sarcoma） 起源于间叶组织的恶性肿瘤称为肉瘤。一般命名方法是在起源组织名称之后加"肉瘤"二字。如起源于骨和纤维组织的恶性肿瘤分别称骨肉瘤、纤维肉瘤等。

3. 特殊命名 少数恶性肿瘤不按上述原则命名，而是依据各自的特点进行命名。如有些来源于幼稚组织及神经组织的恶性肿瘤以"母"细胞瘤命名。例如，神经母细胞瘤、肾母细胞瘤等。有些恶性肿瘤由多种成分组成或组织来源尚有争论者，则在肿瘤的名称之前冠以"恶性"二字，如恶性畸胎瘤、恶性黑色素瘤等。白血病，精原细胞瘤则为习惯沿用的名称，实际是恶性肿瘤。

二、肿瘤的分类

肿瘤分类通常是以组织形态学为依据，将所有的肿瘤分为五大类。每大类又按其分化成熟程度以及对机体的影响不同再分为良性及恶性两类（表4-2）。

表4-2　常见肿瘤分类举例

组织来源	良性肿瘤	恶性肿瘤	好发部位
上皮组织肿瘤			
鳞状上皮细胞	乳头状瘤	鳞状细胞癌	乳头状瘤常见于皮肤、鼻、鼻窦、喉等处；鳞状细胞癌见于子宫颈、皮肤、食管、鼻咽、肺、喉、阴茎
基底细胞		基底细胞癌	头面部皮肤
腺上皮细胞	腺瘤	腺癌	腺瘤多见于乳腺、甲状腺、胃、肠等处；腺癌多见于胃、肠、乳腺、甲状腺等
	黏液性或浆液性囊腺瘤	黏液性或浆液性囊腺癌	卵巢
	多形性腺瘤	恶性多形性腺癌	唾液腺
移行上皮细胞	乳头状瘤	移行上皮癌	膀胱、肾盂
间叶组织肿瘤			
纤维结缔组织	纤维瘤	纤维肉瘤	四肢
纤维组织细胞	纤维组织细胞瘤	恶性纤维组织细胞瘤	四肢
脂肪组织	脂肪瘤	脂肪肉瘤	脂肪瘤见于皮下；脂肪肉瘤多见于下肢和腹膜后
平滑肌组织	平滑肌瘤	平滑肌肉瘤	子宫和胃肠
横纹肌组织	横纹肌瘤	横纹肌肉瘤	肉瘤多见于头颈、生殖泌尿道及四肢
血管组织	血管瘤	血管肉瘤	皮肤、皮下组织、舌、唇等处
淋巴管组织	淋巴管瘤	淋巴管肉瘤	皮肤、皮下组织、舌、唇等处
骨组织	骨瘤	骨肉瘤	骨瘤见于颅骨、长骨；骨肉瘤见于长骨两端，以膝关节上、下多见
	巨细胞瘤	恶性巨细胞瘤	股骨上下端、胫骨上端、肱骨上端
软骨组织	软骨瘤	软骨肉瘤	软骨瘤多见于手足短骨；软骨肉瘤多见于盆骨、肋骨、股骨、肱骨等
滑膜组织	滑膜瘤	滑膜肉瘤	膝、踝、腕、肩、肘等关节附近

组织来源	良性肿瘤	恶性肿瘤	好发部位
淋巴造血组织肿瘤			
淋巴组织		恶性淋巴瘤	颈部、纵隔、肠系膜和腹膜后淋巴结
造血组织		各种白血病	淋巴造血组织
		多发性骨髓瘤	椎骨、胸骨、肋骨、颅骨和长骨
神经组织肿瘤			
神经组织	神经纤维瘤	神经纤维肉瘤	单发性：全身皮下神经；多发性：深部神经及内脏神经也受累
神经鞘细胞	神经鞘瘤	恶性神经鞘瘤	头、颈、四肢等处神经
胶质细胞	胶质细胞瘤	恶性胶质细胞瘤	大脑
原始神经细胞		髓母细胞瘤	小脑
脑膜组织	脑膜瘤	恶性脑膜瘤	脑膜
交感神经节	节细胞神经瘤	神经母细胞瘤	前者见于纵隔和腹膜后；后者见于肾上腺髓质
其他组织肿瘤			
黑色素细胞	黑痣	恶性黑色素瘤	皮肤、黏膜
胎盘组织	葡萄胎	侵袭性葡萄胎 绒毛膜上皮癌	子宫
生殖细胞		精原细胞瘤	睾丸
		无性细胞瘤	卵巢
		胚胎性癌	睾丸及卵巢
三胚层组织	畸胎瘤	恶性畸胎瘤	卵巢、睾丸、纵隔和骶尾部

三、癌与肉瘤的区别

癌与肉瘤的病理变化及临床表现各有特点，正确掌握癌与肉瘤的区别，对临床诊断及治疗均有实际意义，二者区别要点见表4-3和图4-6，4-7。

表4-3　癌与肉瘤的区别

比较指数	癌	肉瘤
组织来源	上皮组织	间叶组织
发病率	较多见，约为肉瘤的9倍，多见于40岁以上成人	较少见，多见于青少年
大体特点	质硬、灰白色、干燥、切面多呈粗颗粒状，常伴有感染、出血、坏死	质软、灰红色、湿润、切面均匀细腻呈鱼肉状，常伴有出血

续表

比较指数	癌	肉瘤
组织学特点	癌细胞呈实性条索，团块状结构，形成癌巢，实质与间质分界清楚，纤维组织多	肉瘤细胞弥散分布，实质与间质分界不清，间质内血管丰富，纤维组织少
网状纤维	癌细胞间无网状纤维，仅见于癌巢周围	肉瘤细胞间有网状纤维，并包绕瘤细胞
免疫组化	上皮细胞标记物，如角蛋白、上皮细胞膜抗原阳性	上皮细胞标记物阴性，但间充质标记物，如波形蛋白、结蛋白等阳性
转移方式	多经淋巴道转移	多经血行转移

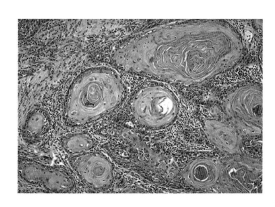

图 4-6　癌巢与间质界限清楚
（HE 染色，低倍镜）

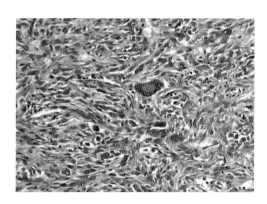

图 4-7　肉瘤细胞弥漫分布与间质界限不清楚
（HE 染色，低倍镜）

考点：肿瘤的命名原则、癌与肉瘤的区别。

第六节　癌前病变、原位癌及早期浸润癌

正确识别癌前病变、原位癌及早期浸润癌是防止肿瘤发生、发展和早期诊治肿瘤的重要环节。

一、癌前病变（precancerous lesion）

是指某些具有癌变潜在可能性（危险）的良性病变，如不及时治愈即有可能转变为癌。因此，早期发现与及时治愈癌前病变，对肿瘤的预防具有重要的实际意义。常见的癌前病变有以下几种。

1．黏膜白斑　是黏膜的鳞状上皮过度增生和过度角化，并出现一定的异型性。肉眼呈白色斑块，故称白斑。常见口腔、食管、外阴及宫颈等处黏膜。

2．纤维囊性乳腺病　病变主要为乳腺小叶导管和腺泡上皮细胞的增生及囊性变。其伴有导管内乳头状增生者较易发生癌变。

3．结肠多发性息肉　本病往往有家族史，较易发生癌变。

4. 慢性萎缩性胃炎及胃溃疡　慢性萎缩性胃炎时，胃黏膜腺体可发生肠上皮化生，此种改变与胃癌的发生有一定的关系。慢性胃溃疡病灶边缘的黏膜因受刺激而不断增生，亦可发生癌变。

5. 皮肤慢性溃疡　经久不愈的皮肤溃疡的长期刺激，使病灶周边鳞状上皮增生，有的可发生癌变。

6. 乙型肝炎、结节性肝硬化　因肝细胞变性、坏死、再生及间质纤维组织增生等长期慢性刺激而可能发生癌变。

癌前病变如不及时治愈，有可能发展成为癌。但必须指出，并不是所有的癌前病变都必然发展为癌，也不是所有的癌都可发现明显的癌前病变阶段。因此，正确认识和积极治疗癌前病变并定期随访，对肿瘤的预防有重大意义。

二、原位癌（carcinoma in situ）

原位癌是指癌细胞仅限于黏膜上皮全层（包括腺体）或皮肤表皮全层，但尚未突破基底膜浸润到黏膜下层或真皮的非侵润性癌（图 4-8）。常见有子宫颈、食管等处的原位癌。原位癌是一种早期癌，一般可由重度非典型增生发展而来，但因上皮内无血管或淋巴管，一般不发生转移，但原位癌继续发展可转变为浸润性癌。临床上肉眼不能辨认原位癌，只能通过病理组织学检查才能发现确诊原位癌，因此，原位癌及早发现、及时治愈对防止发展为浸润性癌，提高癌症的治愈率十分重要。

注：非典型增生是癌前病变的形态学表现，可见上皮细胞异常增生，表现为细胞大小不等，形态多样，排列紊乱，极性丧失，核大深染、核形不规则，核分裂象增多，但未见病理性核分裂象的异型增生，一般累及上皮全层下 1/3 为轻度，累及上皮层下 2/3 为中度，累及上皮全层 2/3 以上为重度（图 4-9）。

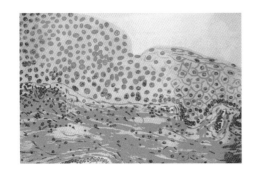

图 4-8　原位癌模式图
（HE 染色，低倍镜）

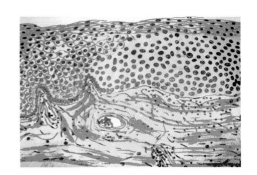

图 4-9　非典型增生模式图
（HE 染色，低倍镜）

三、早期浸润癌

早期浸润癌是原位癌部分癌细胞突破基底膜侵入间质，但浸润的深度不超过 5mm，无血管浸润、无淋巴道转移的癌。因此，早期浸润癌肉眼不能确诊，只能在显微镜下确诊。此型癌若继续发展，深度超过 5mm 可称浸润癌。

考点： 癌前病变、原位癌及早期浸润癌的病理变化特点。

知识链接

上皮内瘤变：1960年，Richard 首次将上皮内瘤变（intraepithelial neoplasia, IEN）这一概念用于子宫颈黏膜鳞状上皮的癌前变化，强调其癌前病变的本质是上皮内肿瘤的形成，它不是癌前病变，而是肿瘤形成的一个过程，此时属于"瘤变"（neoplasia）而不是肿瘤（neiplasma）。

2000年，WHO 出版的《国际肿瘤组织学分类》中，明确对宫颈、阴道、胃、肠、泌尿道、前列腺、乳腺及皮肤等器官中的肿瘤统一用"上皮内瘤变"来取代"异型增生"这一概念，涵盖了从非典型增生到原位癌的一系列形态变化。发生在子宫颈黏膜上皮者称为宫颈上皮内瘤变（CIN），发生在女性外阴皮肤或黏膜鳞状上皮者称为外阴上皮内瘤变（VIN），发生于胃黏膜上皮者称为胃黏膜上皮内瘤变（GIN），发生在前列腺导管或腺泡上皮者称为前列腺上皮内肿瘤（PIN），发生在乳腺导管或腺泡上皮者称为乳腺内瘤（MIN），发生在皮肤及附属器官上皮者称为表皮内上皮瘤（IE）。

第七节　常见肿瘤举例

一、上皮组织的肿瘤

（一）良性上皮组织肿瘤

1.**乳头状瘤（papilloma）** 起源于被覆上皮（包括鳞状上皮、移行上皮等）的良性肿瘤。

好发部位：常见于皮肤、喉、外耳道、阴茎、膀胱等处。

肉眼观：肿瘤常向表面呈外生性生长，形成有蒂与正常组织相连的细指状、乳头状或菜花状突起，基底部可宽大或纤细。

镜下观：每一乳头中心为纤维血管轴（间质）；其表面为分化良好的鳞状上皮、腺上皮或移行上皮细胞。

2.**腺瘤（adenoma）** 起源于腺上皮的良性肿瘤。

好发部位：常见于甲状腺、乳腺、胃肠道、唾液腺和卵巢等处。

肉眼观：腺器官的腺瘤呈结节状（如乳腺、甲状腺）；常有完整包膜，边界清楚；黏膜腺的腺瘤多呈息肉状（如肠）；腺瘤内腺上皮浆液或黏液分泌多时，则常形成单房或多房的囊腔，囊腔内面可形成乳头。镜下观：由分化良好的腺上皮形成腺体结构。腺体大小不一，形态不规则，排列疏密不一致。

根据形态特点与组成成分可分为：①囊腺瘤：因瘤细胞分泌物蓄积于腺腔形成，如卵巢；②纤维腺瘤：除腺导管上皮细胞增生形成腺体外，同时伴纤维组织大量增生，如乳腺；③多形性腺瘤：瘤组织由腺管、鳞状上皮、黏液样或软骨样多种组织构成。如唾液腺（常无完整包膜，手术切除不彻底易复发，多次复发可恶变）。④息肉状腺瘤：多见于直肠，还见于结肠、胃等处，以细蒂与黏膜相连，可单发或多发。

（二）恶性上皮组织肿瘤

起源于上皮组织的恶性肿瘤称为癌，多见于40岁以上人群，是人类最常见的一类恶性肿瘤。多发生淋巴道转移。临床常见类型有：

1．鳞状细胞癌（squamous cell carcinoma）　简称鳞癌。起源于鳞状上皮的恶性肿瘤。

好发部位：常见于有鳞状上皮被覆的部位，如皮肤、口腔、唇、喉、宫颈、阴道等处；支气管、胆囊、肾盂等非鳞状上皮被覆的部位可通过鳞状上皮化生发生鳞癌。

肉眼观：鳞癌常呈菜花状，也可坏死脱落呈溃疡状，与周围组织分界不清，质地硬、切面灰白色、呈粗颗粒状。

镜下观：癌细胞形成不规则的片块状或条索状的团块，称为癌巢。癌巢与间质分界清楚。癌巢间为结缔组织间质。

根据分化程度，分为三级：鳞癌一级：分化程度相对较好，癌巢边界清楚，其边缘的癌细胞似基底细胞，内层的癌细胞近似于棘细胞，癌细胞间可见细胞间桥，中央常出现同心圆状的角化珠（癌珠）。鳞癌二级：形态改变介于一级与三级之间，常有细胞内角化。鳞癌三级：分化程度差，癌细胞异型性明显，无角化珠和细胞间桥，核分裂象多见。

2．基底细胞癌　由基底细胞发生的恶性肿瘤。

好发部位：多见于中老年人面颊部。

肉眼观：在局部形成慢性侵蚀性溃疡，可破坏周围组织。

镜下观：多边形或梭形癌细胞形成大小不等的癌巢，其边缘癌细胞呈高柱状，栅栏状排列，其他癌细胞为短梭形或卵圆形。生长缓慢，很少发生转移。常形成溃疡。

3．腺癌（adenocarcinoma）　起源于腺上皮的恶性肿瘤。

好发部位：有腺体的部位均可发生腺癌。多见于胃、肠、乳腺、子宫内膜、甲状腺等处。

肉眼观：息肉状、结节状或溃疡状。

镜下观：根据癌细胞分化程度与形态结构，镜下可分为：

①管状腺癌：分化较好，癌细胞形成大小、形态不一的腺管样结构，常呈多层排列，核大小不一，核分裂象多见。

②实性癌或单纯癌：分化较差腺癌，癌细胞不构成腺体，形成实性团块或条索状癌巢，异型性明显。若癌巢小而少，间质多，称为硬癌。若癌巢大而多，间质少则称为髓样癌。

③黏液癌：常见于胃与大肠。癌细胞呈弥散侵袭，分泌的黏液聚集于细胞内，细胞呈球形，细胞核挤向一侧，该细胞形似戒指，称印戒细胞；该细胞分泌黏液逐渐聚集在腺腔内，形成黏液池，后腺体发生崩解，癌细胞则漂浮于黏液池中。肉眼观：癌组织呈灰白色半透明胶冻状，故又称胶样癌。

4．移行细胞癌（transitional cell carcinoma）　起源于移行上皮的恶性肿瘤。

好发部位：常见于膀胱、肾盂等。

肉眼观：肿瘤外观呈多发性乳头状，乳头纤细而质脆。

镜下观：癌细胞分化较好时似移行上皮，分化差者异型性明显，且易广泛侵袭和早期转移。

知识链接

乳腺癌根治术是针对乳腺癌患者采取的常见的外科治疗手段，也是乳腺癌患者首选的治疗方案。根治术的范围是将整个患病的乳腺连同癌瘤周围 5cm 宽的皮肤、乳腺周围脂肪组织、胸大小肌和其筋膜以及腋窝、锁骨下所有脂肪组织和淋巴结整块切除。

二、间叶组织的肿瘤

（一）良性间叶组织肿瘤

1．纤维瘤（fibroma） 起源于纤维组织的良性肿瘤。

好发部位：常发生于四肢及躯干的皮下。

肉眼观：呈结节状，有包膜，质地硬，切面灰白，见纵横交错编织状排列的条纹。

镜下观：肿瘤细胞由分化好的纤维母细胞、纤维细胞和肿瘤细胞之间的胶原纤维构成。胶原纤维呈束状，互相编织。间质内有血管和少量结缔组织。

2．脂肪瘤（lipoma） 起源于脂肪组织的良性肿瘤。

好发部位：常见于背、肩、颈及四肢近端的皮下组织。

肉眼观：外观多呈分叶状或结节状，有完整的包膜，质地柔软，色淡黄，切面有油腻感，似正常脂肪组织。一般单发，也可多发。

镜下观：肿瘤细胞由分化成熟的脂肪细胞构成，间质内有血管和少量结缔组织，和正常脂肪组织几乎一样。一般无明显症状，手术易切除。

3．平滑肌瘤（leiomyoma） 起源于平滑肌组织的良性肿瘤。

好发部位：最多见于子宫，其次见于胃、肠等处。

肉眼观：多呈结节状，边界清，切面灰红色，有编织状条纹。可单发或多发。

镜下观：肿瘤组织由分化较成熟、形态较一致、排列成束状（同一束内的细胞核呈栅栏状排列）的梭形平滑肌细胞构成。其间有少量纤维母细胞和胶原纤维等。

4．脉管瘤 分血管瘤（hemangioma）和淋巴管瘤（lymphangioma）两类，为先天性脉管组织发育畸形而非真性肿瘤。

好发部位：以血管瘤最常见，多为先天性，故常见于婴幼儿及儿童。以面、颈部、唇、舌、口腔的皮肤和黏膜多见。分为三种：毛细血管瘤（增生的毛细血管构成）、海绵状血管瘤（扩张的血窦形成）及混合型血管瘤。淋巴管瘤分为三种：毛细淋巴管瘤、海绵状淋巴管瘤和囊状淋巴管瘤。

肉眼观：无包膜，呈浸润性生长，边界不清，鲜红色或紫红色。皮肤黏膜血管瘤呈斑块状，内脏血管瘤呈结节状。淋巴管瘤呈蜂窝状或囊状，由分化成熟的淋巴管构成，内含淋巴液。

（二）恶性间叶组织肿瘤

起源于间叶组织的恶性肿瘤称肉瘤。发生率低于癌，但恶性程度相对高，多发生于青少年。肿瘤间质血管丰富，故肉瘤更易由血行转移。临床常见类型有：

1．纤维肉瘤（fibrosarcoma） 起源于纤维组织的恶性肿瘤。是肉瘤中最常见的一种。

好发部位：发生部位与纤维瘤类似：四肢及躯干皮下组织。

肉眼观：肿瘤呈结节状或不规则形，切面灰红湿润，质地均匀细腻、柔软，呈鱼肉状外观。

镜下观：由肿瘤性纤维母细胞和胶原纤维组成，瘤细胞丰富，有明显异型性，细胞呈梭形或圆形，形态、大小不一，核亦呈多形性，核分裂像易见，瘤细胞间胶原纤维及网状纤维少见。其恶性程度较高，易转移和复发。

2．脂肪肉瘤（liposarcoma） 起源于原始间叶组织的恶性肿瘤。极少由脂肪瘤恶变而来。

好发部位：多见于大腿、腹膜后和其他深部组织。

肉眼观：肿瘤呈分叶状或胶冻状或鱼肉状外观。表面常有一层不完整包膜。切面：分化较好者呈黄色，似脂肪组织；分化较差者呈黏液样或鱼肉状。

镜下观：由程度不同异型的肿瘤性脂肪细胞和脂肪母细胞构成，瘤细胞形态多样，分化差者可呈星形、梭形、多形性脂肪母细胞，其内含多少不等的脂肪滴，也可见分化成熟的脂肪细胞。

3.骨肉瘤（osteosarcoma） 起源于骨母细胞的恶性肿瘤，是骨组织最常见、恶性程度最高的恶性肿瘤。青少年多见。

好发部位：好发于四肢长骨，尤其是股骨下端与胫骨上端以及肱骨上端多见。

肉眼观：肿瘤常位于长骨干骺端，呈梭形膨大的包块，切面呈灰白色或灰红色的鱼肉状。由于瘤组织侵犯破坏骨皮质后，将骨膜掀起，可见肿瘤上下端的骨皮质与掀起的骨外膜之间形成的三角形隆起，在X线片中称Codman三角。在掀起的骨外膜与骨皮质之间可形成与骨表面垂直的放射状反应性增生性新生骨小梁。在X线片上称日光放射状阴影。

镜下观：肿瘤由明显异型性的梭形或多边形瘤细胞构成。瘤细胞间可见其产生的肿瘤性骨样组织或骨组织，是诊断骨肉瘤最重要的组织学依据。

三、淋巴造血组织肿瘤

（一）恶性淋巴瘤

起源于淋巴结和结外淋巴组织的恶性肿瘤。是青少年常见的恶性肿瘤。临床上常表现为无痛性淋巴结肿大，主要累及浅表淋巴结，以颈部和锁骨上窝淋巴结多见。

1.霍奇金淋巴瘤（HL）

（1）特点：①临床上常由一个或一组淋巴结开始，逐渐由临近的淋巴结向远处扩散；受累淋巴结肿大，并相互粘连形成不规则结节状、大小不等的肿块，质地硬，切面呈灰白色。②瘤细胞多种多样，有一种独特的瘤巨细胞，称为R-S细胞，该细胞体积较大，胞质丰富，稍嗜酸或嗜碱性，胞核圆形或椭圆形，双核或多核，核膜厚，中央有一红染较大的核仁，周围有空晕。双核R-S细胞又称镜影细胞，具有诊断意义。③瘤组织内伴淋巴细胞、浆细胞、中性粒细胞等炎症细胞浸润及纤维化。

（2）组织学分型（根据瘤细胞成分与非肿瘤成分的比例分型）

淋巴细胞为主型：淋巴结内淋巴细胞增生，典型的R-S细胞少。此型预后较好。

淋巴细胞削减型：淋巴细胞显著减少，R-S细胞相对较多，预后最差。

混合细胞型：淋巴细胞、组织细胞及较多R-S细胞。

结节硬化型：纤维组织增生，将淋巴结分隔成大小不等的结节，可见少量R-S细胞。

2.非霍奇金淋巴瘤（NHL） 是最常见的恶性淋巴肿瘤。

特点：大部分起源于B细胞，其次是T细胞，组织细胞者少见。以形态学分类：有B淋巴细胞性淋巴瘤、T淋巴细胞性淋巴瘤和组织细胞性淋巴瘤三类。每一类瘤细胞形态单一，以一种细胞为主（如B、T或组织细胞）。

（二）白血病

骨髓造血干细胞起源的恶性肿瘤性病变。骨髓内造血干细胞异常增生并转化为异型性和幼稚性的肿瘤细胞，即白血病细胞。白血病细胞可侵袭并取代正常骨髓组织，随血流大量进入外周血液，使外周血液中白血病细胞明显增多。根据增生异常的肿瘤细胞来源，可分为淋巴细胞白血病和粒细胞白血病。发病率在儿童及青少年恶性肿瘤中居第一位。临床上常表现为发热、出血、贫血及肝、脾、淋巴结肿大，血象示白细胞总数增多或不增多，幼稚白细胞增多。骨髓涂片示原始及幼稚白细胞增多。

四、黑色素瘤

是黑色素细胞发生的能产生黑色素的高度恶性肿瘤。多见于头颈、面部及足底、外阴、肛门周围。肿瘤呈灰黑色，边界不齐，形状不规则，质地较软，表面粗糙，常发生溃疡甚至出血。瘤细胞呈梭形或多边形，胞质内可见黑色素颗粒（或无），核大，瘤细胞成巢或条索状等。若黑痣迅速长大，发生出血、溃疡，应怀疑恶变。

五、多种组织肿瘤

畸胎瘤：是来源于多向分化潜能的胚胎细胞的肿瘤。含两到三个胚层多种成分，排列错乱。常发生于卵巢与睾丸。肿瘤常呈囊性或实性。囊内可见油脂及毛发等组织。实性的可由上皮组织、骨组织、间叶组织、神经组织等组成。分良、恶性两种。

考点：常见肿瘤的病理变化特点及转移途径。

第八节　肿瘤的病因和发病机制

一、肿瘤的病因

研究肿瘤的病因，对于预防肿瘤有重要意义。目前，虽已有不少资料的积累，但肿瘤的病因十分复杂，至今尚未能完全阐明。一般将肿瘤病因分为外环境致癌因素和影响肿瘤发生的内在因素两方面。

（一）外环境致癌因素

1. 化学致癌因素　在人类恶性肿瘤的病因中占有重要地位。其中主要的有以下几类：

（1）多环芳烃：具有强致癌作用的物质有苯并（a）芘、苯蒽和甲基胆蒽等。此类物质广泛存在于煤焦油、沥青、烟草燃烧的烟雾（与肺癌发生有关）以及不完全燃烧的脂肪和用烟熏制的鱼、肉中（与胃癌发生有关）。

（2）氨基偶氮染料：此类物质有奶黄油等（与肝癌、膀胱癌发生有关）。

（3）芳香胺类：乙萘胺、联苯胺等苯胺印染有较强的致膀胱癌作用。

（4）亚硝胺类：亚硝胺类物质是具有很强致癌作用的化合物。合成亚硝胺的前体，如硝酸盐、亚硝酸盐和二级胺广泛存在于鱼肉类、谷类、食品和烟草中。在变质的腌制菜和变质食物中含量更高。亚硝酸盐和二级胺在胃内能合成亚硝胺（与胃癌、食管癌发生有关）。

（5）霉菌毒素：其中以黄曲霉毒素 B_1 致癌性最强。黄曲霉毒素广泛存在于霉变的食品中，尤以霉变的花生、玉米及谷类中含量最多（与肝癌发生有关）。

2. 物理致癌因素

（1）电离辐射：长期接触 X 射线及镭、铀等放射性同位素可以引起肺癌、皮肤癌、白血病等。

（2）紫外线：在阳光下紫外线长期过量照射可引起皮肤癌。

3．生物致癌因素

（1）病毒：EB病毒与伯基特（Burkitt）淋巴瘤、鼻咽癌发生有关；人类乳头瘤病毒、单纯疱疹病毒等与某些鳞癌发生有关；乙型肝炎病毒与肝细胞癌发生有关。

（2）寄生虫：华支睾吸虫病患者有时可合并胆管型肝癌；结肠慢性血吸虫病患者可合并结肠癌。

（二）影响肿瘤发生的内在因素

1．遗传因素　遗传因素是指遗传的只是对致癌因子的易感性（倾向性），在此基础上需要其他外界因素的作用才能发生肿瘤。如视网膜母细胞瘤、肾母细胞瘤、神经母细胞瘤等的发生与遗传因素有密切关系。

2．种族因素　某些肿瘤的发病率有相当显著的种族差异。如我国广东人鼻咽癌发病率高，但并不一定是种族易感性不同的结果，也有可能是生活习惯、外界因素不同所致。

3．激素因素　内分泌功能紊乱时，某些激素持续地作用于敏感的组织，可导致某些组织细胞增生与癌变，因而激素与某些器官肿瘤的发生、发展有密切关系。如乳腺癌、子宫内膜癌等的发生与雌激素过多有关。

4．免疫因素　临床和实验表明，机体的免疫功能状态与肿瘤的发生、发展有密切关系。如免疫缺陷或大量使用免疫抑制剂者，其恶性淋巴瘤或白血病的发病率较正常人增高。机体免疫功能降低者易患肿瘤，尤以B淋巴细胞免疫为主。

二、肿瘤的发病机制

肿瘤的发病机制是一个非常复杂的问题，目前尚未探讨明了，有待于通过分子生物学技术进一步深入研究。目前在其发病学方面公认的观点有：

（一）正常细胞的转化与恶变

1．原癌基因的激活　癌基因是指存在于病毒或细胞基因组的一类在一定条件下能使正常细胞转变成癌细胞的核苷酸序列。原癌基因在某些致癌因素作用下可被激活为有致癌活性的癌基因。激活机制有：基因突变、基因表达调控异常。

2．肿瘤抑制基因的失活　肿瘤抑制基因又称抑癌基因。在致癌因素作用下可发生突变或缺失，使其对细胞生长和分化负性调控作用减弱或消失，其抑癌功能丧失，导致细胞过度增生和分化不成熟而发生恶变。

（二）肿瘤的形成与演进

肿瘤的发生与发展是一个复杂过程。现将致癌过程分为激发、促进和进展三个阶段，每个阶段都涉及一系列的基因突变积累，即恶性肿瘤发生的多阶段突变学说。

（1）激发阶段：正常细胞在致癌因素作用下，转化为潜在肿瘤细胞的过程，系基因突变所致。

（2）促进阶段：被激发的突变细胞在促进因子或辅助致癌物质作用下发展为良性肿瘤的过程。

（3）进展阶段：由良性肿瘤转变为恶性肿瘤并进一步演变的过程。肿瘤细胞表现出失控性增生、异质性增加、侵袭性增强和发生转移等恶性生物学行为。

知识链接

　　癌基因与肿瘤的基因治疗：现有的肿瘤治疗方法有手术切除、放射治疗和化学药物治疗等，这些治疗方法均不能特异性地杀伤及完全根除肿瘤，而且有较大的副作用。RNA干扰技术（RNAi）是近年来开发的特异性高效基因阻断生物技术，可使癌基因稳定静默，而不影响正常基因的表达，且具有简易性、特异性及高效性的特点，在肿瘤的研究及治疗上有着无可比拟的优势。基因治疗利用生物或非生物的方法，将特定基因封闭抑制或激活来达到治疗目的。常采用的方法有反义寡核苷酸、核酶、三链DNA以及最新的研究热点短片断干扰RNA（siRNA）。

小结	肿瘤是机体在各种致瘤因素的作用下，局部组织的细胞发生基因突变或基因表达失控，导致异常增生和分化而形成的新生物，这种新生物常表现为局部肿块。 　　肿瘤的特性有肿瘤的一般形态、肿瘤的组织结构、肿瘤的异型性、肿瘤的生长与扩散。 　　良性肿瘤对机体的影响包括局部压迫和阻塞；而恶性肿瘤会导致器官的结构和功能破坏、出血和感染、疼痛、发热、恶病质等。 　　良性肿瘤与恶性肿瘤的区别主要有组织结构、生长速度、生长方式、继发改变、转移、复发、对机体的影响等7个方面的不同。 　　癌前病变是某些具有癌变潜在可能性（危险）的良性病变，如不及时治愈即有可能转变为癌。原位癌是指癌细胞仅限于黏膜上皮全层（包括腺体）或皮肤表皮全层，但尚未突破基底膜浸润到黏膜下层或真皮的非浸润性癌。早期浸润癌是原位癌部分癌细胞突破基底膜侵入间质，但浸润的深度不超过5mm，无血管浸润、无淋巴道转移的癌。

（杨桂玲　李慧平）

第五章 心血管系统疾病

学习目标	1. 熟记动脉粥样硬化、缓进型高血压、风湿病的基本病理变化。 2. 说出冠状动脉硬化性心脏病、慢性心瓣膜病的概念、病因及病理变化。 3. 知道动脉粥样硬化症、高血压病、风湿病的病因和发病机制。

心血管系统疾病是对人类健康构成极大威胁的一类疾病，在人类各种疾病的发病率和死亡率中，心血管疾病占第一位。在我国，心血管疾病在总死亡率中仅次于恶性肿瘤，居死亡原因的第二位。本章主要介绍动脉粥样硬化、高血压和风湿病。

护理案例

患者，男，50岁，公务员。2年前出现头痛、头晕、健忘等症状，血压150/95mmHg，服用降压药后自觉上述症状缓解，2天前出现剧烈头痛、视物模糊，呕吐及右侧面神经麻痹及左侧上、下肢瘫痪，急性病容，血压140/90mmHg，双下肢浮肿，颈静脉怒张，尿蛋白（＋）。

分析题：

1. 做出病理诊断及根据？
2. 分析各种病变的关系？
3. 试解释临床主要症状和体征？
4. 请说出具体的护理措施。

第一节 动脉粥样硬化

动脉粥样硬化（atherosclerosis，AS）是一种与血脂异常及血管壁成分改变有关的动脉疾病；主要累及大、中型动脉（即弹力型动脉和弹力肌型动脉），其病变特点是血脂沉积于动脉内膜下形成粥样斑块，导致动脉壁增厚、变硬，管腔狭窄。

动脉硬化与动脉粥样硬化不同，动脉硬化（arteriosclerosis）泛指动脉壁增厚并失去弹性的一类疾病。包括动脉粥样硬化、细动脉硬化和动脉中层钙化。

近年来，我国动脉粥样硬化发病呈逐年上升态势，多见于中老年人，40～49岁发展最快，北方高于南方，男性多于女性。发达国家发病率高于欠发达国家。

一、病因和发病机制

动脉粥样硬化的病因及发病机制尚未明了，目前认为引起动脉粥样硬化的主要危险因素为：

（一）高脂血症（hyperlipemia）

主要是血浆中总胆固醇和三酰甘油（甘油三酯）的含量异常升高，是动脉粥样硬化最主要的危险因素。血脂是以脂蛋白的形式存在。脂蛋白按密度分为乳糜微粒（CM）、极低密度脂蛋白（VLDL）、低密度脂蛋白（LDL）、高密度脂蛋白（HDL），其中LDL含胆固醇最多，且分子较小容易透过动脉内膜，故对动脉粥样硬化的发生意义最大；同时，因VLDL降解后即成为LDL，故VLDL亦有重要意义；HDL具有抗动脉粥样硬化的作用。

（二）高血压

高血压患者的动脉粥样硬化患病率比正常血压者高4倍，与同年龄组、同性别的人相比较，其动脉粥样硬化发病较早，病变较重。研究证明，高血压可引起血管内皮细胞损伤和（或）功能障碍，促使动脉粥样硬化发生。另一方面，高血压时有脂质和胰岛素代谢异常，这些均可促进动脉粥样硬化发生。

（三）吸烟

吸烟可破坏血管壁，诱导平滑肌细胞（SMC）增生。

（四）糖尿病及高胰岛素血症

糖尿病患者血中三酰甘油（TG）和VLDL水平明显升高，HDL水平较低，可促进动脉粥样硬化的发生。高胰岛素血症可促进SMC增生，而且胰岛素水平与血HDL含量呈负相关。

（五）遗传因素

冠心病的家族聚集现象提示，遗传因素是本病的危险因素。遗传性高脂蛋白性疾病可导致动脉粥样硬化的发生。

（六）其他

年龄、性别、肥胖、病毒感染、饮食结构等也有一定关系。

二、基本病理变化

动脉粥样硬化主要累及全身的大（如主动脉）、中动脉（如冠状动脉），病变过程由轻至重，分为四期：

（一）脂纹（fatty streak）

脂纹是动脉粥样硬化的早期病变，最早见于儿童期。

肉眼观：动脉内膜表面出现宽1～2mm，长短不等的黄色条纹，不隆起或微隆起于内膜（图5-1）。常见于主动脉后壁及其分支开口处。

镜下观：病灶处内膜下有大量泡沫细胞聚集。泡沫细胞体积大，圆形或椭圆形，胞质内含有大量小空泡（图5-2）。苏丹Ⅲ染成橘红色，显示含有脂质成分。泡沫细胞主要来源于平滑肌细胞，少数来自血中的单核细胞。

（二）纤维斑块（fibrous plaque）

当病变继续发展。

肉眼观：早期为灰黄色斑块，隆起于内膜表面，后随着表面胶原纤维增多及玻璃样变性而转为瓷白色（图5-3），如蜡滴状。

镜下观：斑块表面是一层纤维帽，由大量胶原纤维、SMC及弹性纤维构成，其下方为不等量的泡沫细胞、SMC、细胞外脂质及炎症细胞等。由于病变常反复发作，脂质沉积与纤维组织增生交替发生，故斑块常显示层状结构。

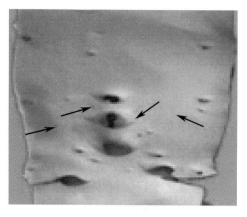

图 5-1 脂纹期（大体）

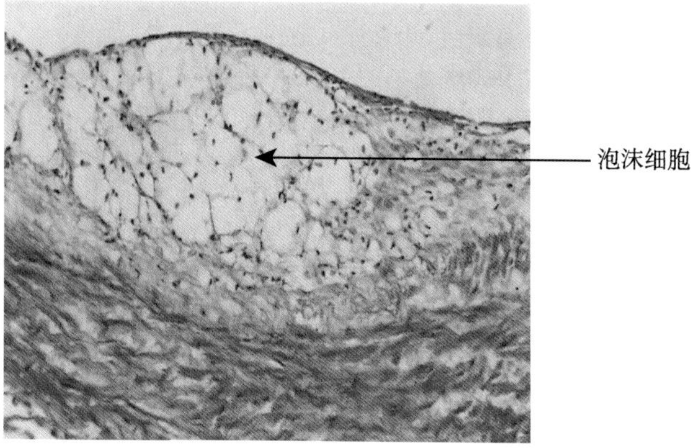

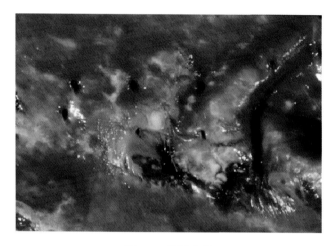

泡沫细胞

图 5-2 脂纹
（HE 染色，高倍镜）

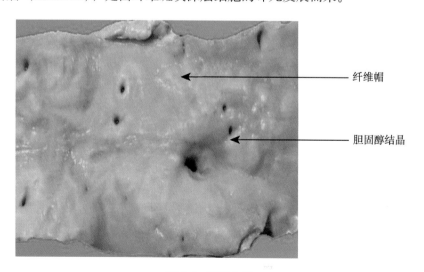

图 5-3 纤维斑块

（三）粥样斑块（atheromatous plaque）

亦称粥瘤（atheroma），是由纤维斑块深层细胞的坏死发展而来。

纤维帽

胆固醇结晶

图 5-4 粥样斑块

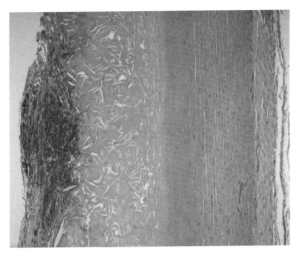

图 5-5　粥样斑块镜下观

肉眼观：内膜表面形成明显隆起的灰黄色斑块，动脉的中膜可因受压而萎缩（图 5-4）。切面可见白色质硬的纤维帽下方有多量黄色或黄白色质软的粥糜样物。

镜下观：粥样斑块表面是一层纤维帽，深层为无定形的坏死崩解物质，内有胆固醇结晶（石蜡切片上呈针形空隙）和钙盐沉积，底部和边缘为肉芽组织和纤维组织，并有少量泡沫细胞聚集和淋巴细胞的浸润。中膜 SMC 受压萎缩，变薄（图 5-5）。

（四）复合性病变

是指在斑块的基础上继发的病变。

1. 斑块内出血　出血可由于斑块内新生的毛细血管破裂或纤维帽破裂，血液流入斑块内引起。血液在斑块内聚集形成血肿，常造成管腔狭窄甚至完全闭塞，导致相应组织或器官急性供血障碍。

2. 血栓形成　破裂斑块所形成的溃疡之处，由于胶原纤维暴露可促进血栓形成，结果导致动脉管腔阻塞。血栓可以机化，也可脱落引起栓塞。

3. 斑块破裂　斑块表面的纤维帽破裂，粥样物质经破裂口入血流成为栓子，可引起栓塞。在破裂病变处形成溃疡。

4. 钙化　钙化多见于陈旧的粥样斑块内，钙化后常使病变的动脉壁进一步变硬、变脆，易于发生破裂。

5. 动脉瘤形成　严重的粥样斑块可引起中膜平滑肌发生不同程度的萎缩和弹性下降，在血管内压力的作用下，动脉壁局限性扩张，形成动脉瘤，动脉瘤破裂可导致大出血。

三、重要器官的动脉粥样硬化症

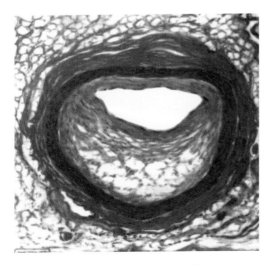

图 5-6　冠状动脉粥样硬化

（一）主动脉粥样硬化

主动脉粥样硬化病变好发于主动脉的后壁及其分支开口处，以腹主动脉病变最为严重，依次为胸主动脉、主动脉弓和升主动脉。由于主动脉管径大，虽有严重粥样硬化，故不致引起血流障碍，也少继发血栓形成。但病变严重者，易形成动脉瘤，破裂可发生致命性大出血。

（二）冠状动脉粥样硬化

冠状动脉粥样硬化病变最常发生于左冠状动脉的前降支，其次为右冠状动脉主干，再次为左冠状动脉主干或左旋支。病变常呈节段性、多发性分布，斑块多呈半月形，管腔呈偏心性狭窄（图 5-6）。根据管腔狭窄的程度可将其分为四级：Ⅰ级 ≤ 25%，Ⅱ级 26% ～ 50%，Ⅲ

级 51% ～ 75%，Ⅳ级＞ 76%。

（三）脑动脉粥样硬化

脑动脉粥样硬化的病变以大脑中动脉和 willis 环最显著。动脉内膜呈现不规则增厚，管腔狭窄甚至闭塞。脑动脉病变使脑组织长期供血不足而逐渐发生萎缩，严重者可有智力减退，甚至痴呆。若脑动脉管腔高度狭窄，继发血栓形成而导致管腔阻塞，可发生脑软化（脑梗死）。脑动脉粥样硬化病变可形成小动脉瘤，当血压突然升高时可发生致命性的破裂出血。

（四）肾动脉粥样硬化

肾动脉粥样硬化主要发生在肾动脉开口处、叶间动脉和弓形动脉。当病变动脉管腔狭窄时，相应的肾实质可因缺血而萎缩，甚至坏死。后者机化后常形成凹陷性瘢痕，瘢痕过多时使肾变硬、体积缩小，称为动脉粥样硬化性固缩肾。

考点：掌握动脉粥样硬化的基本病理变化及继发性改变。

第二节　冠状动脉粥样硬化性心脏病

护理案例

某男，72 岁，发现高血压 30 余年，活动后胸闷、气促 20 天入院。查体：T 36.9℃，P 89 次 / 分，R 20 次 / 分，BP179/88mmHg。20 天前患者无明显诱因出现胸闷、气促，活动后明显，休息后可缓解，伴夜间阵发性端坐呼吸困难，双下肢水肿。患者无肩部放射痛，无恶心、呕吐，无寒颤、发热，无头晕、心悸，发育正常，营养中等，神志清楚。

分析题：

1. 给出病理诊断？诊断依据？

2. 如何做好患者的康复锻炼指导？

冠状动脉粥样硬化性心脏病（coronary atherosclerotic heart disease，CHD），简称冠心病，是指由于冠状动脉粥样硬化，导致心肌缺血、缺氧而引起的心脏病，故又称缺血性心脏病（ischemic heart disease，IHD）。

冠心病依其临床表现不同可分为心绞痛、心肌梗死、心肌硬化和冠状动脉性猝死。

一、心绞痛（angina pectoris）

心绞痛是由于心肌急性暂时性缺血、缺氧所引起的一种临床综合征。表现为心前区阵发性疼痛或紧迫感，疼痛常放射至左臂和左肩，每次发作一般持续 3 ～ 5 分钟，可因休息或用硝酸酯制剂而缓解消失。其发作常有明显的诱因，如体力活动、情绪激动、寒冷以及暴饮暴食等，但亦可自发性发生。

二、心肌梗死（myocardial infarction，MI）

心肌梗死是由于冠状动脉供血持续中断，心肌严重而持久的缺血、缺氧所引起的坏死。临床上有剧烈而较持久的胸骨后疼痛，用硝酸酯制剂或休息后症状不能完全缓解，可并发心律失常、休克、心力衰竭、发热、白细胞增高、红细胞沉降率加快、血清心肌酶增高和心电图变化。

（一）原因

主要是由于冠状动脉粥样硬化并发血栓形成、斑块内出血、冠状动脉持续痉挛或过度劳累，使心脏负荷过重，心肌相对缺血甚至阻断，而引起心肌梗死。

（二）部位

心肌梗死的部位和范围与冠状动脉供血区域一致。心肌梗死多发生于左心室，其中40%～50%的心肌梗死发生于左心室前壁、心尖部及室间隔前2/3，即相当于左冠状动脉前降支；25%～30%发生于左心室后壁、室间隔后1/3及右心室，相当于右冠状动脉；15%～20%见于左心室侧壁，相当于左冠状动脉旋支；极少累及心房。

（三）类型

1. 心内膜下心肌梗死　较少见，梗死仅累及心室壁内侧1/3的心肌，常为多发性、小灶状坏死。严重者可累及整个左心室内膜下心肌，称为环状梗死。

2. 透壁性心肌梗死　最常见，病变部位与闭塞的冠状动脉供血区一致，病灶较大，累及心室壁全层，或未累及全层但已深达心室壁的2/3。

（四）病理变化

心肌梗死属于贫血性梗死，梗死灶外形不规则，呈地图状，周围有充血、出血带。梗死后6小时内，肉眼观无变化；一般梗死在6小时后，梗死灶呈苍白色；8～9小时后呈土黄色。光镜下：心肌纤维早期凝固性坏死改变，常伴有中性粒细胞浸润。1周后，边缘区开始出现肉芽组织，呈红色；3周后肉芽组织开始机化，逐渐形成瘢痕组织，较大的梗死灶完全机化则需更长时间。

（五）并发症

1. 心律失常　是最常见的早期并发症，当梗死累及传导系统时，可引起心律失常。

2. 心力衰竭　是最常见的死亡原因，占心肌梗死的60%。心肌梗死后，由于心肌收缩力减弱，故常引起急性心力衰竭，主要为左心衰竭。

3. 心脏破裂　为最严重的并发症，多发生于心肌梗死后1～2周。好发部位是左心室下1/3处、室间隔和左心室乳头肌。

4. 室壁瘤　梗死心肌或瘢痕组织在左心室内压力作用下形成的局部向外膨出所致，多见于左心室前壁近心尖处。

5. 附壁血栓形成　多见于左心室，这是由于梗死部位的心内膜受损所致，特别是在心室纤维性颤动时，因形成涡流更易发生。血栓形成后可以机化，也可脱落引起栓塞。

6. 心源性休克　当心肌梗死面积>40%时，心肌收缩力极度减弱，心输出量显著减少，血压下降，可引起心源性休克。

三、心肌纤维化（myocardial fibrosis）

是由于冠状动脉粥样硬化，引起心肌长期慢性缺血、缺氧，使心肌细胞萎缩或脂肪变性，间质纤维组织增生的结果。

四、冠状动脉性猝死（sudden coronary death）

冠状动脉性猝死是心源性猝死中最常见的一种。多见于40～50岁成年人，男性多于女性。猝死是指自然发生的、出乎意料的突然死亡。冠状动脉性猝死可发生于饮酒、劳累、吸烟及运动等诱因后，患者突然昏倒，四肢抽搐，小便失禁，或突然发生呼吸困难，口吐白沫，迅速昏迷、死亡，也有的发生在夜间睡眠中死亡。主要是由于心肌急性缺血、缺氧造成局部电生理紊乱引起严重的心律失常所致。

> **考点：** 掌握冠心病的概念、原因、发生部位和类型。

第三节　高血压病

高血压病（hypertension disease）是以体循环动脉血压持续升高为主要临床表现的独立性全身性疾病。成年人收缩压 ≥ 140mmHg（18.4kPa）和（或）舒张压 ≥ 90mmHg（12.0kPa）被定为高血压。可分为原发性高血压（primary hypertension）和继发性高血压（secondary hypertension）。高血压病是指原发性高血压，又称特发性高血压，占高血压总数的90% ~ 95%，多见于中老年人，是以全身细小动脉硬化为病变特征的全身性疾病；继发性高血压占5% ~ 10%，是指继发于某些疾病时出现的血压升高，如慢性肾小球肾炎、肾动脉狭窄、肾上腺嗜铬细胞瘤等，又称症状性高血压。

高血压病是一种常见病，根据普查资料，我国成人高血压患病率为18.8%，全国有高血压患者约1.6亿。随着经济生活水平提高和膳食结构的改变及人口老龄化，我国高血压病患病率呈现持续上升的发展趋势，而发病年龄却越来越低。本节主要叙述原发性高血压，即高血压病。

一、病因和发病机制

高血压病的病因和发病机制尚未完全阐明。目前认为可能与以下因素有关：

（一）遗传因素

高血压病患者具有明显的家族集聚性，约75%的患者具有遗传素质。双亲有高血压病史的人高血压患病率比无高血压家族史者高2 ~ 3倍。目前认为原发性高血压是多基因遗传病。

（二）社会—心理因素

长期精神过度紧张、不良情绪（如忧郁、恐惧、悲伤等），使大脑皮质功能紊乱，失去对皮质下中枢的控制和调节，皮质血管收缩中枢占优势，引起全身细、小动脉痉挛，使外周阻力增加，从而导致血压升高。持久的血管收缩，还可引起细、小动脉硬化，进而造成恒定的高血压。

（三）饮食因素

盐的摄入量与高血压呈正相关，食盐摄入量高的人群较摄入量低的人群高血压发病率高；WHO规定每人每天摄盐量不得超过6g；相反，钾和钙的摄入量与高血压呈负相关。

（四）其他因素

肥胖、吸烟、饮酒、年龄增长等，也是血压升高的重要危险因素。

知识链接　　　　　　　　　原发性高血压病的三级预防

1. 一级预防：即病因预防，是指消除高血压的病因或易患因素，对已有高血压危险因素存在，但尚未发生高血压的个体或群体的预防。积极开展健康促进和健康教育活动，倡导健康的生活方式，戒烟限酒、合理膳食，适当运动保持乐观情绪，减少引起高血压病的各种危险因素。

2. 二级预防：定期检测血压，早期发现、早期诊断高血压病。实行健康档案制，预防、随访、跟踪服务，指导患者合理用药。

3. 三级预防：即临床期，三级预防属于综合性预防保健，涉及预防、医疗、康复、心理、社会等多个领域。需多学科协同分担完成治疗和康复，提高患者的生活自理能力，改善生活质量。

二、类型和病理变化

原发性高血压病可分为良性高血压病和恶性高血压病两类。

（一）良性高血压病

良性高血压病又称缓进性高血压病，约占原发性高血压病的 95% 以上，病变进展缓慢，病程长达 10 ~ 20 年以上，主要发生于中老年人。其病变发展过程可分为三期：

1. 功能紊乱期（一期）此期为原发性高血压病的早期阶段。主要为全身细小动脉间歇性痉挛收缩，但无器质性病变。临床表现为血压升高，常呈波动性，可伴有头晕、头痛等症状，经过适当休息和治疗，血压可恢复正常。

2. 动脉病变期（二期）主要为细、小动脉硬化改变。

（1）细动脉硬化：细动脉玻璃样变为主要的病变特征。以肾小球的入球动脉和视网膜动脉的玻璃样变性最具有诊断意义，由于细动脉反复痉挛，使管壁受压、缺氧，内皮细胞和基底膜受损，内膜通透性升高，使血浆蛋白渗入到内皮下；同时，中膜平滑肌细胞分泌大量细胞外基质。渗入的血浆蛋白和增多的细胞外基质相互融合，凝固成均质红染、无结构的玻璃样物质，致管壁增厚、变硬、管腔狭窄甚至闭塞。

（2）小动脉硬化：主要累及肌型动脉如肾小球叶间动脉、弓状动脉及脑动脉等。小动脉内膜胶原纤维及弹力纤维增生，内弹力膜分裂，中膜平滑肌细胞增生和肥大，并大量分泌胶原纤维及弹力纤维，导致血管壁增厚，管腔狭窄。

（3）大动脉硬化：可伴发动脉粥样硬化。

此期临床表现为血压持续升高，失去波动性，需服用降压药才能降低血压。

3. 内脏病变期（三期）

（1）心脏病变：主要表现为左心室肥大。由于血压长期升高，外周阻力增大，左心室逐渐发生代偿性肥大。

肉眼观：心脏重量增加，可达 400g 以上（正常为 250g），左心室壁增厚，可达 1.5 ~ 2.0cm（正常为 0.9cm），乳头肌和肉柱均明显增粗，但心腔不扩张，称为向心性肥大。

镜下观：心肌细胞变粗、变长，核大深染，圆形或椭圆形。晚期，肥大的心肌因供血不足，出现心肌收缩力降低，逐渐出现心腔扩张，称为离心性肥大。

（2）肾病变：肾细小动脉硬化引起原发性颗粒性固缩肾。

肉眼观：双侧肾对称性缩小，重量减轻，质地变硬，表面呈弥漫分布的细小颗粒（图5-7）。切面肾皮质萎缩变薄，皮质髓质分界不清。

镜下观：肾小球入球小动脉玻璃样变性而管腔狭窄甚至闭塞，肾小球因缺血发生萎缩、纤维化和玻璃样变性，肾小管亦因缺血而萎缩、消失，间质纤维结缔组织增生和淋巴细胞浸润，健存的肾小球代偿性肥大及肾小管代偿性扩张。

（3）脑的病变：高血压病时，由于脑细、小动脉痉挛和硬化，常引起脑水肿、脑软化和脑出血等病变。

①脑水肿：由于脑的细、小动脉痉挛和硬化，使毛细血管壁通透性增加，引起脑水肿和颅内高压。患者表现血压显著升高、剧烈头痛、呕吐、抽搐，甚至昏迷，这种情况称为高血压脑病。

②脑软化：脑组织因动脉硬化而引起的缺血，出现梗死，为液化性坏死。坏死组织液化形成筛网状的多发性、小软化灶。后期，软化灶内的坏死组织通过小胶质细胞吞噬、吸收，由胶质细胞增生修复。

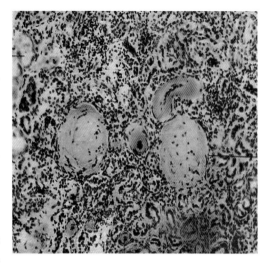

图 5-7　原发性颗粒性固缩肾

③脑出血：是高血压病最严重的并发症。出血主要发生在大脑基底节和内囊，常见的出血血管是豆纹动脉。出血的原因主要是由于脑血管硬化，细、小动脉因管壁脆弱，常易局部扩张形成微小动脉瘤，血压骤然升高而破裂出血。当出血扩展到内囊，则出现对侧肢体瘫痪和感觉丧失；左侧脑出血常引起失语；桥脑出血可引起同侧面神经麻痹及对侧上下肢瘫痪。

（4）视网膜病变：早期眼底检查可见血管迂曲，反光增强；以后发展为视网膜动脉狭窄变硬、动静脉交叉处压迫；严重者视乳头水肿、视网膜出血。临床上常可通过眼底检查来判断高血压病的严重程度和预后。

（二）急进型高血压

急进型高血压（accelerated hypertension）又称恶性高血压（malignant hypertension），本病较少见，仅占高血压病的 5%。多见于青壮年，起病急、发展快。血压显著升高，常超过 230/130mmHg，主要病变为坏死性细动脉炎和增生性小动脉内膜炎。主要累及脑和肾，患者大多死于脑出血和肾衰竭。

考点：掌握高血压病的类型和病理变化。

第四节　风湿病

风湿病（rheumatism）是一种与 A 组乙型溶血性链球菌感染有关的变态反应性疾病。病变主要侵犯全身结缔组织，以形成风湿小体为其病理特征。最常累及心脏、关节，其次为皮肤、皮下组织、脑及血管等，以心脏病变最严重。风湿病的急性期称为风湿热（rheumatic fever），临床上除有心脏和关节症状外，常伴有发热、红细胞沉降率加快、皮疹、皮下结节、抗链球菌溶血素"O"抗体升高等表现。

风湿病多始于 5～15 岁的少年儿童，常反复发作。本病冬春季多发，多发生在寒冷潮湿地区，以我国东北及华北多发。急性期过后可造成心脏损害，形成风湿性心瓣膜病。

一、病因和发病机制

（一）病因

风湿病的病因尚未完全阐明，目前认为与 A 组乙型溶血性链球菌感染有关，其主要依据是：

（1）发病前 2～3 周患者常有咽喉炎、扁桃体炎等咽喉部 A 组乙型溶血性链球菌感染史。

（2）发病时，95% 以上的患者血清抗链球菌抗体滴度明显升高。

（3）应用抗生素和治疗链球菌感染可明显减少风湿病的发生。

本病并非 A 组乙型溶血性链球菌感染直接引起，因为在患者的血液或病灶中均未检出链球菌；链球菌感染为化脓性炎症，而风湿病为非化脓性炎症。

（二）发病机制

风湿病的发病机制仍不十分清楚，多数人倾向于抗原抗体交叉免疫反应学说，即链球菌的细胞壁上含有多种抗原成分，其中的 M 蛋白抗原和 C 多糖抗原最为重要，它们与人体心肌和结缔组织的糖蛋白成分存在交叉免疫反应。此外，近年也有人提出病毒感染和遗传因素参与风湿病发病的可能性。

二、病理变化

病变主要累及全身结缔组织，其发生、发展过程可分为三期：

1. 变质渗出期　是风湿病的早期改变。病变部位的结缔组织发生黏液样变性和纤维素样坏死，同时病灶内还有少量浆液和炎细胞（淋巴细胞、浆细胞和单核细胞）浸润。此期持续约 1 个月左右。

2. 增生期（肉芽肿期）　此期病变特点是形成风湿小体，又称阿少夫小体（Aschoff body），对风湿病具有诊断意义。Aschoff 小体是一种肉芽肿性病变，多见于心肌间质小血管周围，为圆形或梭形结节，体积很小，在显微镜下方能看见，其中央为纤维素样坏死灶，周围为聚积成团的风湿细胞（Aschoff cell），伴有淋巴细胞、浆细胞等炎细胞浸润。风湿细胞主要由增生的巨噬细胞吞噬纤维素样坏死物质演变而来，其体积较大，圆形或多边形，胞质丰富、嗜碱性，核大、圆形或椭圆形，核膜清楚，染色质集于核中央，横切面核呈枭眼状，纵切面核呈毛虫样。此期可持续 2～3 个月。

3. 纤维化期（愈合期）　风湿小体中央的纤维素样坏死物被溶解、吸收，风湿细胞转变为成纤维细胞并产生胶原纤维，风湿小体逐渐纤维化，最后形成梭形小瘢痕。此期持续 2～3 个月。

上述基本病变的整个病程为 4～6 个月。由于风湿病常反复发作，故受累器官和组织中可见新旧病变并存，并且随纤维化，瘢痕也不断增多，可导致器官组织的结构破坏和功能障碍。

三、各器官病变

1. 风湿性心脏病（rheumatic heart disease，RHD）　包括急性期的风湿性心脏炎和静止期的慢性风湿性心脏病。心脏各层包括心内膜、心肌和心外膜均可分别或同时受累，如病变累及心脏全层组织，称为风湿性全心炎。

（1）风湿性心内膜炎（rheumatic endocarditis）：病变主要侵犯心瓣膜，以二尖瓣最多见，其次为二尖瓣和主动脉瓣同时受累，三尖瓣和肺动脉瓣一般不被累及。

肉眼观：在急性期，受累瓣膜肿胀、增厚，在瓣膜闭锁缘上可见单行排列、附着牢固、不易脱落的疣状赘生物，这种赘生物的特点是体积小、灰白色、半透明，与瓣膜紧密粘连，不易脱落。

镜下观：赘生物（vegetation）是主要由血小板和纤维素构成的白色血栓，基底部可见黏液样变性和纤维素样坏死，并有 Aschoff 细胞增生和少量炎细胞浸润等。病变后期，赘生物发生机化形成瘢痕。瘢痕收缩导致瓣膜变硬、卷曲、缩短变形或瓣叶之间互相粘连，受累的腱索增厚、粗糙和皱缩，最后形成瓣膜关闭不全或狭窄等慢性风湿性心瓣膜病。

（2）风湿性心肌炎（rheumatic myocarditis）：病变主要累及心肌间质小血管周围的结缔组织。病变早期，结缔组织发生纤维素样变性；中期出现 Aschoff 小体；病变后期小体纤维化，在心肌间质内形成梭形小瘢痕（图 5-8）。风湿小体呈灶性分布，以左心室后壁、室间隔、左心耳和左心房等处多见。少数儿童常表现为弥漫性间质性心肌炎，心肌间质明显水肿，弥漫性炎细胞浸润，心肌细胞水肿及脂肪变性。

风湿性心肌炎可影响心肌收缩力，临床上常有心跳加快，第一心音减弱等表现。严重者可致心力衰竭，如病变累及传导系统，可发生传导阻滞。

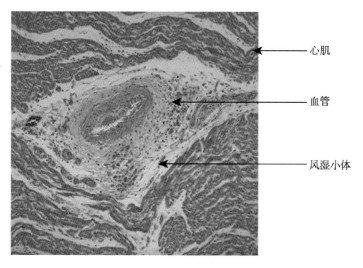

图 5-8　风湿性心肌炎
（HE 染色，低倍镜）

（3）风湿性心外膜炎（rheumatic pericarditis）：又称风湿性心包炎，病变主要累及心包脏层，呈浆液性或浆液纤维素性炎。心包腔内常有大量浆液渗出，形成心包积液。当有大量纤维素渗出时，渗出的纤维素常附着于心外膜表面，因心脏搏动而呈绒毛状，称为绒毛心。炎症消退后，渗出的浆液可完全吸收，纤维素也可溶解吸收；仅少数由于机化，使心包膜脏层和壁层发生纤维性粘连，或在心包表面呈块状增厚。极少数严重病例由于心包膜两层广泛纤维性粘连，造成缩窄性心包炎。

心包积液患者，临床叩诊心界扩大，X 线检查心脏呈烧瓶状，听诊心音遥远。

2．风湿性关节炎（rheumatic arthritis）　约有 75% 的风湿病患者有风湿性关节炎。一般累及膝、踝、肩、腕、肘等大关节，反复发作，此起彼伏，故常称为游走性关节炎。发作时关节出现红、肿、热、痛、功能障碍等表现。主要病变为关节滑膜的浆液性炎，有时在关节周围结缔组织内出现不典型的 Aschoff 小体。多数痊愈，一般不留后遗症，预后良好。

3. 皮肤病变

（1）环形红斑：为渗出性病变，常见于儿童，出现于躯干和四肢皮肤。

肉眼观：为淡红色环状红晕，直径约 3 cm，1～2 天消退。

镜下观：为真皮浅层充血、水肿，血管周围炎细胞浸润等非特异性病变。

（2）皮下结节：为增生性病变，结节常出现于腕、肘、膝、踝等关节伸侧面皮下，直径 0.5～2.0cm，圆形或椭圆形，质硬，活动，无压痛。

镜下观：结节中心为大片纤维素样坏死，周围为增生的风湿细胞和纤维母细胞，呈栅栏状排列，数周后结节纤维化形成瘢痕。

4. 风湿性脑病　多见于 5～12 岁儿童，女孩较多见。病变主要累及大脑皮质、基底节、丘脑及小脑皮质，表现为风湿性动脉炎和皮质下脑炎。

镜下观：可见神经细胞变性和胶质细胞增生。

当锥体外系受累时，患儿出现面肌和肢体的不自主运动，称为小舞蹈症。

考点：掌握风湿病的基本病理变化和风湿性心内膜炎的病变特点。

第五节　感染性心内膜炎

感染性心内膜炎（infective endocarditis）是指由病原微生物直接侵袭心内膜而引起的炎症性疾病。感染的病原微生物大多由细菌引起。根据病因和病程的不同，一般分为急性和亚急性两种。

一、急性感染性心内膜炎

急性感染性心内膜炎（acute infective endocarditis）主要由致病力强的化脓菌引起，其中大多为金黄色葡萄球菌，其次为溶血性链球菌、肺炎链球菌等。常为严重化脓性感染（如急性化脓性骨髓炎、痈、产褥热等），当机体的抵抗力降低时，细菌入血并侵犯心内膜，常侵犯正常的心瓣膜，以二尖瓣和主动脉瓣多见。

肉眼观：瓣膜因组织破坏而发生溃疡、穿孔，甚至破裂；瓣膜表面常形成巨大赘生物，赘生物呈灰黄色，质地松软，极易脱落引起栓塞。可引起大循环一些器官的梗死和多发性栓塞性小脓肿（脓毒血症）。

镜下观：瓣膜溃疡底部组织坏死，有大量中性粒细胞浸润及肉芽组织形成。血栓主要由血小板、纤维素构成，混有坏死组织和大量细菌。

本病起病急、病程短、病情严重，患者多在数周内死亡。近年来由于抗生素的广泛应用，死亡率已大大下降，但治愈后因瓣膜受损严重，常形成大量瘢痕组织而导致心瓣膜病。本病比较少见。

二、亚急性感染性心内膜炎

亚急性感染性心内膜炎（subacute infective endocarditis）亦称亚急性细菌性心内膜炎（subacute bacterial endocarditis），病程经过 6 周以上，可迁延数月甚至 1～2 年。

（一）病因及发病机制

本病的病原菌主要是由致病力较弱的草绿色链球菌引起，其次是肠球菌、革兰阴性杆菌、真菌等。致病微生物多由体内某些感染病灶（如牙周炎、扁桃体炎、咽峡炎等）侵入血流，或者由于某些手术（如拔牙、泌尿道手术或心脏手术等）污染而侵入血流引起菌血症后，直接感染心内膜而引起心瓣膜炎。亚急性感染性心内膜炎常发生于已有病变的瓣膜上，尤其是风湿性心瓣膜病，其次是先天性心脏病（如室间隔缺损），以二尖瓣和主动脉瓣多见。

（二）病理变化

肉眼观：在原有病变的瓣膜上形成赘生物。瓣膜呈不同程度增厚、变形，常发生溃疡，赘生物分布广泛，大小不等，一般较大，单个或多个，呈息肉状或菜花状，污秽灰黄色，干燥质脆，易脱落而引起栓塞。病变常扩散至邻近的心内膜和腱索。

镜下观：赘生物由血小板、纤维素、坏死组织和细菌团块及中性粒细胞等组成，细菌团块常埋藏于赘生物深层；瓣膜可见不同程度的肉芽组织增生和炎细胞浸润，常有钙盐沉着，有时还可见到原有风湿性心内膜炎的病变。

（三）临床病理联系

1．瓣膜损害 病变瓣膜部分机化瘢痕形成，易造成严重的瓣膜变形、增厚，腱索增粗和缩短，导致瓣膜口狭窄或关闭不全，体检时可在相应部位听到杂音。

2．动脉性栓塞 瓣膜上的赘生物脱落，进入血流引起各器官的栓塞。动脉性栓塞最多见于脑动脉，其次是肾动脉、脾动脉和心脏。由于栓子来自赘生物的最外层，不含细菌或细菌毒力弱在局部不易存活，因此，一般不引起感染性梗死和栓塞性小脓肿形成。

3．变态反应 由于病原菌长期释放抗原入血，导致免疫复合物形成，引起局灶性肾小球肾炎，少数病例可发生弥漫性肾小球肾炎。此外，指、趾末节腹面、足底或大、小鱼际处，出现红紫色、微隆起、有压痛的小结，称 Osler 小结，是由皮下小动脉炎所致。

4．败血症 由于赘生物中的细菌及其毒素不断进入血流，大量生长繁殖并产生毒素，导致败血症发生。患者有长期发热、脾肿大、白细胞增多、皮肤、黏膜和眼底有小出血点等表现，这是由于血管壁损伤，通透性升高所致。血培养阳性是诊断本病的重要依据。

考点：感染性心内膜炎的病变特点。

第六节 心瓣膜病

心瓣膜病（ valvular vitium of the heart）是指心瓣膜受到各种致病因素损伤后或先天性发育异常造成的器质性病变，表现为瓣膜口狭窄和（或）关闭不全，最后常导致心功能不全，引起全身血液循环障碍。心瓣膜病常为风湿性心内膜炎反复发作的结果，此外，感染性心内膜炎也常引起心瓣膜病，其他少见的原因还有主动脉粥样硬化、梅毒性主动脉炎，以及心瓣膜先天发育异常等。

瓣膜口狭窄（valvular stenosis）是指瓣膜口在开放时不能充分张开，造成血流通过障碍。它是由于相邻瓣叶之间发生粘连引起；瓣膜关闭不全（valvular insufficiency）是指瓣膜在关闭时不能完全闭合，造成部分血流反流。它是由于瓣膜增厚、变硬、卷曲、缩短、或者腱索增粗等改变引起。风湿性心瓣膜病最多见于二尖瓣，其次是主动脉瓣；病变可累及一个瓣膜，也可两个瓣膜同时或先后受累，称为联合瓣膜病。

一、二尖瓣狭窄

二尖瓣狭窄（mitral stenosis）是指二尖瓣瓣膜增厚，瓣膜口缩小、不能充分开放，导致血流通过障碍。大多数由风湿性心内膜炎反复发作引起，少数由感染性心内膜炎引起。

（一）病变特点

正常成人二尖瓣口开放时面积为 $5cm^2$，可通过两个手指。当瓣膜口狭窄时，可缩小至 $1 \sim 2cm^2$，严重者仅 $0.5cm^2$。病变早期瓣膜轻度增厚，瓣叶边缘轻度粘连，弹性良好；后期瓣膜极度增厚，瓣叶广泛粘连，瓣膜口缩小呈"鱼口状"。

（二）血流动力学变化

二尖瓣狭窄时，舒张期血液从左心房流入左心室受阻，以致舒张末期仍有部分血液滞留于左心房内，加上来自肺静脉的血液，使左心房的血容量比正常增多，导致左心房扩张；同时，左心房因负荷过重，收缩力增强，逐渐发生代偿性肥大，以维持相对正常的血液循环。此时属临床代偿期。当左心房代偿失调，造成左心房淤血，使肺静脉回流受阻，导致肺淤血。肺淤血和肺静脉压升高又可反射性地引起肺内小动脉收缩，使肺动脉血压升高，导致右心室代偿性肥大。当右心室发生失代偿性肌源性扩张后，又可出现三尖瓣相对性关闭不全，导致右心功能不全，出现体循环淤血。

（三）临床病理联系

由于二尖瓣狭窄，听诊心尖区可闻及舒张期隆隆样杂音；X 线检查显示，左心房增大，左心室无变化或轻度缩小，呈倒置的"梨形心"；由于肺淤血、水肿，患者出现咯粉红色泡沫状痰、呼吸困难、发绀等左心衰竭症状；右心衰竭时，体循环淤血，出现颈静脉怒张、肝脾肿大、下肢水肿等右心衰竭的表现。

二、二尖瓣关闭不全

二尖瓣关闭不全（mitral insuffciency）是指二尖瓣瓣膜增厚、变硬、缩短、卷曲等，常与二尖瓣狭窄同时存在。多数是风湿性心内膜炎和亚急性细菌性心内膜炎所引起。

（一）病变特点

瓣膜机化变厚、变硬、弹性减弱或消失，瓣膜卷曲、缩短，腱索融合变粗等，使瓣膜闭合不全。

（二）血流动力学变化

二尖瓣关闭不全时，在心脏收缩期由于左心室部分血液反流到左心房，加上从肺静脉来的血液，使左心房的血容量较正常增多，致使左心房出现代偿性肥大；舒张期大量的血液涌入左心室，导致左心室负荷过重而发生代偿性肥大。当代偿失调时则依次出现肺淤血、肺动脉高压、右心室肥大，最后导致右心衰竭和体循环淤血。

（三）临床病理联系

听诊心尖区可闻及收缩期吹风样杂音。X 线显示左心房和左心室均肥大，心脏呈"球形心"。

三、主动脉瓣狭窄

主动脉瓣狭窄（aortic stenosis）主要由风湿性或细菌性主动脉炎引起，常与风湿性二尖瓣病变合并发生。

（一）病变特点

主动脉瓣粘连、增厚、变硬、钙化，瓣膜僵硬，开不大。

（二）血流动力学变化

由于主动脉瓣狭窄，左心室收缩期血液排出受阻，初期左心室出现代偿性肥大，主要是心室壁增厚，而心腔不扩张（向心性肥大）；后期，左心室失代偿而出现肌源性扩张，左心室血量增加。依次出现左心衰竭、肺淤血、肺动脉高压、右心衰竭和体循环淤血。

（三）临床病理联系

主动脉瓣狭窄最主要的表现是左心室肥大，X线检查心脏呈"靴形"；听诊可闻吹风样收缩期杂音；严重狭窄者，由于心输出量减少，血压下降，内脏，特别是冠状动脉供血不足，可发生晕厥甚至猝死。

四、主动脉瓣关闭不全

主动脉瓣关闭不全（aortic insufficiency）主要由主动脉瓣疾病引起，亦可由感染性心内膜炎及主动脉粥样硬化和梅毒性主动脉炎等累及主动脉瓣膜引起。

（一）病变特点

主动脉瓣增厚、变硬、缩短，瓣膜缺损或穿孔。

（二）血流动力学变化

由于主动脉瓣关闭不全，在左心室舒张期，主动脉内部分血液反流至左心室，使左心室内血容量增加，负荷加重而逐渐发生代偿性肥大最后代偿失调，依次出现左心衰竭、肺淤血、肺动脉高压、右心肥大、右心衰竭和体循环淤血。

（三）临床病理联系

听诊时在主动脉瓣区可闻及舒张期吹风样杂音。患者可出现水冲脉、血管枪击音及毛细血管搏动现象。由于舒张压降低，冠状动脉供血不足，有时可出现心绞痛。

考点：掌握心瓣膜病的病变，血液动力学改变及临床病理联系。

| 小结 | 动脉粥样硬化症是由于脂质在大、中动脉内膜沉积，并继发出血、溃疡、血栓形成、钙化、动脉瘤形成。高血压病的基本病变是细动脉玻璃样变引起管壁变硬、管腔狭窄，导致心肌肥大、肾颗粒性萎缩、脑出血，冠状动脉粥样硬化引起心绞痛、心肌梗死。风湿病是一种变态反应性炎症，由A组乙型溶血性链球菌感染引起。感染性心内膜炎是由病原微生物直接侵袭心内膜而引起的炎症性疾病，感染的病原微生物大多为细菌。心瓣膜病主要累及二尖瓣和主动脉瓣，通过血流动力学改变引起体循环和肺循环淤血。 |

（卢化爱）

第六章　呼吸系统疾病

<table>
<tr><td rowspan="5">学
习
目
标</td><td>1. 解释慢性支气管炎、肺气肿、慢性肺源性心脏病、肺肉质变、小叶性肺炎。</td></tr>
<tr><td>2. 归纳慢性支气管炎、肺气肿、肺炎的病变特点。</td></tr>
<tr><td>3. 识别细菌性肺炎、病毒性肺炎和支原体肺炎。</td></tr>
<tr><td>4. 知道慢性支气管炎、肺气肿、肺炎的转归。</td></tr>
<tr><td>5. 知道鼻咽癌、肺癌的病因、病理变化、转移和临床病理联系。</td></tr>
</table>

病理案例

患者，男，清洁工，59 岁，因心悸、气短、双下肢浮肿 4 天来院就诊。15 年来，患者经常出现咳嗽、咳痰，尤以冬季为甚。近 5 年来，自觉心悸、气短，活动后加重，时而双下肢浮肿，但休息后缓解。4 天前因受凉病情加重，出现腹胀，不能平卧。患者有吸烟史 40 年。体格检查：消瘦，有明显发绀。颈静脉怒张，桶状胸，叩诊两肺呈过清音，双下肢凹陷性浮肿。实验室检查：WBC 12.0×10^9/L，PaO_2 73mmHg，$PaCO_2$ 60mmHg。

分析题：

1. 根据所学的病理知识，对患者做出诊断并说明诊断依据。
2. 根据本例患者的症状、体征，推测肺部的病理变化。
3. 试分析患者患病的原因和疾病的发展演变经过。
4. 在你学过的疾病中，有哪些可最终导致肺纤维化并发肺心病。

第一节　慢性支气管炎

慢性支气管炎（chronic bronchitis）是指因反复感染，长期物理、化学性刺激，引起的气管、支气管黏膜及其周围组织的慢性非特异性炎症。临床上以咳嗽、咳痰或伴有喘息等反复发作为主要症状，每年持续 3 个月左右，连续 2 年以上。早期症状轻微，多于冬春季发作，夏秋季缓解，晚期因炎症加重，症状可常年存在。其病理学特点为支气管腺体增生和黏液分泌增多。病情呈缓慢进行性进展，常并发阻塞性肺气肿，严重者常发生肺动脉高压，甚至肺源性心脏病（简称肺心病）。

本病为一常见病、多发病。随着年龄增长，患病率递增，50 岁以上的患病率高达 15% 或更多。本病流行与吸烟、地区和环境卫生等有密切关系，吸烟者患病率远高于不吸烟者；北方气候寒冷患病率高于南方；工矿地区大气污染严重，患病率高于一般城市。

一、病因和发病机制

慢性支气管炎由多种因素长期综合作用引起，主要病因包括内因与外因两方面。

（一）外因

1．感染　慢性支气管炎的发病与感冒密切相关，多发生于冬春季，在病毒感染的基础上，可继发细菌感染。凡能引起上呼吸道感染的病毒和细菌在慢性支气管炎病变的发展过程中都可起重要作用，鼻病毒、腺病毒和呼吸道合胞病毒是致病的主要病毒，而上呼吸道常驻菌中，肺炎链球菌、肺炎克雷伯杆菌、流感嗜血杆菌等则可能是导致慢性支气管炎急性发作的主要病原菌。细菌、病毒作用于支气管黏膜上皮引起损伤、防御能力下降。

2．吸烟　国内外研究均表明：吸烟者患病率比不吸烟者高 2～8 倍，且与吸烟的量、时间成正比，吸烟时间越长，吸烟量越大，患病率也越高。其原因是：焦油和烟碱能抑制呼吸道纤毛活动，烟草中的尼古丁可损伤呼吸道黏膜的纤毛自净功能，削弱巨噬细胞的吞噬和杀菌作用。

3．大气污染和气候变化　某些有害气体，如二氧化硫和烟雾，对支气管黏膜有刺激和细胞毒性作用，降低了纤毛的清除功能，黏液分泌增加，为细菌感染创造条件；寒冷空气刺激支气管黏膜，引起腺体分泌增加，支气管平滑肌痉挛，分泌物排出困难，症状加重，所以北方患病率高于南方。

4．过敏因素　有些患者对某些物质如花粉、灰尘、螨、细菌、真菌过敏而发病，尤其是喘息型支气管炎患者往往有过敏史。

（二）内因

1．免疫功能降低　支气管黏膜腺体分泌的 IgA、IgG 减少，易导致感染。

2．自主神经功能失调　当呼吸道的副交感神经兴奋性增高时，对正常人不起作用的轻微刺激，也可引起支气管收缩、痉挛、分泌增多，而产生症状。

3．年龄因素　老年人呼吸道防御功能低下，使慢性支气管炎发病增加。

知识链接

在一年四季中，慢性气管炎发病主要是在"立冬"至"立春"这段时间内。秋冬季节，昼夜温差大，室内外冷热变化剧烈，而呼吸系统对寒冷的刺激较为敏感。寒冷导致体表血管收缩，不仅降低了皮肤毛细血管的屏障功能，而且对呼吸道吸入的冷空气起不到加热作用，使呼吸道黏膜受到寒冷的刺激，引起流涕、咳嗽、咽痒等症状，从而诱发慢性气管炎、支气管炎的急性发作。

二、病理变化

各级支气管均可受累。早期，病变常限于较大的支气管，随病情进展逐渐累及较小的支气管和细支气管。主要病变：

（1）呼吸道黏液 - 纤毛排送系统受损，纤毛柱状上皮变性、坏死、脱落，再生的上皮杯状细胞增多，并发生鳞状上皮化生（图 6-1）。

（2）黏膜下腺体增生肥大和浆液腺发生黏液化，导致分泌黏液增多（图 6-2）。

（3）管壁充血水肿，淋巴细胞、浆细胞浸润。

（4）管壁平滑肌断裂、萎缩，软骨可变性、萎缩、骨化甚至阻塞。故晚期可引起肺气肿和肺心病。

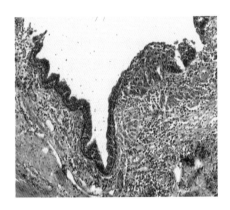

图 6-1　呼吸道黏液—纤毛排送系统受损
（HE 染色，低倍镜）

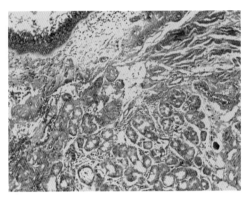

图 6-2　腺体增生肥大
（HE 染色，低倍镜）

三、临床病理联系

患者因支气管黏膜受炎症的刺激及分泌的黏液增多而出现咳嗽、咳痰的症状。痰液一般为白色黏液泡沫状，在急性发作期，咳嗽加剧，并出现黏液性或脓性痰。支气管的痉挛或狭窄及黏液和渗出物阻塞管腔常致喘息。双肺听诊可闻及哮鸣音，干、湿性啰音。某些患者可因支气管黏膜和腺体萎缩（慢性萎缩性支气管炎），分泌物减少而痰量减少或无痰。小气道的狭窄和阻塞可使病变支气管壁增厚，增生的黏膜突向管腔，间质内大量淋巴细胞及浆细胞浸润，管壁内平滑肌束增生、肥大致阻塞性通气障碍，此时呼气阻力大于吸气，久之，使肺过度充气，肺残气量明显增多而并发肺气肿。

> **考点：**慢性支气管炎的诊断标准、病理变化及临床病理联系。

第二节　肺气肿

肺气肿（pulmonary emplayserna）是末梢肺组织（呼吸性细支气管、肺泡管、肺泡囊和肺泡）因含气量过多伴肺泡间隔破坏，肺组织弹性减弱，导致肺体积膨大、功能降低。

一、病因和发病机制

肺气肿常继发于其他肺阻塞性疾病，其中最常见的是慢性支气管炎。此外，吸烟、空气污染和尘肺等也是常见的发病原因。其发病机制主要与下列因素有关。

1. **阻塞性通气障碍**　慢性支气管炎时，因慢性炎症使小支气管和细支气管管壁结构遭受破坏以及纤维化为主的增生性改变导致管壁增厚、管腔狭窄；同时黏液性渗出物的增多和黏液栓的形成进一步加剧小气道的通气障碍，使肺排气不畅，残气量过多。

2. **呼吸性细支气管和肺泡壁弹性降低**　正常时细支气管和肺泡壁上的弹力纤维具有支撑作用，并通过回缩力排出末梢肺组织内的残余气体。长期的慢性炎症破坏了大量的弹力纤维，使细支气管和肺泡的回缩力减弱，而阻塞性肺通气障碍使细支气管和肺泡长期处于高张力状态，弹性降低，使残气量进一步增多。

3．α1- 抗胰蛋白酶血清水平降低　抗胰蛋白酶（α-antitrypsin，α-AT）广泛存在于机体组织和体液中，对包括弹性蛋白酶在内的多种蛋白水解酶有抑制作用。炎症时，白细胞的氧代谢产物氧自由基等能氧化 α-AT，使之失活，导致中性粒细胞和巨噬细胞分泌的弹性蛋白酶数量增多、活性增强，加剧了细支气管和肺泡壁弹力蛋白、Ⅳ 型胶原蛋白和糖蛋白的降解，破坏了肺组织的结构，使肺泡回缩力减弱。临床资料也表明，α-AT 遗传性缺乏家族成员因血清中 α-AT 水平极低，故肺气肿的发病率较一般人高 15 倍。

二、病理类型

根据病变部位、范围和性质的不同，可将肺气肿分为下列类型：

（一）肺泡性肺气肿

病变发生在肺腺泡内，因其常合并有小气道的阻塞性通气障碍，故也称阻塞性肺气肿，根据发生部位和范围，又将其分为：

1．腺泡中央型肺气肿　位于肺腺泡中央的呼吸性细支气管呈囊状扩张，而肺泡管和肺泡囊扩张不明显。

2．腺泡周围型肺气肿　也称隔旁肺气肿，呼吸性细支气管基本正常，而远侧端位于其周围的肺泡管和肺泡囊扩张。

3．全腺泡型肺气肿　呼吸性细支气管、肺泡管、肺泡囊和肺泡都扩张，含气小囊腔布满肺腺泡内。肺泡间隔破坏严重时，气肿囊腔融合形成直径超过 1cm 的较大囊泡，则称囊泡性肺气肿。

（二）间质性肺气肿

肋骨骨折、胸壁穿透伤或剧烈咳嗽引起肺内压急剧增高等均可导致细支气管或肺泡间隔破裂，使空气进入肺间质形成间质性肺气肿。气体出现在肺膜下、肺小叶间隔，也可沿细支气管壁和血管周的组织间隙扩散至肺门、纵隔形成串珠状气泡，甚至可在上胸部和颈部皮下形成皮下气肿。

（三）其他类型肺气肿

1．瘢痕旁肺气肿　是指出现在肺组织瘢痕灶周围，由肺泡破裂融合形成的局限性肺气肿，因其出现的具体位置不恒定且大小形态不一，故也称为不规则型肺气肿，若气肿囊腔直径超过 2cm，破坏了肺小叶间隔时，称大泡，位于肺膜下的肺大泡破裂可引起气胸。

2．代偿性肺气肿　是指肺萎缩及肺叶切除后残余肺组织或肺炎性实变病灶周围肺组织的肺泡代偿性过度充气，通常不伴气道和肺泡壁的破坏或仅有少量肺泡壁破裂。

3．老年性肺气肿　是因老年人的肺组织弹性回缩力减弱使肺残气量增多而引起的肺膨胀。

三、病理变化

肺气肿时肺的体积显著膨大，色灰白，边缘钝圆，柔软而缺乏弹性，指压后压痕不易消退。切面因肺气肿类型不同，所见囊腔的大小、分布的部位及范围均有所不同（图 6-3）。

镜下观：肺泡扩张，肺泡间隔变窄并断裂，相邻肺泡融合成较大的囊腔（图 6-4）。肺泡间隔内毛细血管床数量减少，间质内肺小动脉内膜纤维性增厚。小支气管和细支气管可见慢性炎症改变。肺泡中央型肺气肿的气囊壁上常可见柱状或低柱状的呼吸上皮及平滑肌束的残迹。全肺泡型肺气肿的囊泡壁上偶见残存的平滑肌束片段，而较大的囊泡腔内有时还可见间质和肺小动脉构成的悬梁。

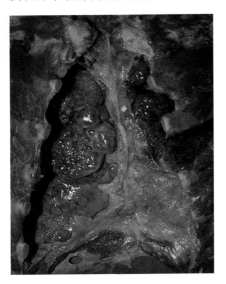

图 6-3　肺气肿（大体）

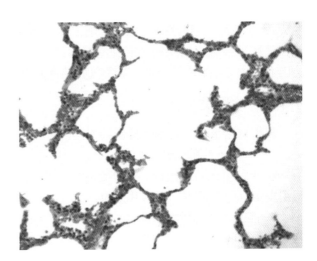

图 6-4　肺气肿
（HE 染色，低倍镜）

四、临床病理联系

患者除咳嗽、咳痰等慢性支气管炎症状外，常因阻塞性通气障碍而出现呼气性呼吸困难、气促、胸闷、发绀等缺氧症状。严重者因长期处于过度吸气状态使肋骨上抬，肋间隙增宽，胸廓前后径加大，形成肺气肿患者特有的体征"桶状胸"。因肺容积增大，X 线检查见肺野扩大、横膈下降、透明度增加。后期由于肺泡间隔毛细血管床受压迫及数量减少，使肺循环阻力增加，肺动脉压升高，最终导致慢性肺源性心脏病。

　知识链接

　　肺气肿的危害是多方面的，常见肺气肿患者稍一活动就气喘如牛，有些人还会拼命咳嗽。由于吸氧和呼出二氧化碳很困难，造成缺氧和二氧化碳在血液内积蓄，导致心脏、大脑、肝、肾、胃肠道功能损害，尤其对心脏影响最大，会引起肺源性心脏病（简称肺心病）。最后导致呼吸衰竭和心力衰竭，甚至死亡。

考点：肺气肿的概念、病理类型及并发症。

第三节　慢性肺源性心脏病

慢性肺源性心脏病（chronic cor pulmonale）简称肺心病，是因慢性肺疾病、肺血管及胸廓的病变引起肺循环阻力增加，肺动脉压升高而导致以右心室壁肥厚、心腔扩大甚或发生右心衰竭的心脏病。本病在我国常见，北方地区更为常见，且多在寒冷季节发病。患者年龄多在 40 岁以上，且随年龄增长患病率增高。

一、病因和发病机制

1. 肺疾病　最常引起肺心病的是慢性阻塞性肺疾病，其中又以慢性支气管炎并发阻塞性肺气肿最常见，占 80% ~ 90%，其后依次为支气管哮喘、支气管扩张症、肺尘埃沉着症、慢性纤维空洞型肺结核和肺间质纤维化等。此类疾病时肺毛细血管床减少，小血管纤维化、闭塞，使肺循环阻力增加。由于阻塞性通气障碍及肺气血屏障破坏使气体交换面积减少等，均可导致肺泡氧分压降低，二氧化碳分压升高。缺氧不仅能引起肺小动脉痉挛，还能使肺血管构型改建，即发生无肌细动脉肌化、肺小动脉中膜增生肥厚等变化，更增大了肺循环阻力而使肺动脉压升高，最终导致右心肥大、扩张。

2. 胸廓运动障碍性疾病　较少见。严重的脊柱弯曲、类风湿关节炎、胸膜广泛粘连及其他严重的胸廓畸形均可使胸廓活动受限而引起限制性通气障碍；也可因肺部受压造成肺血管扭曲、肺萎陷等增加肺循环阻力引起肺动脉压升高及肺心病。

3. 肺血管疾病　甚少见。原发性肺动脉高压症及广泛或反复发生的肺小动脉栓塞（如寄生虫卵、肿瘤细胞栓子）等可直接引起肺动脉高压，导致肺心病。

二、病理变化

1. 肺部病变　除原有肺疾病（如慢性支气管炎、尘肺等）所表现的多种肺部病变外，肺心病时肺内的主要病变是肺小动脉的变化，特别是肺腺泡内小血管的构型重建，包括无肌型细动脉肌化及肌型小动脉中膜增生、肥厚，内膜下出现纵行平滑肌束等。此外，还可见肺小动脉炎，肺小动脉弹力纤维及胶原纤维增生，腔内血栓形成和机化以及肺泡间隔毛细血管数量减少等。

2. 心脏病变　以右心室的病变为主，心室壁肥厚，心室腔扩张，扩大的右心室占据心尖部，外观钝圆。心脏重量增加，可达 850g。右心室前壁肺动脉圆锥显著膨隆，右心室内乳头肌和肉柱显著增粗，室上嵴增厚。通常以肺动脉瓣下 2cm 处右心室前壁肌层厚度超过 5mm（正常为 3 ~ 4mm）作为诊断肺心病的病理形态标准。镜下可见右心室壁心肌细胞肥大、核增大、深染；也可见缺氧引起的心肌纤维萎缩、肌浆溶解、横纹消失，间质水肿和胶原纤维增生等。

三、临床病理联系

肺心病发展缓慢，患者除原有肺疾病的临床症状和体征外。逐渐出现的呼吸功能不全（呼吸困难、气急、发绀）和右心衰竭（心悸、心率增快、全身瘀血、肝脾大、下肢浮肿）为主要临床表现。病情严重者，由于缺氧和二氧化碳潴留，呼吸性酸中毒等可导致脑水肿而并发肺性脑病，出现头痛、烦躁不安、抽搐、嗜睡甚至昏迷等症状。

预防肺心病的发生主要是对引发该病的肺部疾病进行早期治疗，并有效控制其发展。右心衰竭多由急性呼吸道感染致使肺动脉压增高所诱发，故积极治疗肺部感染是控制右心衰竭的关键。

考点：肺心病的概念、病理变化及临床病理联系。

第四节 肺 炎

护理案例

患者杨某，男，20岁，学生。醉酒后遭雨淋，于当天晚上突然起病，寒颤、高热、呼吸困难、胸痛，继而咳嗽，咳铁锈色痰，其家属急送当地医院就诊。听诊：左肺下叶有大量湿性啰音；触诊语颤增强；血常规：WBC 17×10^9/L；X线检查：左肺下叶有大片致密阴影。入院经抗生素治疗，病情好转，各种症状逐渐消失；X线检查：左肺下叶的大片致密阴影缩小2/3面积。患者于入院后第7天自感无症状出院。冬季征兵体检时，X线检查：左肺下叶有约3cm×2cm大小不规则阴影，周围边界不清，怀疑为"支气管肺癌"。在当地医院即做左肺下叶切除术。病理检查：肺部肿块肉眼为红褐色肉样，镜下为肉芽组织。

讨论：

1. 患者发生了什么疾病？为什么起病急、病情重、预后好？
2. 患者为何出现高热、寒颤、白细胞计数增多？
3. 患者为什么会出现咳铁锈色痰？
4. 左肺下叶为什么会出现大片致密阴影？

肺炎（Pneumonia）通常指肺的急性渗出性炎症，是呼吸系统的常见病、多发病。根据病因可分为细菌性肺炎、病毒性肺炎、支原体肺炎、真菌性肺炎和寄生虫性肺炎；根据理化因素可分为放射性肺炎、类脂性肺炎和吸入性肺炎或过敏性肺炎等；根据肺部炎症发生的部位可分为肺泡性肺炎、间质性肺炎；根据病变累及的范围可分为大叶性肺炎、小叶性肺炎和节段性肺炎；按病变的性质又可分为浆液性、纤维素性、化脓性、出血性、干酪性及肉芽肿性肺炎等。

一、细菌性肺炎

（一）大叶性肺炎（lobar pneumonia）

是主要由肺炎链球菌引起的、以肺泡内弥漫性纤维素渗出为主的炎症，病变从肺泡开始，累及肺大叶的全部或大部，也称肺泡性肺炎。本病多见于青壮年，临床上以起病急、寒战高热、咳嗽、胸痛、呼吸困难和咳铁锈色痰为主要症状，伴有肺实变体征及外周血白细胞增多等。一般经5～10天，体温下降，症状和体征消退。

【病因和发病机制】

大叶性肺炎90%以上是由肺炎链球菌引起，其中1、3、7型多见，以3型毒力最强。此外，肺炎杆菌、金黄色葡萄球菌、流感嗜血杆菌、溶血性链球菌也可引起，但均较少见。肺炎链球菌存在于正常人鼻咽部，当受寒、醉酒、疲劳和麻醉时，呼吸道的防御功能减弱，机体抵抗力降低，易致细菌侵入肺泡而发病。进入肺泡内的病原菌迅速生长繁殖，并引发肺组织的变态反应，导致肺泡间隔毛细血管扩张、通透性升高，浆液和纤维蛋白原大量渗出，并与细菌共同通过肺泡间孔或呼吸性细支气管向邻近肺组织蔓延，波及部分或整个肺大叶，而肺大叶之间的蔓延则是经叶支气管播散所致。

【病理变化】

大叶性肺炎的主要病理变化为肺泡腔内的纤维素性炎，常发生于单侧肺，多见于左肺或右肺下叶，也可同时或先后发生于两个或多个肺叶。典型的自然发展过程大致可分为四期：

1. 充血水肿期　发病的第 1 ～ 2 天，病变肺叶肿胀，暗红色。镜下见肺泡间隔内毛细血管弥漫性扩张充血，肺泡腔内有多量的浆液性渗出液，其内混有少量的红细胞、中性粒细胞和巨噬细胞。渗出液中常可检出肺炎链球菌。

2. 红色肝样变期　一般于发病后的第 3 ～ 4 天，肿大的肺叶充血呈暗红色，质地变实，切面灰红，似肝的外观，故称红色肝样变期（图 6-5）。镜下见肺泡间隔内毛细血管仍处于扩张充血状态，肺泡腔内则充满纤维素及大量红细胞，其间夹杂少量中性粒细胞和巨噬细胞（图 6-6），其中纤维素丝连接成网并穿过肺泡间孔与相邻肺泡内的纤维素网相联。

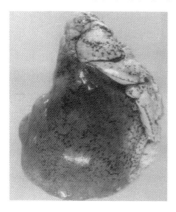

图 6-5　红色肝样变期（大体）

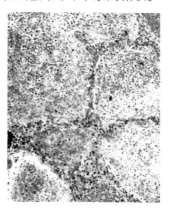

图 6-6　红色肝样变期

（HE 染色，低倍镜）

3. 灰色肝样变期　发病后的第 5 ～ 6 天，病变肺叶仍肿大，但充血消退，由红色逐渐转变为灰白色、质实如肝，故称灰色肝样变期（图 6-7）。镜下见肺泡腔内渗出的纤维素增多，相邻肺泡纤维素丝经肺泡间孔互相连接的现象更为多见（图 6-8）。纤维素网中有大量中性粒细胞，因肺泡壁毛细血管受压迫，肺泡腔内几乎很少见到红细胞。

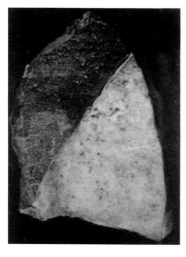

图 6-7　灰色肝样变期（大体）

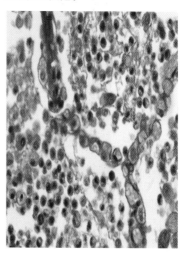

图 6-8　灰色肝样变期

（HE 染色，高倍镜）

4．溶解消散期　发病后 1 周左右进入该期。此时机体的防御功能显著增强，病菌消灭殆尽。肺泡腔内中性粒细胞变性坏死，并释放出大量蛋白水解酶将渗出物中的纤维素溶解，由淋巴管吸收或经气道咳出。肺内实变病灶消失，病变肺组织质地较软。肺内炎症病灶完全溶解消散后，肺组织结构和功能恢复正常，胸膜渗出物亦被吸收或机化。患者体温下降，临床症状和体征逐渐减轻、消失，胸部 X 线检查恢复正常。此期需历时 1 ～ 3 周。

大叶性肺炎的上述病理变化是一个连续的过程。彼此无绝对的界限，同一病变肺叶的不同部位亦可呈现不同阶段的病变。现今常在疾病的早期即开始对患者使用抗生素类药物，干预了疾病的自然经过，故已很少见到典型的四期病变过程。病变常表现为节段性肺炎，病程也明显缩短。

【临床病理联系】

疾病早期，患者因毒血症而出现高热、寒战，外周血白细胞计数增高。因肺泡腔内有浆液性渗出物，故听诊可闻及湿性啰音，X 线检查肺纹理增粗。当肺组织发生实变时，临床上则出现叩诊呈浊音、触诊语颤增强及支气管呼吸音等典型实变体征。由于肺泡腔充满渗出物，使肺泡换气功能下降，出现发绀等缺氧症状及呼吸困难。以后渗出物中的红细胞被巨噬细胞吞噬、破坏，形成含铁血黄素混于痰中，使痰液呈铁锈色。随着肺泡腔中红细胞被大量纤维素和中性粒细胞取代，痰液的铁锈色消失。并发纤维素性胸膜炎时可出现胸痛，听诊可闻及胸膜摩擦音。X 线检查可见段性或大叶性分布的均匀密度增高阴影。随着病原菌被消灭，渗出物溶解、液化和清除，临床症状减轻，肺实变灶消失。X 线表现为散在不均匀的片状阴影。若不出现并发症，本病的自然病程为 2 周左右，若早期应用抗生素可缩短病程。

【并发症】

1．肺肉质变（pulmonary carnification）　亦称机化性肺炎。由于肺内炎性病灶中中性粒细胞渗出过少，释放的蛋白酶量不足以溶解渗出物中的纤维素，大量未能被溶解吸收的纤维素即被肉芽组织取代而机化，病变肺组织呈褐色肉样外观，故称肺肉质变（图 6-9）。

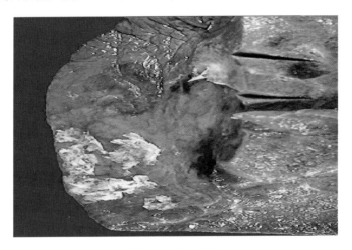

图 6-9　肺肉质变

2．胸膜肥厚和粘连　大叶性肺炎时病变常累及局部胸膜伴发纤维素性胸膜炎，若胸膜及胸膜腔内的纤维素不能被完全溶解吸收发生机化，则致胸膜增厚或粘连。

3．肺脓肿及脓胸　当病原菌毒力强或机体抵抗力低下时，由金黄色葡萄球菌和肺炎链球菌混合感染者，易并发肺脓肿，并常伴有脓胸。

4．败血症或脓毒败血症　严重感染时，细菌侵入血液大量繁殖并产生毒素所致。

5．感染性休克　见于重症病例，是大叶性肺炎的严重并发症。主要表现为严重的全身中毒症状和微循环衰竭，故又称中毒性或休克性肺炎，临床较易见到，死亡率较高。

（二）小叶性肺炎（lobular pneumonia）

是主要由化脓性细菌引起，以肺小叶为病变单位的急性化脓性炎症。病变常以细支气管为中心，故又称支气管肺炎。主要发生于小儿、体弱老人及久病卧床者。

　知识链接

肺炎属于儿科的常见疾病，临床以发热、咳嗽、气急、鼻翼煽、呼吸困难和三四征、肺部细湿啰音为主要表现。但并非所有表现为咳嗽和呼吸困难的患儿均是肺炎，肺炎只占其中一部分，相当部分是毛细支气管炎和哮喘。小儿肺炎多见于婴幼儿，2岁以下因肺炎住院者较其他年龄高数倍，甚至可达10倍以上；一年四季均可发病，而以冬春季节气候变化时发病率尤高。多发于上呼吸道感染之后，也可继发于一些呼吸道传染病。体质虚弱和营养不良小儿患本病后，病程较长，病情亦重，易合并心力衰竭。

【病因和发病机制】

小叶性肺炎大多由细菌引起，常见的致病菌有葡萄球菌、肺炎链球菌、嗜血流感杆菌、肺炎克雷伯杆菌、链球菌、铜绿假单胞菌及大肠埃希菌等。小叶性肺炎的发病常与上述细菌中致病力较弱的菌群有关，它们通常是口腔或上呼吸道内的常驻菌群。其中致病力较弱的4、6、10型肺炎链球菌是最常见的致病菌。当患传染病或营养不良、恶病质、昏迷、麻醉和手术后等状况下，由于机体抵抗力下降，呼吸系统防御功能受损，这些细菌就可能侵入通常无菌的细支气管及末梢肺组织生长繁殖，引起小叶性肺炎。因此，小叶性肺炎常是某些疾病的并发症，如麻疹后肺炎、手术后肺炎、吸入性肺炎、坠积性肺炎等。

【病理变化】

肉眼观：双肺表面和切面散在分布灰黄、质实病灶，以下叶和背侧多见。病灶大小不一，直径多在0.5～1cm（相当于肺小叶），形状不规则，病灶中央常可见病变细支气管的横断面（图6-10）。严重病例，病灶可互相融合成片，甚或累及整个大叶，发展为融合性支气管肺炎，一般不累及胸膜。

镜下观：不同的发展阶段，病变的表现和严重程度不一致。早期，病变的细支气管黏膜充血、水肿，表面附着黏液性渗出物，周围肺组织无明显改变或肺泡间隔仅有轻度充血。随病情进展，病灶中支气管、细支气管管腔及其周围的肺泡腔内出现较多中性粒细胞、少量红细胞及脱落的肺泡上皮细胞，病灶周围肺组织充血，可有浆液渗出，部分肺泡过度扩张（代偿性肺气肿）（图6-11）。

【临床病理联系】

因小叶性肺炎多为其他疾病的并发症，其临床症状常被原发疾病所掩盖，但发热、咳嗽和咳痰仍是通常最常见的症状。支气管黏膜受炎症及渗出物的刺激引起咳嗽，痰液往往为黏液脓性或脓性。因病变常呈小灶性分布，故肺实变体征不明显，X线检查则可见肺内散在不规则小片状或斑点状模糊阴影。由于病变部位细支气管和肺泡腔内含有渗出物，听诊可闻及湿啰音。

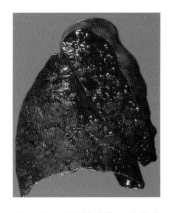

图 6-10　小叶性肺炎（大体）

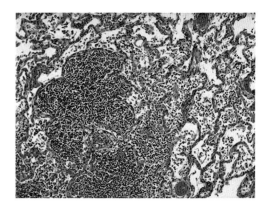

图 6-11　小叶性肺炎
（HE 染色，低倍镜）

【结局和并发症】

经及时有效治疗，本病大多可以痊愈。婴幼儿、年老体弱者，特别是并发其他严重疾病者，预后大多不良。

小叶性肺炎的并发症远较大叶性肺炎多，且危险性也大，较常见的并发症有：

1．呼吸衰竭　炎症渗出可导致通气与换气功能障碍而引起呼吸衰竭，出现缺氧和二氧化碳潴留。

2．心力衰竭　如炎症范围广泛，肺组织缺氧而致细、小动脉痉挛，肺循环阻力增加，右心负担加重；又因缺氧和中毒使心肌变性，从而引起心力衰竭。

3．肺脓肿和脓胸　多见于金黄色葡萄球菌引起的小叶性肺炎。

4．支气管扩张症　支气管破坏严重且病程较长者，可导致支气管扩张症。

二、病毒性肺炎

病毒性肺炎（viral pneumonia）常由上呼吸道病毒感染向下蔓延所致。常见的病毒有流感病毒，其次为呼吸道合胞病毒、腺病毒、副流感病毒、麻疹病毒、单纯疱疹病毒及巨细胞病毒等。除流感病毒、副流感病毒外，其余病毒所致肺炎多见于儿童。此类肺炎发病可由一种病毒感染，也可由多种病毒混合感染或继发于细菌感染。临床症状差别较大，除有发热和全身中毒症状外，还表现为频繁咳嗽、气急和发绀等。

【病理变化】

病毒性肺炎主要表现为肺间质的炎症。

肉眼观：病变常不明显，病变肺组织因充血水肿而轻度肿大。

镜下观：通常表现为肺泡间隔明显增宽，其内血管扩张、充血，间质水肿及淋巴细胞、单核细胞浸润，肺泡腔内一般无渗出物或仅有少量浆液。病变较严重时，肺泡腔内则出现由浆液、少量纤维素、红细胞及巨噬细胞混合成的渗出物，甚至可见肺组织的坏死。由流感病毒、麻疹病毒和腺病毒引起的肺炎，其肺泡腔内渗出的浆液性渗出物常浓缩成薄层红染的膜状物贴附于肺泡内表面，即透明膜形成。细支气管上皮和肺泡上皮也可增生、肥大，并形成多核巨细胞。如麻疹性肺炎时出现的巨细胞较多，又称巨细胞肺炎。在增生的上皮细胞和多核巨细胞内可见病毒包涵体。病毒包涵体呈圆形或椭圆形，相当于红细胞大小。其周围常有一清晰的透明晕，其在细胞内出现的位置常因感染病毒的种类不同而异。腺病毒、单纯疱疹病毒和巨细胞病毒感染时，病毒包涵体出现于上皮细胞的核内并呈嗜碱性（图6-12）；呼吸道合胞病毒感染时，出现于胞质（嗜酸性）；麻疹肺炎时则胞核和胞质内均可见到。检见病毒包涵体是病理组织学诊断病毒性肺炎的重要依据。

病毒性肺炎若为混合性感染引起，如麻疹病毒合并腺病毒感染，或继发细菌性感染，则其病变更为严重和复杂，病灶可呈小叶性、节段性和大叶性分布，且支气管和肺组织可出现明显的坏死、出血，或混杂有化脓性病变，从而掩盖了病毒性肺炎的病变特征。

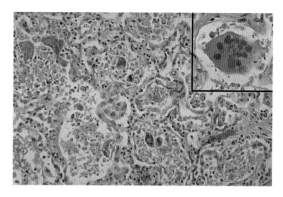

图6-12 病毒包涵体
（HE 染色，低倍镜）

三、支原体肺炎

支原体肺炎（mycoplasmal pneumonia）是由肺炎支原体引起的一种间质性肺炎。寄生于人体的支原体有数十种，但仅有肺炎支原体对人体致病。儿童和青少年发病率较高，秋、冬季发病较多，主要经飞沫传播，常为散发性，偶尔流行。患者起病较急，多有发热、头痛、咽喉痛及顽固而剧烈的咳嗽、气促和胸痛，咳痰常不显著。听诊常闻及干、湿性啰音，胸部X线检查显示节段性纹理增强及网状或斑片状阴影。白细胞计数轻度升高，淋巴细胞和单核细胞增多。本病临床不易与病毒性肺炎鉴别，但可由患者痰液、鼻分泌物及咽拭子培养出肺炎支原体而诊断。大多数支原体肺炎预后良好。

【病理变化】

肺炎支原体感染可波及整个呼吸道，引起上呼吸道炎、气管炎、支气管炎及肺炎。肺部病变常累及一叶肺组织，以下叶多见，也偶可波及双肺。病变主要发生于肺间质，故病灶实变不明显，常呈节段性分布。

肉眼观：呈暗红色，切面可有少量红色泡沫状液体溢出，气管或支气管腔可有黏液性渗出物，胸膜一般不被累及。

镜下观：病变区内肺泡间隙明显增宽，血管扩张、充血；间质水肿伴大量淋巴细胞、单核细胞和少量浆细胞浸润，肺泡腔内无渗出物或仅有少量混有单核细胞的浆液性渗出液；小支气管、细支气管壁及其周围间质充血水肿及慢性炎性细胞浸润，伴细菌感染时可有中性粒细胞浸润。严重病例，支气管上皮和肺组织可明显坏死、出血。

考点： 大叶性肺炎及小叶性肺炎的病理变化、临床病理联系及合并症。

第五节 呼吸系统常见肿瘤

一、鼻咽癌

鼻咽癌（nasopharyngeal carcirloma，NPC）是鼻咽部上皮组织发生的恶性肿瘤。本病在我国广东、广西、福建等省（区），特别是珠江三角洲和西江流域发病率最高，有明显的地域性。男性患者多于女性，发病年龄多在 40 ～ 50 岁之间。临床症状为鼻衄、鼻塞、耳鸣、听力减退、复视、偏头痛和颈部淋巴结肿大等。

（一）病因和发病机制

鼻咽癌的病因尚未完全阐明，现有的研究表明，鼻咽癌的发病与下列因素有关。

1．EB 病毒　已知 EB 病毒（Epstein Barr virus，EBV）与鼻咽癌的关系密切，其主要证据为癌细胞内存在 EBV-DNA 和核抗原（EBNA）。90% 以上患者血清中有 EB 病毒核抗原、膜抗原和壳抗原等多种成分的相应抗体，特别是 EB 病毒壳抗原的 IgA 抗体阳性率可高达 97%，具有一定的诊断意义。但 EB 病毒如何使上皮细胞发生癌变的机制尚不清楚，因而，EB 病毒是引发鼻咽癌的直接因素，还是间接或辅助因素尚有待确定。

2．遗传因素　流行病学调查已表明，鼻咽癌不仅有明显的地域性，部分病例亦有明显的家族性。高发区居民移居国外或外地后，其后裔的发病率仍远远高于当地人群，提示本病可能与遗传因素有关。

3．化学致癌物质　某些致癌的化学物质，如亚硝胺类、多环芳烃类及微量元素镍等与鼻咽癌的发病也有一定关系。

（二）病理变化

鼻咽癌最常发生于鼻咽顶部，其次是外侧壁和咽隐窝，前壁最少见；也有同时发生于两个部位，如顶部和侧壁。

早期鼻咽癌常表现为局部黏膜粗糙或略隆起，或形成隆起黏膜面的小结节，随后可发展成结节型、菜花型、黏膜下浸润型和溃疡型肿块。其中黏膜下浸润型之表面黏膜尚完好或仅轻度隆起，而癌组织在黏膜下已广泛浸润甚或转移至顶部淋巴结，故此类患者常以颈部淋巴结肿大为最早出现的临床症状。鼻咽癌以结节型最多见，其次为菜花型。

鼻咽癌绝大多数起源于鼻咽黏膜柱状上皮的储备细胞，少数来源于鳞状上皮的基底细胞。柱状上皮中的储备细胞是一种原始的具有多向分化潜能的细胞，既可分化为柱状上皮，又可分化为鳞状上皮，以致鼻咽癌的组织构象复杂，分类意见难以统一，迄今尚无完善的病理学分类。现将较常见的鼻咽癌组织学类型按其组织学特征及分化程度分述如下：

1．鳞状细胞癌　根据癌细胞的分化程度可将其分为分化性和未分化性两类。

（1）分化性鳞状细胞癌：此型为鼻咽癌中最常见类型，且与 EB 病毒感染关系密切。可分为角化型和非角化型鳞癌。前者也称高分化鳞癌。其癌巢内细胞分层明显，可见细胞内角化，棘细胞间有时可见细胞间桥，癌巢中央可有角化珠形成。非角化型鳞癌又称低分化鳞癌，其癌巢内细胞分层不明显，细胞大小形态不一，常呈卵圆形、多角形或梭形，细胞间无细胞间桥，无细胞角化及角化珠形成。

（2）未分化性鳞状细胞癌：有两种形态学表现。一类为泡状核细胞癌，癌细胞呈片状或不规则巢状分布，境界不如分化性癌清晰。癌细胞胞质丰富，境界不清，常呈合体状；细胞核大，圆形或卵圆形，空泡状，有 1 ～ 2 个大而明显的核仁，核分裂象少见；癌细胞或癌巢间有较多淋巴细胞浸润。该型占鼻咽癌总数 10% 左右，对放射治疗敏感。另一类为未分化鳞癌的小细胞癌，胞质少，呈小圆形或短梭形，弥漫分布，无明显的巢状结构。此型易与恶性淋巴瘤及其他小细胞性肿瘤如未分化横纹肌肉瘤、神经母细胞瘤等混淆，必要时可分别作 CK（细胞角蛋白）、LCA（白细胞共同抗原）、结蛋白和 NF（神经微丝蛋白）等的免疫组化染色或电镜检查以资鉴别。

2．腺癌　少见。主要来自鼻咽黏膜的柱状上皮，也可来自鼻咽部小腺体。高分化者表现为柱状细胞腺癌或乳头状腺癌；低分化腺癌癌巢不规则，腺样结构不明显，癌细胞小。

（三）扩散途径

1．直接蔓延　癌组织呈侵袭性生长，向上蔓延可破坏颅底骨质侵入颅内，损伤Ⅱ～Ⅵ对脑神经；向下侵犯梨状隐窝、会厌及喉上部；向外侧可破坏耳咽管侵入中耳；向前可蔓延至鼻腔甚或眼眶，也可由鼻腔向下破坏硬腭和软腭；向后则可破坏上段颈椎、脊髓。

2．淋巴道转移　鼻咽黏膜固有膜内淋巴组织丰富，富含淋巴管网，故早期常发生淋巴道转移。癌细胞经咽后壁淋巴结转移至颈上深部淋巴结，患者常在胸锁乳头肌后缘上1/3和2/3交界处皮下出现无痛性结节，并有一半以上的患者以此作为首发症状而就诊。此时，原发病灶尚小，其相关症状缺如或不明显；颈淋巴结转移一般发生在同侧，对侧极少发生；后期可双侧都受累，若相邻淋巴结同时受累则可融合成巨大肿块。颈部肿大淋巴结还可压迫第Ⅳ～Ⅺ对脑神经和颈交感神经引起相应症状。

3．血行转移　较晚发生。常可转移至肝、肺、骨以及肾、肾上腺和胰等器官和组织。

（四）结局

鼻咽癌因早期症状常不明显，易被忽略，确诊时已多是中、晚期，常有转移，故治愈率低。本病的治疗以放疗为主，其疗效和预后与病理组织学类型有关。恶性程度高的低分化鳞状细胞癌和泡状核细胞癌对放疗敏感，经治疗后病情可明显缓解，但较易复发。

二、肺癌

肺癌（carcinoma of the lung）是最常见的恶性肿瘤之一，近半个世纪以来，肺癌的发病率和死亡率一直呈明显上升趋势。据统计，在多数发达国家居恶性肿瘤首位，在我国多数大城市肺癌的发病率和死亡率也居恶性肿瘤的第1位或第2位。90%以上患者发病年龄超过40岁，以40～70岁为高峰。近年来女性吸烟者不断增多，患者男女之比已由4∶1上升到1.5∶1。

（一）病因和发病机制

肺癌的病因复杂，目前认为主要与以下因素有关：

1．吸烟　现世界公认吸烟是肺癌致病的最危险因素之一。大量研究已证明，吸烟者肺癌的发病率比普通人高20～25倍，且与吸烟的量和吸烟时间的长短呈正相关。香烟燃烧的烟雾中含有的化学物质超过上千种，通过降低焦油含量或加用过滤嘴使烟草中致癌成分发生改变，则肺癌的组织学类型也能发生变化，更证明吸烟与肺癌发生密切相关。其中已确定的致癌物质有苯并（a）芘、尼古丁、焦油等。

2．空气污染　大城市和工业区肺癌的发病率和死亡率都较高，主要与交通工具或工业排放的废气或粉尘污染空气密切相关，污染的空气中苯并（a）芘、二乙基亚硝胺及砷等致癌物的含量均较高。有资料表明，肺癌的发病率与空气中苯并（a）芘的浓度呈正相关。此外，吸入家居装饰材料散发的氡及氡子体等物质也是肺癌发病的危险因素。

3．职业因素　从事某些职业的人群，如长期接触放射性物质（铀）或吸入含石棉、镍、砷等化学致癌粉尘的工人，肺癌发生率明显增高。

目前，已知各种致癌因素主要是作用于基因，引起基因改变而导致正常细胞癌变。

（二）病理类型

1．大体类型　根据肿瘤在肺内分布部位，可将肺癌分为中央型、周围型和弥漫型三个主要类型。这种分型与临床X线分型基本一致。

（1）中央型（肺门型）　肺癌发生于主支气管或叶支气管，在肺门部形成肿块，此型最常见，占肺癌总数的60%～70%。早期，病变气管壁可弥漫增厚或形成息肉状或乳头状肿物突向管腔，使气管腔狭窄或闭塞。随病情进展，肿瘤破坏气管壁向周围肺组织浸润、扩展，在肺门部形成包绕支气管的巨大肿块（图6-13）。同时，癌细胞经淋巴管转移至支气管旁和肺门淋巴结，肿大的淋巴结常与肺门肿块融合。

（2）周围型　此型起源于肺段或其远端支气管。该型占肺癌总数的30%～40%。在靠近肺膜的肺周边部形成孤立的结节状或球形癌结节，直径通常在2～8cm，与支气管的关系

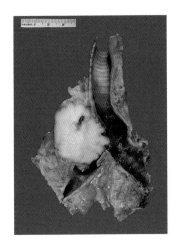

图6-13　中央型肺癌

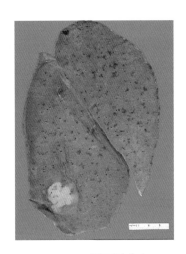

图6-14　周围型肺癌

不明显（图6-14）。发生淋巴结转移常较中央型晚，但可侵犯胸膜。

（3）弥漫型　该型较少见，仅占全部肺癌的2%～5%。癌组织起源于末梢的肺组织，沿肺泡管及肺泡弥漫性浸润生长，形成多数粟粒大小结节布满大叶的一部分或全肺叶；也可形成大小不等的多发性结节散布于多个肺叶内，易与肺转移癌混淆。

2. 组织学类型　肺癌组织学表现复杂多样，分类方法长期以来未能取得一致，目前较为完善的是1999年由世界卫生组织（WHO）提出的肺癌分类。该分类方法将肺癌分为鳞状细胞癌、腺癌、腺鳞癌、小细胞癌、大细胞癌和肉瘤样癌等6个基本类型：

（1）鳞状细胞癌：为肺癌中最常见的类型，占肺癌手术切除标本的60%以上，其中80%～85%为中央型肺癌。患者绝大多数为中老年人且大多有吸烟史。该型多发生于段以上大支气管，纤维支气管镜检查易被发现。根据分化程度，又可分为高分化、中分化和低分化鳞癌。高分化者，癌巢中有角化珠形成，常可见到细胞间桥；中分化时有细胞角化，但无角化珠形成，可有细胞间桥；低分化鳞癌癌巢界限不甚明显，细胞异型性大，无细胞内角化及角化珠。电镜下可见鳞状细胞特征性的张力微丝束及细胞间桥粒连接，数量多少不等，分化愈好，数量也愈多。免疫组化染色高分子角蛋白阳性。

（2）腺癌：肺腺癌的发病率仅次于鳞癌，近年来统计资料表明，其发病率有明显升高趋势，部分地区两者的发病率已不相上下。肺腺癌女性患者相对多见，约占一半以上。肺腺癌通常发生于较小支气管上皮，故大多数为周围型肺癌。肿块通常位于胸膜下，境界不甚清晰，常累及胸膜。腺癌伴纤维化和瘢痕形成较多见，有人称此为瘢痕癌，并认为是对肿瘤出现的间质胶原纤维反应。肺腺癌临床治疗效果及预后不如鳞癌，手术切除后5年存活率不到

10%。镜下癌组织分化程度不等，分化最好者为细支气管肺泡癌。此型肉眼观多为弥漫型或多结节型，镜下见癌细胞沿肺泡壁、肺泡管壁，有时也沿细支气管壁呈单层或多层生长、扩展，形似腺样结构，常有乳头形成；肺泡间隔大多未被破坏，故肺泡轮廓依然保留。分化中等的肺腺癌常有的形态学特征是有腺管或乳头形成及黏液分泌，根据它们在癌组织中所占比例又可分为腺泡型、乳头状和实体黏液细胞型等亚型。低分化肺腺癌常无腺样结构，呈实心条索状，分泌现象少见，细胞异型明显。

（3）腺鳞癌：较少见，仅占肺癌总数的10%左右。肺癌组织内含有腺癌和鳞癌两种成分。且在数量上大致相等。现认为此型肺癌发生于支气管上皮的具有多种分化潜能的干细胞，故可分化形成两种不同类型的癌组织。

（4）小细胞癌：小细胞肺癌又称小细胞神经内分泌癌，过去称为小细胞未分化癌。此类型占全部肺癌的10%～20%，是肺癌中恶性程度最高的一型，生长迅速，转移早，存活期大多不超过1年，手术切除效果差，但对放疗及化疗敏感。患者多为中、老年人，80%以上为男性，且与吸烟密切相关。小细胞癌多为中央型，常发生于大支气管，向肺实质浸润生长，形成巨块。镜下观：癌细胞小，常呈圆形或卵圆形，似淋巴细胞，但体积较大；也可呈梭形或燕麦形，胞质少，似裸核，癌细胞呈弥漫分布或呈片状、条索状排列，称燕麦细胞癌。

（5）大细胞癌：大细胞肺癌也称为大细胞未分化癌，占肺癌总数15%～20%。半数大细胞癌发生于大支气管，肿块常较大。镜下观：癌组织常呈实性团块或片状，或弥漫分布。癌细胞体积大，胞质丰富，通常均质淡染，也可呈颗粒状或胞质透明；核圆形、卵圆形或不规则形，染色深，异型明显，核分裂像多见。光镜下癌组织无任何腺癌或鳞癌分化的组织学形态特点，但电镜证实其为低分化腺癌或鳞癌，其中前者更多见。也有部分大细胞癌呈神经内分泌分化，故又称之为大细胞神经内分泌癌。大细胞肺癌恶性程度高，生长迅速，转移早而广泛，生存期大多在1年之内。

（三）扩散途径

1. 直接蔓延 中央型肺癌常直接侵犯纵隔、心包及周围血管，或沿支气管向同侧甚至对侧肺组织蔓延。周围型肺癌可直接侵犯胸膜并侵入胸壁。

2. 转移 肺癌淋巴道转移常发生较早，且扩散速度较快。癌组织首先转移到支气管旁、肺门淋巴结，再扩散到纵隔、锁骨上、腋窝及颈部淋巴结。周围型肺癌的癌细胞可进入胸膜下淋巴丛，形成胸膜下转移灶并引起胸腔血性积液。血行转移常见于脑、肾上腺、骨等器官和组织，也可转移至肝、肾、甲状腺和皮肤等处。

（四）临床病理联系

肺癌常因早期症状不明显而失去及时就诊机会。部分患者因咳嗽、痰中带血、胸痛、特别是咯血而就医，此时疾病多已进入中晚期。患者的症状和体征与肿瘤部位、大小及扩散的范围有关，癌组织压迫支气管可引起远端肺组织局限性萎缩或肺气肿，若合并感染则引发化脓性炎或脓肿形成，癌组织侵入胸膜除引起胸痛外，还可致血性胸水；侵入纵隔可压迫上腔静脉，导致面、颈部浮肿及颈胸部静脉曲张。位于肺尖部的肿瘤常侵犯交感神经丛，引起病侧眼睑下垂、瞳孔缩小和胸壁皮肤无汗等交感神经麻痹症状；侵犯臂丛神经可出现上肢疼痛和肌肉萎缩等。神经内分泌型肺癌，因可有异位内分泌作用而引起副肿瘤综合征，尤其是小细胞肺癌能分泌大量5-羟色胺而引起类癌综合征，表现为支气管痉挛、阵发性心动过速、水样腹泻和皮肤潮红等。

肺癌患者预后大多不良，早发现、早诊断、早治疗对于提高治愈率和生存率至关重要。

40 岁以上，特别是长期吸烟者，若出现咳嗽、气急、痰中带血和胸痛或刺激性咳嗽、干咳无痰等症状应高度警惕并及时进行 X 线、痰液细胞学检查、纤维支气管镜检查及活体组织病理检查，以期尽早发现，提高治疗效果。

知识链接

预防呼吸系统癌症首先要去除致癌因素。据统计，吸烟较不吸烟者肺癌发病率约高出15 倍。吸烟也与鼻咽癌、喉癌有关。同时还应重视环境卫生、消除污染。凡是接触致癌因素以及老肺结核、慢性炎症患者，要做定期身体检查。此外，胸襟开阔、精神愉快、注意饮食起居卫生，睡觉不蒙头、清晨选好环境做呼吸操等，也是预防呼吸系统癌症的重要措施。

考点： 鼻咽癌病理变化；肺癌病理类型及临床病理联系。

小结	慢性支气管炎是指因反复感染、长期物理或化学刺激，引起的气管、支气管黏膜及其周围组织的慢性非特异性炎症。临床上以咳嗽、咳痰或伴有喘息等反复发作为主要症状，每年持续 3 个月左右，连续 2 年以上。 肺气肿是指末梢肺组织因含气量过多伴肺泡间隔破坏，肺组织弹性减弱，导致肺体积膨大、功能降低。 肺心病是因慢性肺疾病、肺血管及胸廓的病变引起肺循环阻力增加，肺动脉压升高而导致以右心室壁肥厚、心腔扩大甚至发生右心衰竭的心脏病。 大叶性肺炎常由肺炎链球菌引起，以纤维素渗出为主，左肺下叶最常见。典型病变有：充血水肿期、红色肝样变期、灰色肝样变期和溶解消散期四期改变。小叶性肺炎病变属化脓性炎症，呈灶状分布，以两肺下叶、背侧较为常见。小叶性肺炎的并发症远较大叶性肺炎多，常见并发症有呼吸衰竭、心力衰竭、支气管扩张症、肺脓肿和脓胸。 肺癌：肉眼类型：中央型、周围型、弥漫型。组织学类型：鳞状细胞癌、小细胞癌、腺癌、大细胞癌、肉瘤样癌、腺鳞癌。

（贺岭风）

第七章　消化系统疾病

学习目标

1. 归纳慢性萎缩性胃炎的病变特点；胃溃疡的病变及合并症；病毒性肝炎的病变；门脉性肝硬化的病因、病变及临床病理联系。
2. 说出慢性胃炎的类型及病变；胃溃疡的病因、机制及结局；病毒性肝炎的类型及临床病理联系；胃癌和肝癌的病变、转移及临床病理联系。
3. 知道食管癌、结肠癌的病变及转移。

病理案例

　　患者，男，41岁，反复上腹痛3年余，突发剧烈腹痛2小时入院就诊。患者3年来常感上腹痛，尤其进食后。2小时前进食及饮酒后，突感上腹刀割样剧痛，很快出现全腹痛。

　　查体：体温38.2℃，脉搏98次/分，呼吸25次/分，血压110/70mmHg。急性病容，心肺未见异常，全腹压痛、反跳痛，呈板状腹。叩诊肝浊音界不清，肠鸣音弱。辅助检查：血红蛋白120g/L，红细胞$5.1×10^{12}$/L，白细胞$12×10^9$/L，中性粒细胞85%。立位腹部X线平片：右膈下可见游离气体。行急诊手术，开腹后见胃小弯处一圆形缺损，腹腔内有胃内容物，行胃大部切除术并送病理检查。病理检查：胃小弯近幽门部有一圆形缺损，直径约2.0cm，缺损中间有一直径约1.0cm的部位完全穿透，缺损处边缘整齐，周围黏膜皱襞放射状排列。镜检：缺损底部残余组织表面为由中性粒细胞和纤维素构成的炎性渗出物，其下依次为坏死组织、肉芽组织、瘢痕组织。并可见小动脉增生性动脉内膜炎改变及球状增生的神经纤维。

　　思考：本例患者的病理诊断及主要诊断依据。

　　消化系统包括消化管和消化腺两部分。消化管包括口腔、食管、胃、小肠、大肠、肛门，消化腺包括唾液腺、肝、胰腺及消化管的黏膜腺体。其分别具有摄取食物、消化和排泄的功能；分泌消化液、解毒、内分泌的功能。当各种致病因素刺激消化器官，则易引起消化系统发生病变，包括炎症性疾病和肿瘤等。

第一节　慢性胃炎

　　胃炎（gastritis）为胃黏膜炎症性病变，因胃黏膜的保护屏障遭到破坏而引起，包括急性胃炎和慢性胃炎两大类，后者较常见。

一、病因和发病机制

　　慢性胃炎的致病因素尚未完全明了，但目前普遍认为与以下4种因素有关：①幽门螺杆菌（helicobacter pylori，Hp）感染；②十二指肠液反流；③自身免疫损伤；④慢性刺激。

二、病理类型和病变

（一）慢性浅表性胃炎（chronic superficial gastritis）

又称慢性单纯性胃炎，病变多发生于胃窦部，最常见。

胃镜检查：胃黏膜充血、水肿，表面可有灰白色或灰黄色黏液性分泌物覆盖，并可见散在糜烂和点状出血。病灶可呈弥漫状或多灶状。

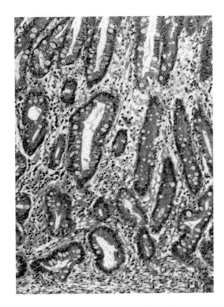

图 7-1 慢性萎缩性胃炎

黏膜腺体萎缩、变小，有弥漫性淋巴细胞和浆细胞浸润，伴肠上皮化生(HE染色,低倍镜)

镜下观：胃黏膜浅层主要为淋巴细胞和浆细胞浸润，活动期可见中性粒细胞。根据炎细胞浸润深度分为轻度（仅累及黏膜的上 1/3）、中度（累及黏膜的 1/3 ~ 2/3）、重度（累及黏膜的 2/3 以上）。

（二）慢性萎缩性胃炎（chronic atrophic gastritis）

多发生于中年以上患者，易累及胃窦部。胃镜见黏膜变薄，皱襞平坦或消失；颜色由正常的橘红色转变为灰白或灰黄色，黏膜下血管清晰可见。

镜下观：胃黏膜有弥漫性淋巴细胞、浆细胞浸润；胃黏膜变薄，固有腺体萎缩、变小、数目减少，有时可见腺体囊性扩张；腺上皮化生。腺上皮化生主要有 2 种：

（1）假幽门腺化生（pseudoploric metaplasia）：即胃底部和胃体部腺体的壁细胞和主细胞被类似幽门腺的黏液分泌细胞所取代的现象。

（2）肠上皮化生（intestinal metaplasia）：是胃黏膜腺上皮被肠腺上皮所取代的现象，此种化生较多见（图7-1）。

考点： 肠上皮化生和假幽门腺化生的概念。

知识链接

肠上皮化生可分为两种：

（1）完全性肠化生即Ⅰ型肠化生：完全性肠化生与小肠上皮相似，化生的上皮有杯状细胞、吸收上皮和潘氏细胞。

（2）不完全性肠化生即Ⅱ型肠化生：又分为Ⅱa 和Ⅱb 两型。Ⅱa 型化生的上皮与胃隐窝上皮细胞相似，Ⅱb 型化生的上皮与结肠上皮相似。目前认为Ⅱb 型化生与胃癌的发病相关性较大。

（三）肥厚性胃炎（hypertrophic gastritis）

也称 Menetrier 病，病变常累及胃底和胃体。

肉眼观：胃黏膜皱襞显著肥厚、加深如脑回状。

镜下观：胃小凹伸长、下延，可达黏膜肌层，黏液分泌细胞增多，腺体增生、肥大，炎症反应不明显。

（四）其他特殊类型胃炎

疣状胃炎、嗜酸细胞性胃炎、肉芽肿性胃炎、淋巴细胞性胃炎。

考点： 慢性胃炎的各型特点。

第二节 消化性溃疡

消化性溃疡（peptic ulcer）是由于胃和十二指肠黏膜因酸性消化液作用而引起的慢性溃疡性病变，是胃和十二指肠的常见疾病。其中，十二指肠溃疡占70%，胃溃疡占25%，如胃与十二指肠溃疡同时发生则称复合性溃疡，约占5%。本病多见于青壮年，反复发生或成慢性经过。主要症状为上腹部长期性、周期性和节律性疼痛，胃溃疡常表现为进食后痛，十二指肠溃疡则为空腹痛。

一、病因及发病机制

目前普遍认为由于胃黏膜自身屏障作用遭到破坏，进而发生溃疡病。

1．Hp感染　为重要因素。Hp可破坏胃及十二直肠黏膜防御屏障，能分泌蛋白酶、磷脂酶、尿素酶等，造成黏膜上皮损伤、胃酸直接接触上皮并进入黏膜内。

2．神经、内分泌功能失调　胃溃疡时迷走神经兴奋性下降，胃蠕动减弱，胃泌素分泌亢进，促进胃酸分泌；十二指肠溃疡时迷走神经兴奋性增高，刺激胃腺分泌胃酸。胃酸分泌过多能直接导致黏膜损伤，这在十二指肠溃疡发生中作用更为重要。

3．胃排空延缓、胆汁反流　可使胃黏膜与胃液接触时间延长，促进自身消化作用。

4．其他因素　如吸烟、高钙血症、长期服用非甾体类抗炎药、遗传因素等均可能促使溃疡发生。十二指肠溃疡患者中O型血者较多，这可能与Hp易于黏附至表达O型血抗原的细胞有关。

知识链接

胃黏膜表面防御屏障包括：

（1）黏液-碳酸氢盐屏障：隔离和中和酸性胃液，避免胃液与胃黏膜直接接触而引起的自身消化。

（2）黏膜上皮屏障：黏膜上皮受到损伤后可迅速增生，保证了黏膜的完整性。

（3）胃黏膜有丰富的血液循环，可及时消除局部损伤因子，保持局部微环境稳定。

二、病理变化

肉眼观：胃溃疡多位于胃小弯近幽门部，尤为胃窦部，多为单个，直径一般在2cm以内，圆形或椭圆形。溃疡边缘整齐，如刀切一般，底部平坦。溃疡深浅不一，较浅者仅累及黏膜下层，而深者可以达到肌层甚至浆膜层。由于胃的蠕动，溃疡近贲门侧往往较深，呈潜掘状，近幽门侧则较浅，呈斜坡状，切面斜漏斗形。表面常覆盖灰白或灰黄色分泌物，周围黏膜皱襞向溃疡处呈放射状排列（图7-2）。

十二指肠溃疡的形态特点与胃溃疡相似，直径多在1cm以内，发生部位多位于十二指肠球部前壁或后壁。

考点：胃溃疡与十二指肠溃疡的好发部位。

镜下观：溃疡的底部由浅至深可分为4层：

（1）渗出层：为少量炎性渗出物，其内含有中性粒细胞和纤维素等。

（2）坏死层：由坏死的细胞、组织碎片和纤维素样物质构成。

（3）肉芽组织层：由新生的毛细血管和成纤维细胞构成。

（4）瘢痕层：其内可见小动脉的管壁增厚、管腔狭窄，并有血栓形成，此为增殖性动脉内膜炎改变。这种改变可防止血管破裂，但同时也使局部血供不畅，不利于溃疡面的愈合。溃疡底部神经纤维常发生变性、断裂和增生扭曲呈小球状，即为创伤性神经瘤，导致患者疼痛（图7-3）。

考点：溃疡的镜下分层。

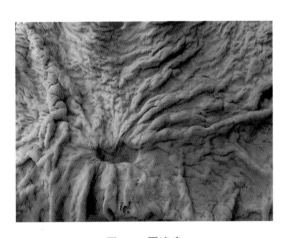

图7-2　胃溃疡
溃疡椭圆形，边缘整齐，底部平坦，周围黏膜放射状排列

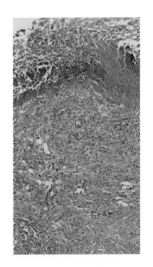

图7-3　消化性溃疡
溃疡底部分层为渗出层、坏死层、肉芽组织层、瘢痕层
（HE染色，低倍镜）

三、并发症

1．出血　最常见，约1/3患者可发生，此为溃疡底部毛细血管破裂引起。出血少时仅表现为大便潜血试验阳性，而较大血管破裂时则表现为呕血和黑便，甚至可因失血性休克造成死亡。

2．穿孔　发生率约为5%，以十二指肠溃疡为多见，可引起急性弥漫性腹膜炎。患者出现剧烈腹痛、板状腹，甚至出现感染、休克症状。若慢性穿孔，在穿孔前已经与邻近器官粘连、包裹，则形成局限性腹膜炎。

3．幽门狭窄　发生率为2%～3%。幽门处的溃疡由于黏膜充血、水肿，幽门括约肌痉挛以及局部的瘢痕收缩而引起幽门狭窄。

4．癌变 长期胃溃疡者癌变率约为1%，十二指肠溃疡几乎不发生癌变。

考点： 溃疡病的并发症有哪些。

第三节 病毒性肝炎

病毒性肝炎（viral hepatitis） 是一组由肝炎病毒引起的传染病，主要病变为肝细胞变性、坏死。本病具有发病率高，流行地区广泛，传染性强，危害性大的特点。

一、病因及发病机制

已经明确的能导致肝炎的病毒包括甲、乙、丙、丁和戊型，此外现在还发现有庚型肝炎病毒。目前研究较多的为乙型肝炎病毒（HBV），认为 $CD8^+$ T 淋巴细胞对肝细胞的杀伤作用与 HBV 引起的肝损害有直接关系。研究发现，$CD8^+$ T 淋巴细胞能识别肝细胞膜上的病毒抗原并与其结合，通过细胞毒作用，使受感染的肝细胞变性和死亡。而且，HBV 感染引起的自身免疫反应和免疫复合物沉积也与肝损害有关：肝细胞感染 HBV 后，暴露的肝特异性脂蛋白抗原可作为自身抗原，诱导机体产生自身免疫反应，引起肝细胞损伤；HBV 抗原在与相应抗体结合后形成免疫复合物，通过激活补体系统引起肝细胞损伤。不同类型的肝炎病毒引起肝损害的机制不完全相同。

知识链接

各型肝炎病毒比较

病毒类型	HAV	HBV	HCV	HDV	HEV	HGV
肝炎类型	甲型	乙型	丙型	丁型	戊型	庚型
病毒大小	27～32nm	42nm	30～60 nm	35～37 nm	27～34 nm	50～100 nm
病毒性质	小 RNA	DNA	单链 RNA	缺陷病毒	单链 RNA	单链 RNA
主要传播途径	消化道	密切接触 输血、注射	密切接触 输血、注射	密切接触 输血、注射	消化道	输血、注射
潜伏期	2～6 周	4～26 周	2～26 周	4～20 周	2～8 周	不详
主要发病机制	细胞直接损伤	免疫损伤	免疫损伤	免疫损伤	直接和免疫损伤	不详
转成慢性肝炎	无	5%～10%	>70%	<5%	罕见	无
发生肝癌	无	有	有	有	无	无

二、基本病理变化

所有肝炎的病变都是以肝细胞的变性、坏死为主，并可伴不同程度的炎细胞浸润、肝细胞再生及间质纤维结缔组织增生。

（一）肝细胞变性

1．水变性 又称细胞水肿，肝细胞受损后细胞内水分增多，引起细胞体积增大。肝细胞肿胀、胞浆疏松呈网状、半透明，称胞浆疏松化。如继续加重，可呈球形，胞浆几乎完全透明，称为气球样变（ballooning change）。

2．嗜酸性变　一般仅累及单个或几个肝细胞，散在分布于肝小叶内。肝细胞体积变小，嗜酸性增强，胞浆浓缩，颗粒性消失。

3．脂肪变性　最常发生在丙型肝炎。

（二）肝细胞坏死

1．嗜酸性坏死　在嗜酸性变基础上，胞核进一步浓缩甚至消失，形成均质粉染的圆形小体，称为嗜酸性小体（acidophilic body），属于细胞凋亡（图7-4）。

2．点状或灶性坏死　仅累及几个或十几个肝细胞的坏死，可伴炎细胞浸润，常见于急性普通型肝炎（图7-5）。

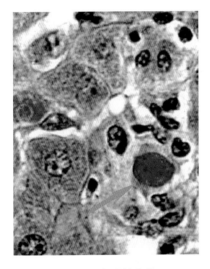

图7-4　嗜酸性小体

细胞浓缩成均匀粉染的圆形小体

（HE染色，低倍镜）

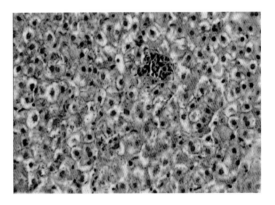

图7-5　灶性坏死

几个肝细胞坏死，伴有炎细胞浸润

（HE染色，低倍镜）

3．碎屑状坏死　肝小叶周边界板处的肝细胞，呈小片状坏死、崩解，并有淋巴细胞和浆细胞浸润，常见于慢性肝炎活动期。

4．桥接坏死　发生在两个中央静脉之间、两个汇管区之间或中央静脉与汇管区之间的坏死带，常见于中、重度慢性肝炎。

5．大块坏死　几乎累及整个肝小叶的大面积的肝细胞坏死灶，有大量炎细胞浸润及汇管区集中现象，常见于重型肝炎。

以上坏死除嗜酸性坏死外均属于溶解性坏死，由严重的细胞水肿发展而来，胞核固缩、溶解、消失。

考点： 各种变性和坏死的概念。

（三）炎细胞浸润

在汇管区或肝小叶内坏死区内有炎细胞浸润，主要是淋巴细胞和单核细胞，也见少量浆细胞及中性粒细胞。

（四）肝细胞再生

坏死灶邻近的肝细胞可通过分裂再生而得以修复。再生的肝细胞体积较大，核大而深染，有的可有双核。

（五）间质反应性增生与小胆管增生

1．枯否（Kupffer）细胞增生和肥大　增生的细胞一般呈梭形或多角形，胞浆丰富，突出于窦壁或脱入窦内成为游走的吞噬细胞，为肝内单核吞噬细胞系统的炎性反应。

2．肝星状细胞增生　肝星状细胞存在于窦状隙内，肝炎时能分化为肌纤维母细胞样细胞，具有合成并分泌胶原纤维的功能。当反复发生严重损伤时，产生大量纤维组织参与肝纤维化及肝硬化的形成。

3．小胆管增生　在慢性病例的汇管区和坏死灶内可见细小胆管增生。

考点：病毒性肝炎的基本病理变化包括哪些。

三、临床病理类型

通常把病毒性肝炎分为普通型肝炎和重型肝炎两大类，每类又可分为若干亚类。

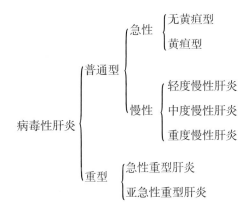

（一）急性（普通型）肝炎

此型最常见，临床分为黄疸型和无黄疸型两类，病变基本相同。黄疸型多见于甲型、丁型、戊型肝炎，病变略重，病程较短。我国以无黄疸型肝炎居多，主要由乙型肝炎病毒引起，一部分为丙型肝炎病毒。

肉眼观：肝体积增大、包膜紧张。

镜下观：见弥漫性肝细胞变性，可见胞浆疏松化和气球样变。肝小叶内见散在的点状坏死灶及嗜酸小体形成。汇管区及肝小叶内可见少量炎细胞浸润。黄疸型的坏死灶稍多及稍重一些，毛细胆管内有胆栓形成。

患者可有如下症状：

（1）肝区疼痛或压痛：肝细胞弥漫性变性肿胀，使肝体积增大及包膜紧张而引起。

（2）血清谷丙转氨酶升高：肝细胞坏死后，细胞内酶类释放入血，并有肝功能异常等表现。

（3）黄疸：肝细胞变性坏死后，胆红素的摄取、结合和分泌出现障碍，以及毛细胆管受压或有胆栓形成等所致。

多数可在半年内治愈，坏死的肝细胞可完全再生修复。乙型和丙型肝炎恢复较慢，少数病例可转变为慢性肝炎，甚至个别病例可转化为重型肝炎。

（二）慢性（普通型）肝炎

病毒性肝炎病程持续在半年以上者即为慢性肝炎，大多数为乙型肝炎。按其肝细胞坏死和纤维化程度、炎症活动度划分为轻、中、重度三型：

1．轻度慢性肝炎　肝细胞变性及点、灶状坏死，偶尔可见轻度碎屑状坏死，汇管区周围有少量纤维组织增生，但肝小叶结构仍清楚，且界板完整。

2．中度慢性肝炎　肝细胞坏死明显，出现中度碎屑状坏死及有特征性桥接坏死。小叶内可见纤维间隔，但小叶结构大部分保存。

3．重度慢性肝炎　有重度碎屑状坏死及大范围的桥接坏死，肝细胞不规则再生，伴有纤维组织增生分隔肝小叶。小叶结构紊乱，形成早期肝硬化。

毛玻璃样肝细胞　常见于乙型肝炎表面抗原（HBsAg）携带者和慢性肝炎患者的肝组织。肝细胞体积稍大，胞浆内充满嗜酸性细颗粒样物质，不透明似毛玻璃样，故称毛玻璃样肝细胞。

考点：毛玻璃样肝细胞的概念。

（三）重型病毒性肝炎

最严重，根据起病急缓及病变程度，分为急性重型肝炎和亚急性重型肝炎两种。

1．急性重型肝炎　少见。常见于青壮年，起病急骤，发展迅猛，病程大多数为10天左右，死亡率高，故临床上又称为暴发型、电击型或恶性肝炎。

肉眼观：肝体积显著缩小，以左叶为甚，重量减少到 600～800g。肝被膜皱缩，质地柔软，切面呈黄色或红褐色，部分区域可见红黄相间的斑纹状，因此又称急性黄色肝萎缩或急性红色肝萎缩。

镜下观：广泛的大块坏死，肝细胞溶解，肝索解离。肝窦明显扩张、充血及出血。Kupffer 细胞增生肥大，吞噬溶解的细胞碎屑及色素。小叶内及汇管区浸润的炎细胞以淋巴细胞和巨噬细胞为主。

临床病理联系：

（1）肝细胞性黄疸：由于胆红素大量入血所致。

（2）出血倾向：由于凝血因子合成减少所致。

（3）肝功能衰竭：体内代谢产物的解毒功能发生障碍所致，可引起肝性脑病。

（4）肝肾综合征（hepatorenal syndrome）：由于胆红素代谢障碍及血液循环障碍等引发。

（5）弥散性血管内凝血（DIC）：由于肝细胞坏死及毛细血管内皮细胞的损伤，激活凝血系统所致。

此病可致死亡，死因主要为肝功能衰竭（肝性脑病），其次为消化道大出血或急性肾衰竭等，或因 DIC 引发的严重出血。患者如能度过急性期，可发展为亚急性重型肝炎。

2．亚急性重型肝炎　多由急性重型肝炎迁延而来，或是呈亚急性经过，少数可由普通型肝炎恶化而来。病程可达 1 个月至数月。

肉眼观：肝体积缩小，包膜皱缩，呈黄绿色（胆汁淤积）。可形成大小不等的结节，质地略硬。切面见坏死区和肝细胞再生结节同时存在。

镜下观：肝细胞大片坏死，并有结节状再生的肝细胞。坏死区网状纤维支架塌陷及胶原化，再生的肝细胞呈不规则结节状，小叶的正常结构丧失。有明显的炎细胞浸润、小胆管增生及胆汁淤积形成胆栓。

此型肝炎如及时治疗，病变有停止发展和治愈的可能。病程迁延时间较长，则逐渐转变为坏死后性肝硬化，甚至引发肝功能衰竭。

第四节　肝硬化

肝硬化（liver cirrhosis）是肝细胞变性坏死，纤维组织增生和肝细胞结节状再生，这三种病变反复交错进行，从而使肝小叶结构改变和血液循环途径改建，肝变硬、变形。临床上可出现不同程度的门脉高压症和肝功能障碍，危害性较大。

肝硬化目前尚无统一的分类方法。国际上按形态学改变将肝硬化分为：大结节型、小结节型、大小结节混合型及不全分隔型。我国一般是将病因、病变特点及临床表现相结合，分为：门脉性、坏死后性、胆汁性、淤血性、寄生虫性和色素性肝硬化等。门脉性肝硬化最常见，其次为坏死后性肝硬化，其他类型则少见。

考点：肝硬化的概念。

一、门脉性肝硬化

门脉性肝硬化（portal cirrhosis）为最常见的类型，相当于国际形态学分类中的小结节型肝硬化。

（一）病因及发病机制

几种常见的致病因素：

（1）病毒性肝炎：在我国，病毒性肝炎尤其是乙型和丙型肝炎，是引起肝硬化的主要原因，肝硬化组织内 HBsAg 阳性率高达 76.7%。

（2）慢性酒精中毒：在欧美一些国家，长期酗酒是引起肝硬化的主要原因，占肝硬化的60% ~ 70%。

（3）营养不良：当食物中长期缺乏胆碱或蛋氨酸时，肝合成磷脂障碍，可引起脂肪肝，继而发展为肝硬化。

（4）毒物中毒：某些化学毒物如砷、四氯化碳、黄磷等，有较强毒性作用，可损伤肝细胞引起肝硬化。

当肝细胞坏死数量较少时，再生的肝细胞可沿原先的网状支架排列。而当坏死严重，原有的网状支架塌陷，再生的肝细胞失去依附，形成不规则的再生肝细胞团，同时纤维结缔组织增生。初期增生的纤维组织形成小的条索，但尚未互相连接形成间隔，此时肝小叶结构未发生改变，称为肝纤维化。如病变持续发展，汇管区和小叶中央区增生的纤维组织以及网状支架塌陷后形成的纤维组织互相连接，形成纤维间隔，包绕肝细胞团，形成假小叶。此病变伴随肝细胞的病变反复发生，最终形成弥漫全肝的假小叶，并使肝内血液循环改建和肝功能障碍而形成肝硬化。

知识链接

肝硬化时增多的胶原纤维主要来源：

（1）当大片肝细胞坏死后，肝索的网状纤维支架塌陷、聚集、胶原化。

（2）正常情况下，肝组织间质的胶原（Ⅰ型和Ⅲ型）主要分布在汇管区和小叶中央静脉周围。发生肝硬化时，胶原蛋白明显增多并沉积在肝小叶内。

（3）肝星状细胞增生活跃，可转化为肌纤维母细胞样细胞，产生大量胶原。

（二）病理变化

肉眼观：在早、中期，肝体积正常或稍增大，晚期肝体积明显缩小，重量减轻，硬度增加，肝表面呈颗粒状或小结节状，结节大小基本一致，直径多在 0.15 ~ 0.5cm 之间，最大不超过 1.0cm，弥漫分布。结节呈圆形或椭圆形，被纤维结缔组织包绕，界限清楚（图 7-6）。

镜下观：正常肝小叶结构破坏，广泛增生的纤维组织将肝小叶分割包绕成大小不等、圆形或椭圆形的肝细胞团，称为假小叶（pseudolobule）。其特点为：①假小叶内肝细胞排列紊乱，可见变性、坏死及再生的肝细胞；②再生的肝细胞体积较大，核也大，染色较深，多出现双核；③中央静脉可出现缺如、偏位或有两个以上；④纤维间隔宽窄较一致，其内有数量不等的慢性炎细胞浸润。同时其内可见小胆管受压而出现的淤胆、新生的细小胆管和无管腔的假胆管（图 7-7）。

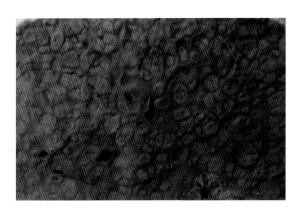

图 7-6　门脉性肝硬化

肝内遍布圆形、椭圆形的小结节，由纤维组织分隔

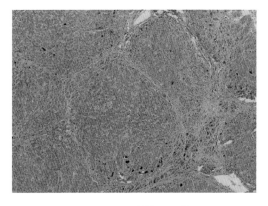

图 7-7　门脉性肝硬化

假小叶内肝细胞排列紊乱，失去正常结构，周围有纤维组织包裹（HE 染色，低倍镜）

考点： 假小叶的概念。

（三）临床病理联系

门脉性肝硬化临床上主要表现为门脉高压症和肝功能不全。

1. 门脉高压症　门脉压力增高的原因包括：①肝动脉小分支与门静脉小分支在汇入肝窦处形成异常吻合，压力高的动脉血流入门静脉（窦前性阻塞）；②广泛的纤维组织增生使肝血窦闭塞，肝内血管网减少（窦性阻塞）；③假小叶及增生的纤维组织压迫小叶下静脉，使肝窦内血液流出受阻（窦后性阻塞）。

由于肝内血液循环改建，门静脉压力升高，使胃、肠、脾等脏器的静脉血回流受阻，患者常出现以下临床症状和体征：

（1）脾肿大：由于脾静脉回流受阻，引起慢性脾淤血所致。脾大，重量多数在500g以上，常继发脾功能亢进。

（2）胃肠淤血、水肿：由于静脉回流不畅，胃肠道淤血，使胃肠的消化、吸收功能下降，患者出现腹胀，食欲不振等症状。

（3）腹水：为淡黄色透明的漏出液，形成的原因主要有：①门静脉系统的毛细血管流体静压升高，血管壁的通透性增大；②肝细胞受损后，合成白蛋白功能降低，血浆胶体渗透压降低；③因肝功能障碍，灭活作用降低，血中醛固酮、抗利尿素水平升高，引起水、钠潴留。

（4）侧支循环形成：正常时，门静脉的血液经肝静脉流入下腔静脉。肝硬化时，血流经门静脉和体静脉吻合支绕过肝，然后直接经上、下腔静脉回流至右心。

主要的侧支循环和合并症包括：①食管下段静脉丛曲张：发生破裂时可引起大呕血，是肝硬化患者死亡的常见原因之一；②直肠静脉（痔静脉）丛曲张：破裂时常发生便血；③脐周及腹壁静脉曲张：形成"海蛇头"（caput medusae）现象。

2. 肝功能不全　肝细胞长期反复受损，使肝细胞数量减少，同时肝血液循环障碍，使肝功能明显降低。其临床表现主要有：

（1）出血倾向：肝细胞大量破坏，肝合成凝血酶原、凝血因子和纤维蛋白原减少，同时脾肿大后脾功能亢进，血小板破坏过多所致。患者可有鼻衄，牙龈、黏膜、浆膜出血及皮下瘀斑等症状。

（2）对激素的灭活作用减弱：肝细胞受损，对雌激素灭活作用减弱，体内雌激素水平升高，可表现为体表的小动脉末梢扩张形成蜘蛛状血管痣，称蜘蛛痣；患者手掌大、小鱼际处皮肤发红，加压后褪色，称肝掌。男性患者可出现睾丸萎缩、乳腺发育症。女性患者可出现月经不调、不孕等。

（3）血浆蛋白变化：肝细胞受损伤后，合成白蛋白的功能降低，使血浆白蛋白减少，可出现血浆白蛋白/球蛋白比值降低甚至倒置。

（4）黄疸：由于肝细胞坏死以及肝内胆管胆汁淤积，临床上常出现肝细胞性黄疸，表现为皮肤、黏膜、巩膜的黄染。

（5）肝性脑病（肝昏迷）：是肝功能极度衰竭的表现，主要由于肠内含氮物质不能在肝内解毒而引起的氨中毒，是肝硬化患者死亡的主要原因之一。

> **考点**：肝硬化的基本病理变化及临床病理联系。

如及时治疗，病变可保持长时期的相对稳定状态，肝内的病变相对静止。晚期可引起死亡，死因可为食管下段曲张的静脉丛破裂后的大出血、肝性脑病、合并肝癌及感染等。

二、坏死后性肝硬化

坏死后性肝硬化（postnecrotic cirrhosis）是在肝细胞大片坏死的基础上形成的，相当于国际形态学分类中大结节型肝硬化和大小结节混合型肝硬化。大多数由乙型、丙型肝炎病毒引起的亚急性重型肝炎引起。若慢性肝炎反复发作并且坏死严重时，也可进展为坏死后性肝硬化。一些药物或化学毒物可引起肝细胞大面积的中毒性坏死，进而出现肝细胞结节状再生、纤维组织增生，发展成为坏死后性肝硬化。

肉眼观：肝体积变小，重量减轻，质地变硬。与门脉性肝硬化不同，本病肝形状明显改变，肝左叶萎缩，肝表面遍布大小不等的结节，最大直径可达6cm。

镜下观：正常肝小叶结构消失，代之以大小不等的假小叶。假小叶内肝细胞常有不同程度的变性、坏死及胆色素沉积。纤维间隔较宽且厚薄不均，可见较多炎细胞浸润和小胆管增生。

坏死后性肝硬化肝细胞坏死较严重，病程较短，肝功能障碍出现较早且症状明显，多因肝性脑病而死亡。门脉高压症出现较晚且病变程度较轻，癌变率较高，可达13%，预后较差。

第五节　消化系统常见肿瘤

一、食管癌

食管癌（esophageal carcinoma）是来源于食管黏膜上皮和腺体的恶性肿瘤。40岁以上男性发病率较高。目前多认为与以下因素有关：①不良饮食习惯：包括饮酒、吸烟、长期食用过热、过硬、粗糙的食物等；②高发区土壤中缺钼：农作物中硝酸盐的含量明显增高；③饮水和食物中亚硝酸盐含量过高；④长期食用真菌污染食物；⑤人乳头瘤病毒感染；⑥遗传因素。

食管癌多好发于三个生理狭窄处，其中以食管中段最多见，下段次之，上段最少。一般将食管癌分为早期和中晚期两类：

1. 早期癌　病变局限，肿瘤多为原位癌或黏膜内癌，也可累及黏膜下层，但未累及肌层，无淋巴结转移，此期一般无明显症状。早期食管癌包括：①隐伏型；②糜烂型；③斑块型；④乳头型。

2. 中、晚期癌　又称进展期癌，根据肉眼形态特点将中、晚期食管癌分为以下类型：①髓质型：肿瘤浸润性生长，食管壁均匀增厚。切面灰白色，质软，类似脑髓，表面可有浅溃疡。②蕈伞型：肿瘤为卵圆形扁平肿块，呈蘑菇状向腔内突出，表面有浅溃疡。③溃疡型：肿瘤表面有深溃疡形成，可达肌层，形状不整，边缘隆起。④缩窄型：癌组织在食管壁内浸润性生长，侵犯食管全周，常伴有纤维组织增生，局部管腔呈环形狭窄。

组织学分型包括：①鳞状细胞癌：最常见；②腺癌；③食管小细胞癌；④腺鳞癌。

考点：食管癌的肉眼分型。

癌组织除可直接向周围组织浸润外，早期可沿淋巴道转移至食管旁、纵隔、肺门及颈部等处淋巴结，晚期血行转移到肝、肺等器官。

二、胃癌

胃癌（gastric carcinoma）是发生在胃黏膜上皮和腺上皮的恶性肿瘤。在我国，胃癌发病率在恶性肿瘤中居第二位（仅次于肺癌），高发年龄为40～60岁，男多于女。一些熏制、盐渍的肉类食品，以及被黄曲霉毒素污染的食物可促使胃癌的发生。Hp的感染也认为与胃癌有关。

胃癌好发部位为胃窦部，尤其以胃小弯及前后壁最多见，其次是贲门胃底部。根据癌组

知识链接

胃癌的组织发生：

1. 胃癌主要来源于胃腺颈部和胃小凹底部的干细胞。
2. 癌旁组织常见重度非典型增生。
3. 大肠型化生在癌旁组织的检出率高达88.2%。

织侵犯深度，分为早期胃癌和进展期胃癌。

1. **早期胃癌** 是指不论肿瘤面积大小，是否有淋巴结转移，癌组织仅局限于黏膜层或黏膜下层。肉眼分为隆起型、表浅型、凹陷型。组织学类型最多见为管状腺癌。

2. **进展期胃癌** 即中、晚期胃癌，癌组织浸润超过黏膜下层，深达肌层甚至胃壁全层，不论是否有淋巴结转移，均称为进展期胃癌。常把此期胃癌分为3种类型：

（1）息肉型或蕈伞型：肿瘤向腔内生长，可呈结节状、息肉状、菜花状。

（2）溃疡型：溃疡较大，边缘常隆起呈火山口状，易出血（图7-8）。此型需与消化性溃疡相鉴别（表7-1）。

（3）浸润型：癌组织在胃壁内局限或弥漫性浸润，与周围正常组织界限不清。弥漫浸润时胃壁增厚、变硬，胃腔缩小，黏膜皱襞大多消失，形状如同皮革制成的囊袋，称为革囊胃（linitis plastica）。组织学分型包括：乳头状腺癌、管状腺癌、黏液腺癌、印戒细胞癌（图7-9）、未分化癌。

考点： 革囊胃的概念。

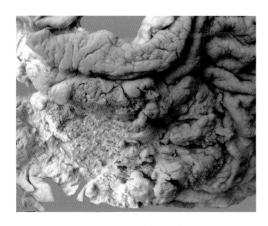

图 7-8 溃疡型胃癌
溃疡边缘隆起，不整，呈火山口样外观，中央凹陷

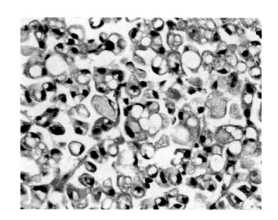

图 7-9 胃印戒细胞癌
癌细胞内有大量黏液，核被挤到一侧如戒指样改变
（HE 染色，高倍镜）

表 7-1　消化性溃疡和溃疡型胃癌的肉眼鉴别

特征	消化性溃疡（良性）	溃疡型胃癌（恶性）
外观	圆形或椭圆形	不规则、火山口状
大小	直径常＜2cm	直径常＞2cm
深度	较深（常低于周围黏膜）	较浅（常高于周围黏膜）
边缘	平整，不隆起	不规则，常隆起
底部	平坦，清洁	不平，有出血、坏死
周围黏膜	黏膜皱襞向溃疡放射状排列	黏膜皱襞中断，可呈结节状

考点：良、恶性溃疡的肉眼鉴别。

癌组织可直接浸润至邻近组织和器官。淋巴道转移为主要转移途径，转移至局部和远处淋巴结，晚期可转移到锁骨上淋巴结，尤为左锁骨上淋巴结。血行转移一般经门静脉转移到肝，其次为肺、骨及脑，多见于晚期胃癌。胃黏液腺癌或印戒细胞癌突破浆膜后，癌细胞可脱落种植于大网膜、直肠膀胱陷凹、盆腔器官及腹膜上。常见于卵巢双侧的种植，形成转移性癌，称 Krukenberg 瘤。临床可有食欲不振、胃痛、幽门梗阻等症状。

三、大肠癌

大肠癌（carcinoma of the large intestine）发病年龄呈老龄化趋势，高峰年龄在 60～70 岁，男多于女。大肠癌分为遗传性和非遗传性（散发性）两大类，前者的发生多是由遗传因素所决定，包括：①家族性腺瘤性息肉病癌变；②遗传性非息肉性大肠癌。非遗传性大肠癌的发病与环境因素的关系密切，常食用高蛋白、高脂肪、低纤维素食物易致本病。

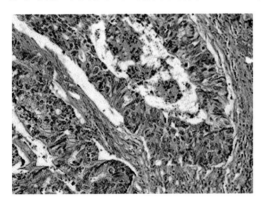

图 7-10　结肠腺癌

癌细胞排列成腺管样结构，不规则，其内有坏死组织及少量分泌物（HE 染色，低倍镜）

大肠癌最好发于直肠，其余依次为乙状结肠、盲肠和升结肠、横结肠、降结肠。可分为隆起型、溃疡型、浸润型、胶样型。前三者形态与胃癌类似，胶样型为半透明胶冻状，预后较差。组织学类型包括乳头状腺癌、管状腺癌（图 7-10）、黏液腺癌、印戒细胞癌、鳞癌、腺鳞癌、未分化癌。

血行转移可经门静脉转移至肝，也可经体循环静脉转移至肺、脑、骨骼等处。肿瘤还可经局部扩散、淋巴道转移、种植性转移方式进行扩散和转移。临床可有腹泻、便血、腹部肿块和肠梗阻的表现。

四、原发性肝癌

原发性肝癌（primary carcinoma of liver）是指发生在肝细胞或肝内胆管上皮细胞的恶性肿瘤。发病年龄一般在中年以上，男多于女。其病因包括病毒性肝炎、肝硬化、真菌及其毒素、亚硝胺类化合物。

（一）病理变化

肝癌分为早期肝癌和中、晚期肝癌。早期肝癌又称小肝癌，是指单个癌结节直径在3cm以下或结节数目不超过2个，直径总和在3cm以下的肝癌。癌肿多呈边界清楚的球形，切面均匀一致，无出血及坏死。早期一般无临床症状，多通过检查甲胎蛋白（AFP）或影像学检查发现。

中、晚期肝癌：肝体积明显增大，重量增加，可达2000g以上。肉眼分型：①巨块型：体积巨大，单发实性肿块，球形，直径常＞15cm，中心常有出血、坏死。瘤体周围可见散在的瘤结节。②多结节型：最多见，常合并有肝硬化。瘤结节多个散在，圆形或椭圆形，大小不等，有的融合形成较大的结节。③弥漫型：少见，癌组织弥漫于肝内，无明显的结节形成，与肝硬化易混淆。

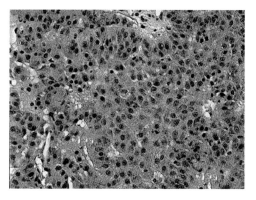

图7-11 肝细胞癌
肝小叶正常结构消失，癌巢内的癌细胞染色较深，核大而圆（HE染色，低倍镜）

组织学分型包括肝细胞癌（图7-11）、胆管上皮癌、混合性肝癌。

考点：早期肝癌的定义。

（二）蔓延和转移

肝癌可在肝内直接蔓延，或沿门静脉分支播散和转移，形成多处转移结节。逆行蔓延时可至肝外门静脉主干，形成较大的癌栓，引起门静脉高压。可通过淋巴道转移至肝门淋巴结、上腹部淋巴结、腹膜后淋巴结。晚期可通过肝静脉转移到肺、肾上腺、脑及肾等处。侵蚀破浆膜后可发生种植性转移，引发癌性腹腔积液。

（三）临床病理联系

患者一般多有肝炎病毒感染史或肝硬化病史，可表现为进行性消瘦、肝迅速增大、肝区疼痛、腹水及黄疸等症状。肝表面癌结节自发性破裂或癌组织侵蚀破大血管时，可导致腹腔内大出血。肝性脑病、消化道或腹腔内大出血及合并感染常为患者死亡的原因。

小结	本章主要讲述慢性胃炎、消化性溃疡、病毒性肝炎、肝硬化、消化系统的常见恶性肿瘤。
	慢性胃炎的分类中慢性浅表性胃炎最常见，而慢性萎缩性胃炎可见有假幽门腺化生和肠上皮化生。
	消化性溃疡中十二指肠溃疡最多见，多发生于十二指肠球部前壁或后壁。胃溃疡好发于胃小弯近幽门部，尤为胃窦部。溃疡底部依次分为：渗出层、坏死层、肉芽组织层、瘢痕层。并发症有出血、穿孔、幽门狭窄及癌变。
	病毒性肝炎主要病理变化为肝细胞的变性和坏死、肝细胞再生、炎细胞浸润、间质反应性增生与小胆管增生。分为普通型和重型两大类，前者

小 结	又分为急性和慢性。 　　肝硬化是由于肝细胞变性坏死，纤维组织增生和肝细胞结节状再生而形成，病变特点为假小叶形成，临床上可出现门脉高压症和肝功能不全的表现。 　　消化系统的常见恶性肿瘤：食管癌以食管中段最多见；胃癌好发部位为胃窦部，溃疡型胃癌需与消化性溃疡相鉴别。大肠癌最好发于直肠；原发性肝癌主要累及肝细胞或肝内胆管上皮细胞。

（张　忠　王艳宁）

第八章 泌尿系统疾病

第一节 肾小球肾炎

护理案例

患儿，男，7岁，因眼睑水肿、尿少3天入院。1周前曾发生上呼吸道感染，体格检查：眼睑浮肿，咽红肿，心肺（-），血压126/91mmHg。

实验室检查：尿常规示，红细胞（++），尿蛋白（++），红细胞管型0～3/HP；24小时尿量350ml，尿素氮11.4mmol/L，血肌酐170umol/L。B超检查：双肾对称性增大。

1. 请做出诊断。
2. 描述患者肾的病理变化，并根据病理变化解释患者出现的一系列临床表现。
3. 请说出该患者相应的护理措施。

一、病因与发病机制

肾小球肾炎的病因未明，但近年来的研究对阐明其病因和发病机制取得了很大进展。大量动物实验和临床研究证明，大多数类型的肾小球肾炎都是抗原抗体反应引起的免疫性疾病。

（一）病因

引起肾小球肾炎的抗原很多，根据其来源分为两大类。

1．内源性抗原

（1）肾性抗原：肾性抗原指肾小球的某些结构成分，如基底膜抗原、内皮细胞和系膜细胞的细胞膜抗原、足突细胞的足突抗原等。

（2）非肾性抗原：即不属于肾小球本身的组成成分，如核抗原、DNA抗原、免疫球蛋白抗原、肿瘤抗原等。

2．外源性抗原

（1）生物性抗原：包括各种细菌、病毒、真菌、寄生虫等。

（2）非生物性抗原：如异种血清蛋白及药物等。

113

（二）发病机制

大量临床研究和实验研究表明，大部分肾小球疾病是Ⅲ型变态反应或免疫复合物沉积性变态反应引起。

1. 循环免疫复合物沉积　内源性非肾性抗原或外源性抗原和相应抗体在血液循环中结合形成免疫复合物，它们随血液流经肾时沉积在肾小球内，引起肾小球损伤。

人体血循环中的各种循环免疫复合物能否在肾小球内沉积并引起肾小球损伤，取决于免疫复合物的大小、溶解度和携带电荷的种类等因素。通常认为抗体明显多于抗原时，形成大分子不溶性免疫复合物，这些免疫复合物常被吞噬细胞所清除，不引起肾小球损伤；相反，抗原明显多于抗体时，形成小分子可溶性免疫复合物，这些免疫复合物不能结合补体，且易通过肾小球滤出，也不引起肾小球损伤，只有当抗原稍多于抗体或抗原和抗体等量时，所形成的免疫复合物可以在血液循环中保持较长时间，并沉积在肾小球的不同部位引起肾小球肾炎。

2. 肾小球原位免疫复合物的形成　抗体与肾小球内固有的或植入的抗原直接反应，形成免疫复合物，引起肾小球损伤。抗原性质的不同引起不同类型的肾炎。基底膜在感染或某些因素的作用下，结构发生改变产生自身抗原；或者细菌、病毒或其他物质与基底膜有相同的抗原性而引起交叉反应，引起肾小球的损伤。内源性和外源性非肾小球抗原（如免疫球蛋白、聚合的 IgG 等大分子物质）进入肾小球内可与肾小球内的某种成分结合，形成植入性抗原，抗体与植入抗原在肾小球内原位结合形成免疫复合物，引起肾小球肾炎。

不同类型的肾小球肾炎免疫复合物沉积和形成的部位不同，免疫复合物可分别沉积在内皮细胞下（基底膜与内皮细胞之间）、基底膜内、上皮细胞下（基底膜与足突细胞之间）或系膜区内。电子显微镜下见肾小球内有电子致密物沉积，免疫荧光法可证实免疫复合物为免疫球蛋白和补体，用免疫荧光法检查可见免疫复合物在肾小球内不同部位呈颗粒状荧光或线形荧光。

3. 肾小球肾炎中炎症介质的参与　无论是肾小球原位免疫复合物形成还是循环免疫复合物沉积，引起肾小球损伤的主要机制是通过激活各种炎症介质实现的，其中补体起着重要作用。如补体成分 C3a 和 C5a 具有过敏毒素作用，可使肥大细胞脱颗粒释放组胺，使血管通透性增加；C5a 具有化学趋化性，可吸引中性粒细胞积聚在肾小球内，中性粒细胞又可释放其溶酶体内的蛋白酶，损伤内皮细胞和基底膜；C5b ~ C9 形成的膜攻击复合物可使细胞溶解破坏，使基底膜溶解，内皮细胞及基底膜损伤，胶原暴露，使血小板黏附、聚集，促进毛细血管内血栓形成，促进内皮细胞、系膜细胞和上皮细胞增生，导致肾小球的炎症反应。

二、基本病理变化

肾小球肾炎是以增生为主的超敏反应性炎症性疾病。

（一）变质性病变

由于各种蛋白水解酶和细胞因子的作用，肾小球的基底膜通透性增加，肾小球固有细胞变性，毛细血管壁发生纤维素样坏死，常伴微血栓形成和红细胞漏出。肾小球的硬化性病变最终可发生玻璃样变性。

（二）渗出性病变

肾小球肾炎主要表现为中性粒细胞和单核细胞等炎细胞渗出，血浆蛋白和纤维素也可渗出。渗出物可浸润于肾小球和肾间质内，也可渗入球囊腔随尿排出。

（三）增生性病变

肾小球内细胞数目的增多是肾小球肾炎的特征之一，细胞增生性病变主要指肾小球固有细胞数目增多，肾小球毛细血管内增生指内皮细胞和系膜细胞增生，可使毛细血管腔受压狭窄或闭塞。毛细血管外增生指肾小囊壁层上皮细胞增生，可形成新月体。硬化性病变主要指系膜基质增生、基底膜增厚、毛细血管袢塌陷和闭塞，进而发生肾小球纤维化和玻璃样变性。

（四）肾小管和肾间质的改变

由于肾小球血流和滤过性状的改变，肾小管上皮细胞常发生变性，管腔内可出现蛋白质、细胞或细胞碎片浓集形成管型。肾间质可充血、水肿和炎细胞浸润。肾小球发生玻璃样变性和硬化时相应肾小管萎缩或消失，间质发生纤维化。

三、临床表现

肾小球肾炎患者尿量的改变包括少尿、无尿、多尿或夜尿。24 小时尿量少于 400ml 为少尿，少于 100ml 为无尿。24 小时尿量超过 2500ml 为多尿。正常成人夜间尿量和白天尿量分别占每日尿量的 1/3 和 2/3，夜间尿量可接近甚至超过白天尿量，称夜尿。

尿性状的改变包括血尿、蛋白尿和管型尿。血尿分为肉眼血尿和显微镜下血尿。尿中蛋白含量超过 150mg/d 为蛋白尿，超过 35g/d 则为大量蛋白尿。管型由蛋白质、细胞或细胞碎片在肾小管凝集形成，尿中出现大量管型为管型尿。

常见的临床表现可归纳为以下类型。

1. 急性肾炎综合征（acute nephritic syndrome）　起病急，明显血尿，轻、中度蛋白尿，水肿，高血压，严重者可出现氮质血症或肾功能不全。多见于急性弥漫性增生性肾小球肾炎。

2. 急进性肾炎综合征（rapidly progressive nephritic syndrome）　起病急，进展快，出现水肿、血尿和蛋白尿后，迅速发展为少尿甚至无尿，伴氮质血症，并发生急性肾衰竭。多见于新月体性（快速进行性）肾小球肾炎。

3. 肾病综合征（nephrotic syndrome）　主要表现为大量蛋白尿、严重水肿、低蛋白血症及高脂血症，这些表现之间具有内在的联系。多种类型的肾小球肾炎均可出现肾病综合征。引起综合征的关键性病变是免疫复合物沉积，损伤滤过膜，使其通透性显著增高，血浆蛋白滤过增加，出现大量蛋白尿。长期大量蛋白尿使血浆蛋白减少，形成低蛋白血症。低蛋白血症可刺激肝合成更多脂蛋白，从而出现高脂血症。由于低蛋白血症而引起血浆胶体渗透压降低，引起全身性水肿。由于水肿组织间液增多，血容量减少，肾小球血流量和肾小球滤过减少，使醛固酮及抗利尿激素分泌增加引起水、钠潴留，进一步加重水肿。主要有轻微病变性肾小球肾炎、膜性肾小球肾炎、膜增生性肾小球肾炎、系膜增生性肾小球肾炎等。

4. 无症状性血尿或蛋白尿　表现为持续或复发性肉眼或镜下血尿，或轻度蛋白尿，也可两者同时发生。主要见于 IgA 肾病。

5. 慢性肾炎综合征（chronic nephrotic syndrome）　慢性肾炎综合征一般为各型肾小球肾炎终末阶段的表现，主要表现为多尿、夜尿、低比重尿，高血压、贫血、氮质血症和尿毒症。肾小球病变可使肾小球滤过率降低，血尿素氮和血浆肌酐水平增高，形成氮质血症。尿毒症发生于急性和慢性肾衰竭晚期，除了氮质血症的表现外，还具有一系列自体中毒的症状和体征，常出现消化、神经、肌肉和心血管等系统的病理改变，如尿毒症性胃肠炎、周围神经病变、纤维素性心外膜炎等。

四、肾小球肾炎的常见病理类型

随着肾病理学的发展，主要根据病变肾小球的分布特点和肾小球内增生细胞的种类和分布特点来对肾小球疾病的分类，较为常见的肾小球肾炎类型为：①急性弥漫性增生性肾小球肾炎；②新月体性（快速进行性）肾小球肾炎；③轻微病变性肾小球肾炎（脂性肾病）；④膜性肾小球肾炎（膜性肾病）；⑤膜性增生性肾小球肾炎；⑥系膜增生性肾小球肾炎；⑦IgA肾病；⑧局灶性节段性肾小球硬化；⑨慢性肾小球肾炎。

肾小球疾病的病理诊断反映病变的分布状况。根据病变肾小球的数量和比例，肾炎分为弥漫性和局灶性。弥漫性肾炎指病变累及全部或大多数肾小球，局灶性肾炎指病变仅累及部分（50%以下）肾小球。根据病变肾小球受累毛细血管襻的范围，肾炎分为球性和节段性两类。球性指病变累及整个肾小球的全部或大部分毛细血管襻，节段性是病变仅累及肾小球的一部分毛细血管襻。

（一）急性弥漫性增生性肾小球肾炎

急性弥漫性增生性肾小球肾炎（acute diffuse proliferative glomerulonephritis）又称毛细血管内增生性肾小球肾炎。这类病变以毛细血管丛的内皮细胞及系膜细胞增生为特征，是临床最常见的肾炎类型，其发病与细菌或病毒感染，尤其是A组乙型溶血性链球菌的感染有关，所以又称感染后肾小球肾炎或链球菌感染后肾小球肾炎。多见于5～14岁少年儿童，起病急，预后好；成人也可发生，但病变一般比儿童严重。

1. 病理变化　肉眼观：双侧肾轻度或中度肿大，充血、被膜紧张，表面光滑，故称大红肾（图8-1）。如果肾小球毛细血管破裂、出血，肾表面和切面均可见散在的小出血点，如蚤咬状，又称蚤咬肾。切面见肾皮质增厚。

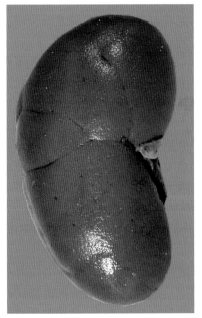

肾小球肾炎（大红肾）

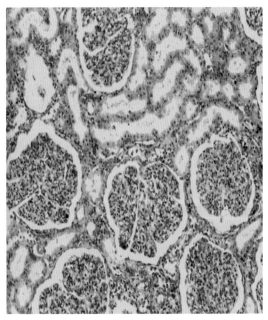

肾小球内细胞数量明显增多，毛细血管腔狭窄
（HE染色，高倍镜）

图8-1　急性弥漫性增生性肾小球肾炎

镜下观：病变为弥漫性，两侧肾同时受累，肾小球体积增大。肾小球内细胞数目增多（图8-1），内皮细胞和系膜细胞增生，并有少量中性粒细胞及单核细胞浸润。病变严重时，毛细血管壁可发生纤维素样坏死，导致血管袢破裂、出血。近曲肾小管上皮细胞可见细胞水肿、脂肪变性等，管腔内含有蛋白管型。肾间质常有不同程度的充血、水肿和少量炎细胞浸润。

电镜观：可见肾小球血管内皮细胞和系膜细胞增生，基底膜和脏层上皮细胞间有致密物沉积，呈驼峰状或小丘状。免疫荧光检查，在肾小球毛细血管壁表面免疫球蛋白和补体沉积（主要为 IgG 和 C3），呈颗粒状荧光。

2．病理临床联系　临床主要表现为急性肾炎综合征。由于内皮细胞及系膜细胞的增生、肿胀，压迫肾小球毛细血管，使肾小球的血流量减少、滤过率降低，而肾小管的重吸收功能基本正常，出现少尿或无尿。肾小球毛细血管壁的损伤，滤过膜通透性增强引起血尿、蛋白尿和各种管型尿。因肾小球滤过率降低，而肾小管的重吸收功能相对正常，使水、钠潴留可引起水肿，水肿首先出现组织疏松部位（如眼睑），严重时可遍及全身。机体的水、钠潴留，引起血容量增加，多数患者可表现为轻、中度高血压。此病理类型多数预后较好。

考点：急性弥漫性肾小球肾炎的病理变化与临床病理联系。

（二）新月体性肾小球肾炎

新月体性肾小球肾炎（cresentic glomerulonephritis）以肾小囊壁层上皮细胞增生，形成新月体为主要病变特点，又称为毛细血管外增生性肾小球肾炎。起病急骤，病变严重，进展迅速，又称为快速进行性肾小球肾炎（rapidly progressive glomerulonephritis）。较为少见，多数原因不明。临床上，大多见于青年人和中年人，如不及时治疗，患者常在数周至数月内发生肾衰竭，死于尿毒症。

1．病理变化　肉眼观：可见双侧肾对称性体积增大，颜色苍白，有时可见散在的点状出血。

光镜下：病变肾小球毛细血管袢严重损伤，毛细血管壁破裂，血液流入肾小囊腔并凝固，导致肾小囊上皮细胞增生，形成具有特征性的新月体（cresent）。病变呈弥漫分布，超过全部肾小球的50%。纤维素渗出是刺激新月体形成的主要因素。早期的新月体以细胞成分为主，称为细胞性新月体；随病变发展纤维成分逐渐增多，称为纤维-细胞性新月体；最后新月体纤维化，成为纤维性新月体（见图8-2）。

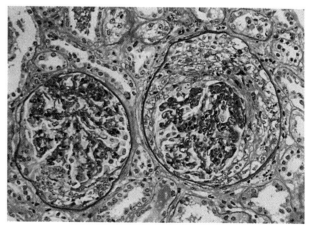

图 8-2　新月体性肾小球肾炎
肾小囊壁层上皮细胞增生呈新月状
（HE 染色，高倍镜）

肾小囊壁层上皮细胞显著增生，单核细胞浸润，在毛细血管周围形成新月体或环状体。新月体形成后，可压迫毛细血管丛，又可与毛细血管丛粘连，使肾小囊腔闭塞、肾小球的结构和功能严重破坏，最后毛细血管丛萎缩，整个肾小球纤维化玻璃样变性，功能丧失。

电镜观：基底膜不规则增厚，部分变薄，部分病例显示电子沉积物，部分病例无电子沉积物出现。并可见基底膜出现裂孔或缺损。

免疫荧光检查：有些病例在基底膜下呈连续的线性荧光，有些在基底膜上出现不规则的粗颗粒状荧光，但约半数病例免疫荧光检测阴性。

2．病理临床联系　临床主要表现为快速进行性肾炎综合征。由于肾小球毛细血管纤维素性坏死，基底膜出现缺损和裂孔，因此血尿常比较明显，蛋白尿相对较轻，水肿不明显。大量新月体形成后，阻塞肾小球囊腔，出现少尿甚至无尿。机体代谢废物不能排出并在体内潴留引起氮质血症，血清尿素氮、肌酐等持续升高，水、电解质代谢和酸碱平衡紊乱，最后发展为肾衰竭。大量肾单位纤维化、玻璃样变性，肾组织缺血，通过肾素 - 血管紧张素的作用，出现高血压的临床表现。此类型肾小球肾炎，由于病变广泛，发展迅速，预后较差，多数患者于数周至数月内死于尿毒症。血液透析或肾移植为临床主要采取的治疗措施。

（三）慢性肾小球肾炎

慢性肾小球肾炎（chronic glomerulonephritis）不是一个独立的肾小球肾炎的病理类型，是各型肾小球肾炎发展到晚期的终末阶段。病变特点是多数肾小球纤维化及玻璃样变性等硬化性病变，又称慢性硬化性肾小球肾炎，多见于成人，是引起慢性肾衰竭的最常见病理类型。

1．病理变化　肉眼观：两侧肾对称性固缩，呈苍白色，质地变硬，表面呈较均匀的细颗粒状，称为颗粒性固缩肾。切面见肾皮质变薄，皮、髓质分界不清。肾盂周围脂肪组织增多，小动脉壁硬化、增厚，切面呈咧开状。

镜下观：病变弥漫分布于双侧肾。多数肾小球纤维化、玻璃样变性，相应肾小管萎缩、消失；间质的纤维组织增生、收缩，使病变的肾小球相互集中；残存的相对正常的肾小球代偿性肥大，肾小管扩张；肾间质内有淋巴细胞、浆细胞浸润；肾内细小动脉硬化，管腔狭窄（图 8-3）。

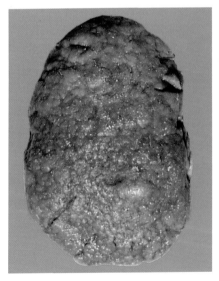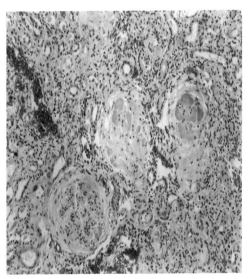

（HE 染色，高倍镜）

图 8-3　慢性肾小球肾炎

2．病理临床联系　临床主要表现为慢性肾炎综合征。由于大量肾单位结构被破坏，肾单位功能丧失，血液只能通过少数残存的肾小球滤过，流速加快，肾小管来不及重吸收可致多尿、夜尿、低比重尿。大量肾单位纤维化，肾组织严重缺血，肾素分泌增加，患者出现明显高血压。三期高血压可引起左心室肥大，甚至可导致左心衰竭。肾组织大量破坏，使肾促红细胞生成素分泌减少，患者常出现贫血。体内代谢废物不能排出，引起水、电解质代谢和酸碱平衡紊乱，可致氮质血症和尿毒症。

早期进行合理治疗可控制疾病发展，取得较好的治疗效果。病变发展到晚期，常因肾衰竭、心力衰竭、高血压、脑出血或继发感染而死亡。

考点： 慢性肾小球肾炎的病理变化与临床病理联系。

第二节 肾盂肾炎

护理案例

患者，女，43岁，反复尿频、尿急、尿痛10年，间歇性眼睑水肿3年，阵发性腰痛伴夜尿增多1年，加重10天入院。体格检查：血压158/106mmHg，双肾叩击痛。实验室检查：尿白细胞（++），蛋白（++），尿密度1.010，尿培养大肠埃希菌生长，血肌酐470μmol/L。B超检查示：双肾不对称缩小，变形明显。

分析题：

1. 做出本例诊断。
2. 描述其可能的镜下病理改变，并结合病理解释病人的临床表现。
3. 思考并总结肾小球肾炎与肾盂肾炎的病理变化主要区别是什么。
4. 请说出该患者相应的护理措施。

肾盂肾炎（pyelonephritis）是由细菌感染引起的，以肾盂、肾间质和肾小管化脓性炎为特征的疾病，是肾最常见的感染性疾病。可发生于任何年龄，多见于女性，女性发病率为男性的9~10倍。主要临床表现有发热、腰部酸痛、菌尿和脓尿，以及膀胱刺激征等。

一、病因及发病机制

肾盂肾炎是细菌直接感染引起的，感染途径主要有两种。

1. **上行性感染** 最主要的感染途径，病原菌从尿道或膀胱通过输尿管管腔或输尿管周围的淋巴管上行到肾盂、肾盏及肾间质而引起的炎症，病变常累及一侧肾。主要的致病菌是大肠埃希菌，多见于女性。

2. **血行感染** 较为少见。病原菌从体内某感染灶侵入血流，并随血流到达肾组织引起的炎症，逐渐可蔓延到肾盏、肾盂等，又称为下行性感染。病原菌以葡萄球菌为多见，病变常累及双侧肾。

正常情况下，排尿对泌尿道有冲洗自净作用，膀胱黏膜的白细胞及产生的抗体有抗菌的作用，细菌不易在泌尿道内繁殖，只有当防御机制削弱时，细菌趁虚而入，感染泌尿道，引起肾盂肾炎。尿路完全或不完全阻塞是肾盂肾炎的常见诱发因素，如泌尿系结石、肿瘤压迫、前列腺增生等均可引起尿路的阻塞，致病菌不易被冲走而引起肾盂肾炎。女性发病率高与其尿道短而宽、尿道口距肛门和阴道较近等易受细菌污染，以及妊娠子宫压迫输尿管可引起不完全梗阻等因素有关。医源性因素，如导尿、膀胱镜检查和其他尿道手术等，有时可将细菌带入膀胱，并易损伤尿路黏膜，导致细菌感染而诱发肾盂肾炎。

二、类型及病理变化

肾盂肾炎根据临床表现和病理变化一般分为急性和慢性两种。其中急性肾盂肾炎常由单一细菌感染引起，慢性肾盂肾炎常为多种病菌混合感染所致。

（一）急性肾盂肾炎

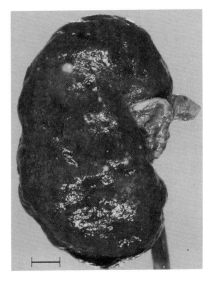

图8-4 急性肾盂肾炎
表面散在黄白色脓肿灶

1．病理变化 病变可累及单侧或双侧肾。

肉眼观：病变肾肿大、充血，表面散在多数大小不等的黄白色脓肿灶，切面髓质内可见黄色条纹向皮质伸展，或融合形成脓肿。肾盂黏膜充血、水肿，表面可见脓性渗出物及散在小出血点（见图8-4）。

镜下观：肾间质内有大量中性粒细胞浸润，并形成多数大小不等的脓肿，脓肿破坏肾小管可使其管腔内充满脓细胞和细菌。肾盂黏膜充血、水肿，大量中性粒细胞浸润，病变严重时可破坏肾小球。

2．病理临床联系 起病急，主要临床表现：

（1）发热、寒战、白细胞数增多等全身急性感染的症状，由急性化脓性炎所致。

（2）腰部酸痛和肾区叩击痛是由于肾肿大使肾包膜紧张引起。

（3）脓尿、菌尿为肾间质脓肿破坏肾小管和肾盂黏膜化脓，使脓细胞和细菌随尿排出所致。

（4）血尿为肾组织和肾盂黏膜被破坏而引起出血所致。

（5）膀胱刺激征为病变累及膀胱、尿道而引起的尿频、尿急、尿痛等症状。

急性肾盂肾炎如能及时彻底治疗，大多数可在短期内治愈；如治疗不彻底或尿路梗阻等诱因未消除，则易反复发作而转为慢性肾盂肾炎。

考点： 肾盂肾炎的感染途径及急性肾盂肾炎的病理变化。

（二）慢性肾盂肾炎

慢性肾盂肾炎（chronic pyelonephritis）常由急性肾盂肾炎反复发作转变而来，以显著的肾间质慢性炎症和肾实质的瘢痕形成为特征，引起肾盂、肾盏的瘢痕和变形，是慢性肾衰竭的常见原因之一。

1．病理变化 肉眼观：两侧肾不对称，大小不等。病变肾体积缩小，质地变硬，表面高低不平，有不规则斑片状凹陷性瘢痕。切面可见皮质、髓质界限模糊，肾乳头萎缩。肾盂、肾盏因瘢痕收缩和积尿而扩张变形，肾盂黏膜增厚、粗糙。

镜下观：病变以肾间质和肾小管最为严重，呈不规则灶状分布。肾间质弥漫性或多灶性纤维组织增生，大量慢性炎细胞浸润，偶见中性粒细胞；肾小管多萎缩、坏死，由纤维组织替代。有些肾小管扩张，腔内有红染的蛋白管型。早期肾小球尚完好，由于间质的慢性炎症，肾小囊或肾小囊周围组织纤维化，使肾小囊壁增厚，为慢性肾盂肾炎的特点。

2．病理临床联系 慢性肾盂肾炎由于肾小管损伤较重，肾小管浓缩功能降低，患者可有多尿和夜尿；体内电解质因多尿而丢失过多，患者可有低钠血症、低钾血症和代谢性酸中毒；晚期肾组织广泛纤维化、缺血，肾素分泌增加，引起高血压、氮质血症以及尿毒症；患者在急性发作时可出现与急性肾盂肾炎相似的临床表现。肾盂 X 线造影可见肾盂、肾盏因瘢痕收缩而变形，有助于临床诊断。

第三节 泌尿系统常见恶性肿瘤

一、肾细胞癌

肾细胞癌（renal cell carcinoma）是成人原发肾肿瘤中最常见的类型，占肾肿瘤的70% ～ 80%，多见于 60 岁左右的人群，男性多于女性。临床上以无症状血尿为始发症状，可逐渐出现腰痛并可触及肿物。肾癌来源于肾小管上皮细胞，恶性度较高，自然转归 5 年生存率 < 5%。肾细胞癌的病因至今未明，多数学者认为，肾细胞癌起源于近曲小管，在用烟袋或烟斗直接吸入烟草和吸雪茄的人群，肾癌的发病率明显增加。

1．病理变化 肿瘤多为单发，可见于肾的两极，尤以上极为多见。肿瘤常有假包膜形成，似与周围组织分界清楚。切面多为实性，少数为囊性，灰白色，常有出血而呈现红褐色。

光镜下，肾细胞癌主要分三个类型：

（1）透明细胞癌：最为常见，占肾细胞癌 70% ～ 80%。癌细胞呈圆形或多角形，胞浆多透明，少数呈现颗粒状，排列成实性片状或腺泡状。

（2）乳头状癌：占肾细胞癌 10% ～ 15%。癌细胞为正方形或矮柱状，呈现乳头状排列。

（3）嫌色细胞癌：占肾细胞癌的 5%。癌细胞胞膜清晰可见，核周常见空晕，排列成实性片状。

2．播散途径 肿瘤可破坏全肾并可直接侵犯邻近组织器官，也可向肾内生长而累及肾盂、肾盏。癌细胞可较早地侵入肾静脉形成瘤栓，可延伸至下腔静脉，甚至右心房。癌细胞可经淋巴管转移至腹主动脉旁淋巴结，或继续转移至颈部淋巴结。在肾细胞癌的患者中有40% ～ 75% 首先发生肺转移，其次为骨转移，其他远处转移可发生在脑、肝、对侧肾、精索和附睾等部位。

二、膀胱尿路上皮癌

膀胱癌泛指各种出自膀胱的恶性肿瘤，最常见的膀胱癌细胞来自膀胱内面黏膜表皮，正式名称为膀胱移行上皮细胞癌。吸烟、长期接触某种染料（含苯胺）成分者，汽油或其他化学物质者也有较高的风险。多见于 50 ～ 70 岁的人群，男性发病率是女性的 2 ～ 3 倍。世界卫生组织（WHO）将尿路上皮癌（urothelial carcinoma）分为尿路上皮乳头状瘤、低度恶性潜能的尿路上皮肿瘤、低级别尿路上皮乳头状癌和高级别尿路上皮乳头状癌。尿路上皮癌好发于膀胱侧壁和膀胱三角区近输尿管开口处，大小不等，浸润性尿路上皮癌可呈乳头状、息肉状或扁平突起，并向深层浸润，切面灰白，可有坏死等改变。

临床上主要表现为无痛性血尿，患者表现为间歇性、全程血尿，有时可伴有血块。少数患者因肿瘤较大，或肿瘤发生在膀胱颈部，或血块形成，可造成尿流阻塞、排尿困难或出现尿潴留。癌肿浸润输尿管口时，引起肾盂及输尿管扩张积水，甚至感染，引起不同程度的腰酸、腰痛、发热等症状。如双侧输尿管口受侵，可发生急性肾衰竭症状。

考点：膀胱上皮癌的发病部位及主要临床表现。

小结	泌尿系统疾病可以分为肾和尿路的病变。病变类型包括炎症、肿瘤、代谢性疾病、尿路阻塞、血管疾病和先天性畸形等。根据病变主要累及的部位，肾病分为肾小球疾病、肾小管疾病、肾间质疾病和血管性疾病。肾小球肾炎是以肾小球损伤为主的变态反应性炎症，通常是指原发性肾小球肾炎。肾的各部分在形态结构和功能代谢方面相互关联和依赖，一个部位病变的发展可累及其他部位。各种原因引起的肾慢性病变最终均可引起慢性肾衰竭。而肾盂肾炎是一种以肾盂黏膜、肾间质和肾小管为主的化脓性炎症。感染的细菌最为常见的是大肠埃希菌，感染途径分血源性和上行性感染，以后者为多见。临床上将肾盂肾炎分急性和慢性两种。肾细胞癌是源于肾小管上皮细胞的恶性肿瘤。好发于肾的两极，以上极居多，组织学上多为透明细胞癌，主要临床表现为血尿、肾区疼痛和肾区肿块。

（韩丽华）

第九章 传染病与寄生虫病

<table>
<tr><td rowspan="6">学习目标</td><td>1. 描述结核病、伤寒、细菌性痢疾、流行性脑脊髓膜炎、流行性乙型脑炎、尖锐湿疣、淋病、梅毒、艾滋病、阿米巴病、血吸虫病的病原体和发病情况。</td></tr>
<tr><td>2. 说出结核病的基本病理变化和转化规律，说出原发性肺结核和继发性肺结核的病变特点和临床病理联系。归纳二者的区别。</td></tr>
<tr><td>3. 说出细菌性痢疾、伤寒的病理变化和临床病理联系，归纳细菌性痢疾、伤寒、肠结核的区别。</td></tr>
<tr><td>4. 说出流行性脑脊髓膜炎、流行性乙型脑炎的病理变化和临床病理联系，归纳流行性脑脊髓膜炎、流行性乙型脑炎、结核性脑膜炎的区别。</td></tr>
<tr><td>5. 说出常见性病的类型，熟记尖锐湿疣、梅毒、艾滋病、淋病的传播途径，说出其病理变化和临床病理联系。</td></tr>
<tr><td>6. 描述阿米巴病和血吸虫病病理变化和临床病理联系。</td></tr>
</table>

第一节 结核病

护理案例

患者，女，50 岁，因咳嗽、咳痰、消瘦一年多，症状加剧一个月，声嘶及下肢浮肿半个月入院。患者自一年多前开始咳嗽、咳痰，以后频繁加剧。曾吐血几次，最多者达几百毫升。反复出现畏寒、发热及胸痛。并有腹痛、腹泻及便秘等症状。入院体检：体温38℃，慢性重病容，消瘦苍白，贫血。两肺布满小湿啰音。腹壁有压痛。X 线透视右肺上部有大小不一的透亮区及斑状阴影。痰检抗酸菌（+）。患者呼吸困难、气促，因呼吸衰竭而死亡。

尸检所见：两侧胸腔脏层与壁层广泛粘连。

肺：两肺膜增厚，右上肺有一厚壁空洞。肺叶肿大实变，切面可见散在大小不一的黄白色病灶。镜下见结核结节及大片干酪样坏死区。

肠：小肠中下段见十多处圆形或腰带状溃疡，边缘潜掘状。

病理诊断：慢性纤维空洞型肺结核病伴干酪样肺炎

　　　　　结核性纤维素性胸膜炎

　　　　　肠道溃疡型结核

讨论：1. 结核病的病因和发病机制有哪些？

　　　2. 结合本病例说出继发性肺结核的类型和病变特点。

　　　3. 本病例的死亡原因是什么？

结核病（tuberculosis）是由结核分枝杆菌引起的一种慢性传染病。全身各器官均可发生，以肺结核最常见。本病是一种肉芽肿性炎，典型病变为结核结节和干酪样坏死，临床上常有低热、盗汗、食欲不振、消瘦及乏力等全身症状和咳嗽、咯血等呼吸系统表现。

一、概述

（一）病因和发病机制

1．病因　致病菌主要是人型和牛型结核分枝杆菌。

2．传染源　结核患者或带菌者。

3．传播途径　结核病主要经呼吸道传染。少数食入带菌的食物或吞咽带菌的痰液经消化道传染，偶可经皮肤、黏膜伤口感染。

4．发病机制　结核分枝杆菌无内外毒素，其致病力主要与菌体和细胞壁含有的脂质、蛋白质和糖类三种成分有关。它们分别引起Ⅳ型超敏反应和细胞免疫，结核病中超敏反应和细胞免疫往往同时发生相伴出现；但是二者的结局不同，机体的细胞免疫对结核分枝杆菌具有杀伤作用；超敏反应强时可引起干酪样坏死和全身中毒症状，使疾病恶化；结核病的免疫反应和变态反应随机体内、外环境的变化而彼此消长，从而决定着病变的发展与转化，细胞免疫强时趋向局限或好转，反之则恶化或播散。

（二）基本病变

1．渗出性病变　常见于结核病早期或细菌数量多、毒力强、机体免疫力低或变态反应较强时。病变好发于肺、浆膜、滑膜及脑膜等处。呈浆液性或浆液纤维素性炎。

2．增生性病变　在细菌数量少、毒力弱及机体免疫力较强时形成肉芽肿性病变——结核结节（tubercle）。单个结核结节肉眼不易看到，几个结节融合后呈灰白或灰黄色、境界清楚的粟粒状病灶。

镜下观：结核结节由增生的上皮样细胞（epithelioid cell）、朗汉斯巨细胞（Langhans giant cell）及外周的少量淋巴细胞和纤维母细胞构成，典型的结核结节中央常伴干酪样坏死（caseous necrosis）（图9-1、9-2）。

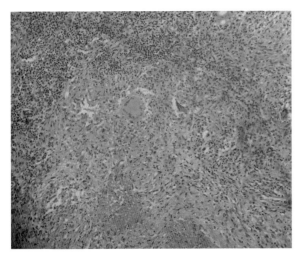

图9-1　结核结节
（HE 染色，低倍镜）

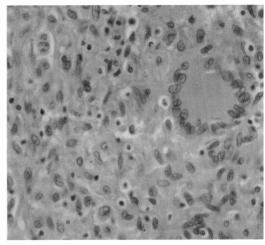

图9-2　上皮样细胞（右上角见一郎罕斯巨细胞）
（HE 染色，高倍镜）

3．坏死性病变　在细菌数量多、毒力强，机体免疫力低或变态反应强时发生。表现为干酪样坏死。坏死灶内含脂质较多肉眼呈淡黄色、均匀细腻，质地较实，状似奶酪。镜下为红染无结构的颗粒状物（图9-3、9-4）。

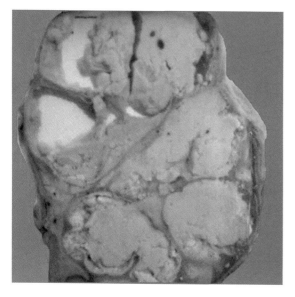

图 9-3　干酪样坏死（肉眼）

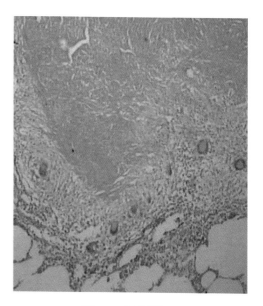

图 9-4　干酪样坏死
（HE 染色，低倍镜）

（三）基本病变的转化规律

1．转向愈合

（1）吸收、消散：为渗出性病变、较小的增生性和坏死性病变的主要愈合方式，渗出物或少量的坏死物可经淋巴道和血道吸收。

（2）纤维化、纤维包裹和钙化：增生性病变和小的干酪样坏死灶可逐渐纤维化，最后形成瘢痕而愈合。较大的干酪样坏死灶由其周围增生的纤维组织包裹，继而干燥浓缩，体积缩小，常伴钙盐沉着。病灶内可有少量存活的结核分枝杆菌。

2．转向恶化

（1）浸润进展：原有病灶周围出现渗出性病变，并继发干酪样坏死，病变范围不断扩大。

（2）溶解播散：干酪样坏死物可发生液化，形成的半流体物质经自然管道（如支气管、输尿管）排出，致局部形成空洞。坏死物中的结核分枝杆菌还可经血行、淋巴道播散到全身各处。

二、肺结核病

肺结核病最常见，可因机体初次感染和再次感染结核分枝杆菌时机体的反应性及病变特点不同，分为原发性肺结核病和继发性肺结核病。

（一）原发性肺结核病

原发性肺结核病是指机体第一次感染结核分枝杆菌所引起的肺结核病。多见于儿童，故又称儿童型肺结核病。病理特点是肺原发综合征（primary complex）形成。

1．病理变化　原发病灶多发生在通气较好的肺上叶下部或下叶上部近胸膜处，直径

1～1.5cm，灰白色、质实，中央多见干酪样坏死。由于机体缺乏特异性免疫力，细菌极易侵入淋巴管，引起淋巴管炎，并被引流到肺门淋巴结，引起肺门淋巴结结核。肺门淋巴结肿大，呈现干酪样坏死。肺的原发病灶、结核性淋巴管炎和肺门淋巴结结核三者合称为肺原发综合征。X线呈哑铃状阴影。

2. 结局

（1）自然痊愈：95%以上病例在无明显症状和体征的情况下，随着机体免疫力逐渐增强，病灶吸收消散、纤维化和钙化而不治自愈。

（2）病变恶化：少数患者由于机体抵抗力下降，病灶浸润进展或通过淋巴道、血道或支气管播散，严重者可导致死亡。

考点：原发综合征的组成成分。

（二）继发性肺结核病

继发性肺结核病是指机体再次感染结核分枝杆菌引起的肺结核病。多发生于成人，故又称成人型肺结核病。主要来自内源性潜伏病灶重新感染。

1. 病变特点　机体再次感染结核分枝杆菌时已具备一定的特异性免疫力，发生部位和病变特点与原发性肺结核病有较大的不同。具体比较见表9-1。

表 9-1　原发性和继发性肺结核病比较表

	原发性肺结核病	继发性肺结核病
结核分枝杆菌感染	初次	再次
好发年龄	儿童	成人
特异性免疫力	一开始无，随着病程逐渐建立	有
病变起始部位	上肺叶下部、下肺叶上部近胸膜处	肺尖部
病变特点	肺原发综合征	病变多样，新旧不等
播散方式	淋巴道或血行为主	支气管为主
病程	短，大多自愈	长，需治疗

2. 病变类型　根据病变特点及临床经过不同可分为以下几种类型。

（1）局灶型肺结核：属于早期、非活动性结核病。病变多位于肺尖下2～4cm处，大小为0.5～1cm，灰白色，境界清楚。

镜下观：以增生性病变为主，中央为干酪样坏死。患者常无明显症状。机体免疫力强时，病变可发生纤维化或钙化而自愈，机体免疫力降低时可发展为浸润型肺结核。

（2）浸润型肺结核：为临床上最常见的活动性肺结核。病变多位于右肺尖部或锁骨下区，界限不清。

镜下观：病灶中央为干酪样坏死，周围渗出性病变。患者常有低热、盗汗、食欲不振、疲乏无力等结核中毒症状及咳嗽、咯血等。如能及时发现并适当治疗，渗出性病变可吸收，增生和坏死性病变可通过纤维化或纤维包裹、钙化而愈合。如机体抵抗力低下，干酪样坏死液化形成急性空洞。空洞与外界相通，干酪样坏死物中大量结核分枝杆菌排出体外，成为重要的传染源，称为开放性肺结核。液化坏死物若经支气管在肺内播散，可引起干酪样肺炎。

急性空洞小而不规则，洞壁薄，一般情况下容易愈合。经适当治疗，洞腔由肉芽组织填充，最终以瘢痕愈合；也可通过空洞塌陷，形成条索状瘢痕而愈合。如果急性空洞经久不愈，则可发展为慢性纤维空洞型肺结核。

（3）慢性纤维空洞型肺结核：属于开放性肺结核，是临床重要的传染源。主要有以下病变特点：

①肺内有一个或多个慢性空洞。空洞多位于肺上叶，大小不一，形态不规则，洞壁厚，有时可达 1cm 以上（图 9-5）。

镜下洞壁分三层：内层为含大量结核分枝杆菌的干酪样坏死物，中层为结核性肉芽组织，外层为纤维结缔组织。

②同侧或对侧肺内可见由支气管播散引起的多个新旧不一、大小不等的病灶，越往下越新鲜。

③后期肺组织严重破坏，广泛纤维化，使肺体积缩小、变形、变硬，最终导致结核性肺硬化。病变接近胸膜时可引起胸膜增厚并与胸壁粘连。

临床上病程较长，症状时好时坏。患者可有咳嗽、咳痰、咯血等症状，较小的慢性空洞可瘢痕修复。较大的慢性空洞，干酪样坏死物脱落，表面由支气管上皮覆盖。空洞虽存在，但已无菌，称为开放性愈合。

（4）干酪样肺炎：多由浸润型肺结核恶化或急、慢性空洞内干酪样坏死物液化通过支气管播散而致。按病变范围可分为小叶性和大叶性。肉眼观：肺叶肿大实变，切面灰黄色干酪样坏死灶及急性空洞。镜下观：以干酪样坏死性为主。临床上患者有明显的结核中毒症状，病变发展迅猛，死亡率高。

（5）结核球：又称结核瘤（tuberculoma），是指肺内孤立的、境界分明的、直径 2 ~ 5cm 由纤维包裹的球形干酪样坏死灶（图 9-6）。临床上患者多无明显症状，常在 X 线检查时偶然发现，须与肺癌相鉴别。

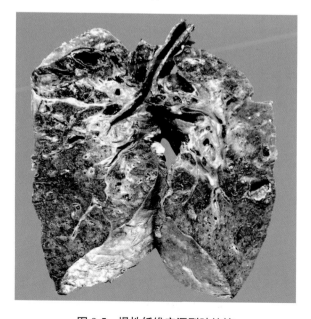

图 9-5 慢性纤维空洞型肺结核

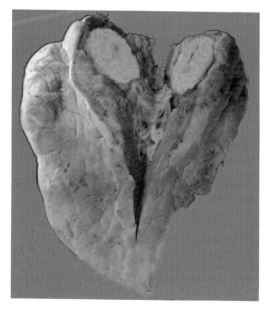

图 9-6 结核球

(6) 结核性胸膜炎：在原发性和继发性肺结核各个时期均可发生。按病变性质可分为渗出性和增生性胸膜炎两种：

①渗出性胸膜炎：又称湿性胸膜炎，病变为浆液纤维素性炎，临床常常引起胸腔积液。

②增生性胸膜炎：又称干性胸膜炎，病变较局限，多位于肺尖，以增生性病变为主。可引起胸膜粘连。

三、肺外器官结核病

肺外器官结核病主要由原发性肺结核病血行播散和淋巴道播散所致；消化道和皮肤结核病变也可由直接感染所致。

（一）肠结核病

肠结核病可分原发性和继发性两型。原发性者多见于婴幼儿，因饮用含结核分枝杆菌的牛奶而感染。病变与肺原发综合征相似，包括肠内原发病灶、结核性淋巴管炎和肠系膜淋巴结结核，三者合称为肠原发综合征。继发性肠结核病多见于活动性空洞型肺结核病患者，咽下大量含菌痰液所致。多见于 20 ～ 40 岁的成人。肠结核好发于回盲部。按病变特点可分两型：

1. 溃疡型　病变部位可发生干酪样坏死，破溃形成溃疡。由于肠壁淋巴管呈环形分布，因此典型的溃疡多呈环形，溃疡长轴多与肠长轴垂直。溃疡边缘不整齐，底部为干酪样坏死及结核性肉芽组织，可达肌层。临床上除出现结核中毒症状外，常伴有腹痛、腹泻、消瘦、不完全性肠梗阻表现。

2. 增生型　较少见，病变特征是结核性肉芽组织和纤维组织大量增生，致肠壁高度增厚，肠腔狭窄。临床上有慢性不完全低位肠梗阻表现。

（二）结核性腹膜炎

多见于青少年。通常由肠、肠系膜淋巴结及输卵管结核直接蔓延而来。也可为急性全身粟粒性结核病的一部分。按病变特征可分为干型和湿型两型。

1. 干型　腹膜表面结核结节形成和大量纤维素渗出。渗出物机化常引起肠管间、大网膜、肠系膜的广泛粘连。粘连处干酪样坏死明显时可形成瘘管。

2. 湿型　腹膜表面结核结节形成和多量浆液渗出，形成腹水，腹水多呈草黄色，有时也可为血性。

（三）结核性脑膜炎

多见于儿童，主要由原发性肺结核病灶经血源播散而成，可以是全身粟粒性结核病的一部分。病变多发生大脑、小脑、桥脑、脊髓和脑膜等处，以脑底最严重。

肉眼观：脑膜充血、混浊，偶见细小的灰白色粟粒结节，蛛网膜下腔有大量灰黄色、混浊胶冻样渗出物。

镜下观：蛛网膜下腔增宽，炎性渗出物主要为浆液、纤维素、巨噬细胞和淋巴细胞，有时可见结核结节和干酪样坏死。

（四）泌尿系统结核病

泌尿系统结核多由肾结核开始。肾结核常见于 20 ～ 40 岁男性，单侧性多见，主要由原发性肺结核血行播散而来。病变大多开始于皮质与髓质交界处或肾锥体乳头处，逐渐累及皮质并可突破肾盂。干酪样坏死物液化、从输尿管排出形成空洞。

严重时整个肾组织仅剩一空壳。大量结核杆菌随尿液下行感染输尿管和膀胱，也可经逆行累及对侧输尿管和肾。

（五）生殖系统结核病

男性生殖系统结核病主要发生在附睾，多由泌尿系统结核直接蔓延而来。女性生殖系统结核多由血行或淋巴道播散而来，主要发生在输卵管、子宫内膜和卵巢。是男性不育和女性不孕的常见原因之一。

（六）骨与关节结核病

多由血行播散所致，多见于儿童和青少年。

1．骨结核 以脊椎骨、长骨骨骺及指骨最多见。脊椎结核多见于第 10 胸椎至第 2 腰椎。常发生干酪样坏死，可以破坏骨质，形成死骨。坏死物液化后可在骨旁形成结核性"脓肿"，由于这种"脓肿"没有红、痛、热，故称冷脓肿。

2．关节结核 以髋、膝、踝、肘等关节多见。多继发于骨结核。关节滑膜增生，有结核性肉芽组织形成，关节腔有浆液和纤维素渗出。临床关节明显肿胀，严重影响功能。病变愈合时，由于关节腔大量纤维组织增生致使关节强直。

第二节 伤 寒

护理案例

患者男，20 岁，持续高热、腹泻 8 天，体格检查：体温 39.5℃，脉搏 80 次/分，血压 80/60mmHg，呼吸 20 次/分，急性病容，表情淡漠，躯干背部可见 3 颗压之退色的淡红色皮疹。肝右肋下 2cm，脾左肋下 1cm。

实验室检查：白细胞未见升高，中性粒细胞 0.7，淋巴细胞 0.30，肥达反应 1∶160。

入院后经抗生素治疗效果不佳，数日后病人突然出现右下腹部剧痛及腹膜刺激征，且持续高温，嗜睡，血压渐降，抢救无效死亡。

尸体解剖：躯干背部可见玫瑰疹，腹腔有血性肠道内容物，回肠下段有多个与肠管长轴平行的椭圆形溃疡，且有一个已穿孔，镜下检查肠壁、肝、脾可见伤寒小结及坏死病灶。

病理诊断：伤寒合并急性肠穿孔
　　　　　急性腹膜炎

思考：

1. 伤寒的病因和发病机制。

2. 伤寒的肠道病变有哪些？

3. 伤寒的并发症有哪些，此病人的死亡原因是什么？

伤寒（typhoid fever）是由伤寒杆菌引起的急性传染病。病变特点是全身单核巨噬细胞系统细胞增生，是一种急性增生性炎。以回肠末端淋巴组织的病变最为突出。

隐藏的危险：健康带菌者

有些伤寒患者症状消失后，伤寒杆菌仍在胆汁中大量繁殖，通过肠道排菌，成为带菌者，少数甚至成为慢性带菌者或终生带菌者，这是伤寒重要的传染源。有些患者为隐性感染，即感染伤寒杆菌后没有发病，但细菌进入体内继续生长繁殖，并传染给别人。医学上把这些人称为"健康带菌者"。20世纪初叶，美国的"伤寒玛丽"就是一名健康带菌者，她曾造成多次伤寒病流行，故从事餐饮或幼托职业的人需要定期进行健康检查，一旦发现为带菌者，应立即调离工作岗位，直到停止排菌为止。

一、病因和发病机制

（一）病因及传播途径

1. 致病菌　伤寒杆菌为革兰阴性杆菌，属沙门菌属。可以释放强烈的内毒素致病，伤寒杆菌具有菌体"O"抗原、鞭毛"H"抗原和表面"Vi"抗原，能刺激机体产生相应的抗体。因此临床上常测定血清中的抗体进行辅助诊断（肥达反应）。细菌最终依靠细胞免疫被杀灭。

2. 传播途径　伤寒患者和带菌者是本病的传染源。经消化道传染。苍蝇是重要的传播媒介。

（二）发病机制

伤寒杆菌进入消化道后，在机体抵抗力低下或侵入的细菌量多时，未被胃酸杀灭的细菌即进入小肠，通过肠黏膜淋巴组织，进入淋巴道播散。伤寒杆菌在淋巴组织内生长繁殖，一方面可被巨噬细胞吞噬，另一方面可经胸导管入血，引起菌血症。细菌随后进入全身单核巨噬细胞系统，如脾、肝、骨髓和淋巴结内并生长繁殖。这一阶段临床上无明显症状，称为潜伏期，一般为10天左右。当全身单核巨噬细胞系统内繁殖的伤寒杆菌及其毒素再次入血，引起败血症，患者出现全身中毒症状，并引起多器官病变。在胆囊内繁殖的细菌随胆汁再次进入回肠，使已致敏的肠壁淋巴组织发生坏死、脱落形成溃疡。

二、病理变化和临床病理联系

伤寒的基本病变是全身单核巨噬细胞系统增生，属于一种急性增生性炎。增生的巨噬细胞体积较大，胞浆丰富，吞噬功能十分活跃，胞浆内常见被吞噬的伤寒杆菌、红细胞、淋巴细胞及坏死组织碎片，这种细胞称为伤寒细胞。伤寒细胞聚集成团，称为伤寒肉芽肿（typhoid granuloma）或伤寒小结。伤寒肉芽肿是伤寒的特征性病变，具有病理诊断价值。

（一）肠道病变

肠道病变主要发生在回肠下段的集合淋巴小结和孤立淋巴小结。按典型病变发展过程，分为以下四期，每期持续约1周。

1. 髓样肿胀期　发病第1周。肠壁充血、水肿，淋巴小结明显肿胀、突出，颜色灰红，质软，表面凹凸不平，形似脑的沟回。镜下观：淋巴小结内伤寒细胞大量增生和伤寒肉芽肿形成。患者表现为发热、食欲不振、便秘或腹泻等。

2. 坏死期　发病第2周。肿胀的淋巴小结从中央开始发生小灶性坏死，并逐渐融合扩大。镜下观：坏死组织红染、无结构。患者腹胀、右下腹压痛、便秘或腹泻等。

3．溃疡期　发病第3周。坏死组织溶解、脱落，形成大小不等的圆形或椭圆形溃疡，椭圆形溃疡者其长轴与肠纵轴平行。溃疡边缘隆起，底部高低不平。溃疡一般达黏膜下层，严重者可达肌层，甚至浆膜层。此期常有肠出血、肠穿孔等并发症发生。

4．愈合期　发病第4周。溃疡底部坏死组织完全脱落，肉芽组织逐渐将溃疡填平，再由溃疡边缘的上皮再生覆盖使溃疡愈合。因溃疡与肠纵轴平行，故不致引起肠腔狭窄。患者体温下降，症状及体征逐渐消失（图9-7）。

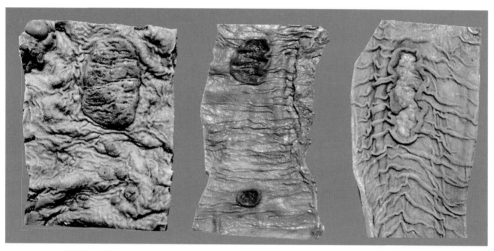

髓样肿胀期　　　　　　　　坏死期　　　　　　　　溃疡期

图 9-7　伤寒肠道病变

考点：伤寒肉芽肿及肠道病变。

（二）单核巨噬细胞系统器官病变

肠系膜淋巴结、肝、脾常明显肿大。骨髓因伤寒病变致使粒细胞系统严重受抑制，外周血中性粒细胞和嗜酸性粒细胞明显减少。

（三）其他器官病变

心肌细胞、中枢神经细胞及肾小管上皮细胞受内毒素影响而发生水肿，严重时出现灶状坏死。患者出现相对缓脉，皮肤出现淡红色小丘疹（玫瑰疹），分布于胸腹部皮肤。膈肌、腹直肌、股内收肌常发生凝固性坏死（也称蜡样变性），患者可表现为肌痛。

三、结局和并发症

1．痊愈　典型病例经适当治疗一般经4～5周痊愈，并获持久免疫力。

2．肠穿孔和肠出血　多发生在溃疡期。肠穿孔是伤寒最严重的并发症。

3．支气管肺炎　以儿童伤寒多见。多因机体抵抗力较低，继发肺炎链球菌或其他细菌感染所致。

第三节　细菌性痢疾

护理案例

　　患者，男性，36岁。因发热、腹痛、脓血便3天就诊，患者因出差食用不洁饮食，后突然发热，体温38.2℃，畏寒，同时下腹部阵发性疼痛和腹泻，大便每天10余次，为少量脓血便，伴里急后重，自服消炎药、退热药未好转。体格检查：体温38.5℃，急性热病容，无皮疹和出血点，左下腹有压痛，无肌紧张和反跳痛，肠鸣音5次/分。实验室检查：血常规：WBC16.4×10⁹/L，N88%。便常规：黏液脓便，WBC多数/HP，RBC3~5/HP

　　思考：

　　1. 此患者的诊断是什么？依据是什么？

　　2. 肠道会有哪些病变？

　　3. 此病的病因是什么？

　　细菌性痢疾（bacillary dyxentery）简称菌痢，是由痢疾杆菌引起的一种常见的肠道传染病。病变主要为累及结肠的假膜性炎。

一、病因和发病机制

（一）病因及传播途径

　　痢疾杆菌为革兰阴性杆菌，属志贺菌属，在我国以福氏志贺菌和宋内志贺菌为主。传染源为患者与带菌者。病菌经粪-口途径传染。苍蝇是重要的传播媒介。

（二）发病机制

　　痢疾杆菌对肠黏膜上皮的侵袭力和毒素是致病的主要因素。痢疾杆菌随食物进入胃部后，由于暴饮暴食、过食生冷等诱因，胃肠道局部防御功能降低，感染菌量多、毒力强时，痢疾杆菌黏附于结肠黏膜上皮细胞，并在其中繁殖，释放毒素，引起肠道病变，内毒素吸收入血引起毒血症，严重时可引起中毒性休克。

二、病理变化和临床病理联系

　　病变主要发生于大肠，以乙状结肠和直肠最严重。

（一）急性细菌性痢疾

　　最常见，典型病例主要经历以下4个阶段：

　　（1）急性卡他性炎：肠黏膜充血水肿，有散在点状出血，黏液分泌亢进。肠黏膜上皮坏死脱落，有中性粒细胞浸润。

　　（2）假膜性炎：为菌痢的特征性病变。黏膜浅层坏死，有大量纤维素渗出，坏死组织与纤维素、白细胞、红细胞及细菌共同形成灰白色或灰红色糠皮样的假膜，覆盖于黏膜表面。

　　（3）溃疡形成：假膜被中性粒细胞崩解释放的蛋白水解酶溶解脱落，形成浅表的、大小不等、形状不一的"地图状"溃疡（图9-8、图9-9）。

　　（4）溃疡愈合：大多数患者经过及时治疗，溃疡经黏膜再生而愈合，不留明显瘢痕。

　　急性菌痢病程一般为1~2周，经适当治疗大多数病例能完全痊愈。患者主要有腹痛、腹泻、里急后重、黏液脓血便等肠道症状。

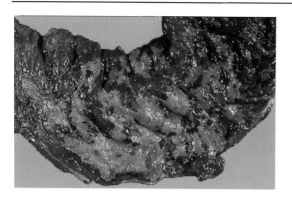

图 9-8 细菌性痢疾（肉眼）
结肠黏膜表面不规则灰白色或绿色(胆汁污染)假膜覆盖，
局部脱落形成浅表溃疡

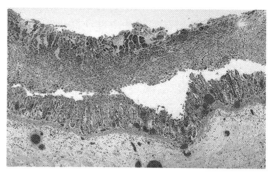

图 9-9 细菌性痢疾
镜下可见主要由纤维素构成的假膜，即将脱落
（HE 染色，低倍镜）

（二）慢性细菌性痢疾

多数由急性菌痢转变而来。病变新旧不等，既有溃疡形成又有黏膜和纤维组织的增生。由于病变反复进行，可使肠壁增厚、变硬，甚至肠腔狭窄。

临床病程在 2 个月以上，有时可长达数月至数年。主要表现有腹痛、腹泻或腹泻与便秘交替出现，病情时好时坏可急性发作。

（三）中毒性细菌性痢疾

多见于 2 ~ 7 岁儿童，起病急，全身中毒症状严重，而肠道病变和症状轻微。患儿于发病后几小时或十几小时即出现高热、中毒性休克或脑水肿的症状和体征。肠黏膜仅呈轻度急性卡他性炎改变或滤泡性结肠炎。

考点： 细菌性痢疾的好发部位和急性菌痢的病变特点。

第四节　流行性脑脊髓膜炎

病理案例

患者，男，12 岁。因头痛逐渐加重 3 小时入院，呕吐、昏迷半小时，患者于几天前自诉感冒发热伴头痛，曾口服抗感冒药物治疗，头痛逐渐加重，半小时前出现呕吐、颈部强直、全身酸痛、呼吸短促、昏迷。体格检查：体温 39.8℃，脉搏 128 次 / 分，呼吸短促，瞳孔散大、对光反射消失，膝腱反射消失。实验室检查：外周血白细胞 $43 \times 10^9/L$，其中中性粒细胞 92%，入院后抢救无效死亡。

尸体解剖：脑重 1450g，脑膜血管扩张，顶叶脑膜上有黄绿色渗出物，填充脑沟。脑底部有大量分泌物，小脑幕处可见压痕。光镜下：蛛网膜下腔增宽，血管高度扩张充血，大量蛋白渗出及中性粒细胞浸润。革兰染色查见革兰阴性球菌。

病理诊断：流行性脑脊髓膜炎合并脑疝

问题：1. 流脑的病因和发病机制是什么？

2. 流脑的主要病变特点是什么？

流行性脑脊髓膜炎（epidemic cerebrospinal meningitis）简称流脑，是由脑膜炎奈瑟菌感染引起的脑膜和脊髓膜的急性化脓性炎症。多在冬春季流行。儿童和青少年多见。

一、病因和发病机制

脑膜炎奈瑟菌属革兰阴性球菌。患者或带菌者为传染源，细菌通过咳嗽、喷嚏由飞沫经呼吸道传染。当机体抵抗力低下或菌量多、毒力强时，细菌从呼吸道黏膜入血，引起菌血症或败血症，机体对内毒素敏感时可引起中毒性休克和DIC。少数患者细菌通过血脑屏障侵入脑脊髓膜引起脑脊髓膜炎。

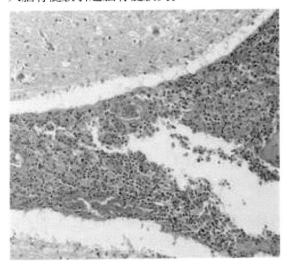

图 9-10　流行性脑脊髓膜炎

软脑膜血管高度充血，蛛网膜下腔内有大量脓性渗出物

（HE 染色，低倍镜）

二、病理变化及临床病理联系

脑膜和脊髓膜的急性化脓性炎。

肉眼观：脑脊膜血管高度扩张充血，蛛网膜下腔充满灰黄色脓性渗出物，脑沟、脑回模糊不清。病变以大脑的额叶、顶叶、枕叶及脊髓的背侧为重。

镜下观：蛛网膜下腔血管高度扩张充血，有大量中性粒细胞、纤维蛋白渗出和少量单核细胞、淋巴细胞浸润（图9-10）。

临床主要表现有：寒战、高热、脑膜刺激征、角弓反张、颅内压增高，患者可表现为剧烈头痛、喷射性呕吐，小儿前囟饱满，甚至可引起脑疝死亡。

第五节　流行性乙型脑炎

护理案例

患者，男，8岁，因高热、头痛、呕吐，嗜睡3日。抽搐、不语2日，昏迷1小时入院。患儿于入院前3天，全身倦怠、头晕、头痛，恶心、呕吐，日十余次，并有寒战、高热，2日前开始抽搐不语，1小时前出现昏迷。既往未接受流行性乙型脑炎疫苗注射。

体格检查：体温39℃，脉搏120次/分，呼吸40次/分，神志欠清，呈昏迷状态，项有抵抗。神经系统：对光反射迟钝，膝腱反射消失，巴宾斯基征（+），脑脊液：微混，白细胞98×10⁶/L，入院后3天由于呼吸衰竭，治疗无效死亡。

尸体解剖：脑重1450g，脑膜充血水肿，脑回明显增宽，脑沟窄，切面可见粟粒大小软化灶，境界清楚，以大脑皮质及基底核、视丘最为严重，小脑皮质、延髓及桥脑次之，镜下观：有神经细胞变性和坏死，噬神经现象、卫星现象、淋巴细胞血管套形成。

病理诊断：流行性乙型脑炎。

思考：1. 乙脑的病因和传播途径是什么？

　　　2. 乙脑的病理变化有哪些？

流行性乙型脑炎（epidemic encephalitis B）简称乙脑，是由乙型脑炎病毒感染引起的以脑实质损害为主的变质性炎，多在夏秋季流行。多见于 10 岁以下儿童。

一、病因和发病机制

乙型脑炎病毒为嗜神经性 RNA 病毒。传播媒介主要为库蚊。带病毒的蚊子在叮咬人时，病毒即随蚊子的唾液侵入人体。当侵入病毒量多、毒力强、机体的免疫功能低下，尤其在血脑屏障功能不健全的儿童，病毒侵入中枢神经系统而发病。

二、病理变化和临床病理联系

病变累及整个中枢神经系统灰质，以大脑皮质及基底核、视丘最严重；小脑皮质、丘脑及桥脑次之；脊髓病变最轻，仅限于颈段脊髓。病变以变质为主。

肉眼观：脑膜血管充血，脑水肿明显，脑回增宽、脑沟变窄；切面可见粟粒或针尖大小的半透明软化灶或腔隙，散在分布或聚集成群，界限清楚。

镜下观：

（1）神经细胞变性坏死：周围可见 5 个或 5 个以上少突胶质细胞围绕在神经细胞周围，称为卫星现象；小胶质细胞或巨噬细胞吞噬变性坏死神经细胞的现象称为噬神经细胞现象。

（2）血管改变及渗出性变化：脑内血管扩张充血，血管周围间隙增大，有以淋巴细胞为主的炎细胞浸润，围绕血管呈袖套状，称为血管套（图 9-11）。

（3）软化灶形成：神经组织灶状液化性坏死，局部疏松淡染，呈筛网状，又称筛状软化灶（图 9-12）。

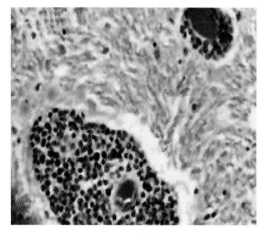

图 9-11 血管套
（HE 染色，低倍镜）

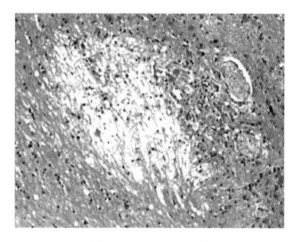

图 9-12 筛网状软化灶
（HE 染色，低倍镜）

（4）胶质细胞增生：小胶质细胞弥漫或局灶性增生，在坏死病灶或小血管旁可形成小胶质细胞结节。

患者有高热、头痛、呕吐、嗜睡、昏迷等症状，由于血管高度扩张充血，可导致颅内压增高、脑水肿，严重者可引发脑疝。

考点： 乙脑的病理变化。

第六节 常见性传播性疾病

性病的流行

性病既是人类最古老的疾病之一，也是世界上发病最广泛的传染病。新中国成立后，由于政府十分重视性病的防治工作，性病曾在20世纪50年代中期迅速减少和消失。但是在20世纪70年代末，性病在我国重新出现，并迅速蔓延。如1980年全国仅报告48例性病，2000年全国报告性病859040例。近20年来，由于新病种的出现和旧病种的死灰复燃，使性病的发病率在我国有显著上升的趋势，这些疾病不仅引起泌尿生殖器官的病变，也可引起全身各个重要器官的病变，甚至威胁生命。

性传播疾病（sexually transmitted diseases，STD），是一组通过性行为或类性行为传播的传染病，并在社会上有重要的流行病学意义。经典性病只包括梅毒、淋病、软下疳、性病性淋巴肉芽肿及腹股沟淋巴肉芽肿。现STD病种已达20余种。本章仅叙述淋病、尖锐湿疣、梅毒和艾滋病。

一、淋病

淋病（gonorrhea）是由淋病奈瑟菌感染引起的急性化脓性炎症，是最常见的性传播疾病。好发于青壮年，主要累及泌尿生殖系统。

（一）病因和发病机理

淋病奈瑟菌属革兰阴性双球菌。人类是该菌的唯一宿主，无症状的带菌者和患者是本病的主要传染源。淋病主要通过性交直接传播；也可通过污染的衣物、毛巾、浴缸间接感染；新生儿可通过母亲产道感染，引起淋菌性眼结膜炎。

淋病奈瑟菌主要侵犯泌尿生殖系统，对柱状上皮和移行上皮亲和力较强。一般感染开始于男性的前尿道、女性尿道与子宫颈，随后上行扩散，导致泌尿、生殖系统各器官的病变。

（二）病理变化和临床病理联系

根据病程可分为急性淋病和慢性淋病，其病变特征为化脓性炎症，转为慢性时常伴肉芽组织形成和浆细胞浸润。

1. 急性淋病 在感染的2～7天，尿道、尿道附属腺体和生殖道出现急性卡他性化脓性炎症，尿道黏膜充血、水肿，并有脓性渗出物流出。如未经有效治疗，病变可上行延及后尿道及其附属腺体、前列腺、附睾和精囊，或前庭大腺、子宫颈引起化脓性炎症。约15%女性可引起子宫内膜炎和急性输卵管炎，进一步可发展为弥漫性腹膜炎。急性期男性患者表现为尿频、尿急、尿痛等明显症状，尿道口有疼痛及烧灼感并有脓性分泌物流出。女性表现为阴道分泌物增多、发黄，也可没有任何自觉症状。

2. 慢性淋病 急性淋病未经治疗或治疗不彻底转为慢性淋病。主要表现为泌尿生殖系统的慢性炎症，淋病奈瑟菌可长期潜伏在病灶处，并反复引起急性发作。

二、尖锐湿疣

尖锐湿疣（condyloma acuminatum）是由人乳头瘤病毒（Human Papilloma virus，HPV）

引起的良性疣状增生物，主因性接触传播，故又称性病疣。好发于中青年人，近年来，我国尖锐湿疣的发病率增高，在STD中仅次于淋病居第二位。

（一）病因和发病机制

人乳头瘤病毒是双股DNA病毒，有60多个基因型。尖锐湿疣主要由HPV6、11型引起。患者和无症状的病毒携带者是本病的传染源。本病主要通过性接触传播，也可以通过病毒的污染物而间接感染。

HPV通过皮肤与黏膜的交界部位微小的糜烂进入上皮细胞，可在鳞状上皮细胞核内复制、增殖，引起增生性病变。

（二）病理变化和临床病理联系

好发部位是温暖潮湿的皮肤和黏膜交界处。男性好发于阴茎冠状沟、阴茎头、包皮系带、尿道口和肛门附近。女性常见于阴唇、阴蒂、子宫颈、会阴部及肛周。也可偶见于身体的其他部位如口腔、腋窝等。

病变初期形成散在小而尖的突起，逐渐增大、增多，表面凸凹不平，可融合成鸡冠状或菜花状团块，质软，湿润，呈淡红色、暗红色或污灰色，顶端可有溃烂，触之易出血。

镜下观：表皮增生呈乳头状结构；棘细胞增生明显使棘层显著增厚，在棘细胞层可见散在或成群的挖空细胞（图9-13），细胞较正常大，核大居中，圆形、椭圆形或不规则形，可有异型，胞浆空泡状，细胞边缘常残存带状胞浆；上皮脚下延；角质层轻度增厚伴角化不全；真皮层毛细血管及淋巴管扩张，大量慢性炎细胞浸润。

临床上，尖锐湿疣的病损常反复发作，患者局部可伴有瘙痒、烧灼痛。本病有癌变可能，需引起重视。

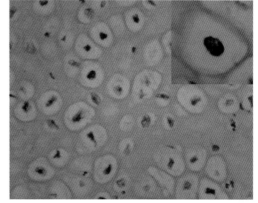

图9-13 挖空细胞
（HE染色，高倍镜）

三、梅毒

梅毒（syphilis）是由梅毒螺旋体感染而引起的慢性传染病。病程长而隐匿，可以侵犯任何器官，危害较为严重。20世纪50年代中期，我国基本消灭了梅毒，但自70年代末以来，该病"死灰复燃"，并有进一步蔓延的趋势。

（一）病因和发病机制

梅毒的病原体是苍白螺旋体，又称梅毒螺旋体。梅毒患者是唯一的传染源。95%的患者通过性交传播，少数可通过输血、接吻、医务人员不慎污染等接触传播；梅毒螺旋体也可经胎盘感染胎儿。

梅毒螺旋体可通过破损的皮肤、黏膜或血液进入体内，经过3周左右的潜伏期，梅毒螺旋体就会大量繁殖、播散，侵犯全身各个系统，梅毒螺旋体有较强的侵袭力和各种致病物质，进而引起多个脏器的损伤。患者感染梅毒螺旋体后会逐渐建立细胞免疫和体液免疫。患者在发病过程中会出现暂时症状缓解的现象，但梅毒螺旋体并没有被消灭，而是终身潜伏在各个器官内引起复发或晚期梅毒。病原体诱发的细胞介导的Ⅳ型超敏反应可引起慢性肉芽肿（梅毒树胶肿），机体感染梅毒后第6周血清出现特异性抗体，具有血清学诊断价值。

（二）基本病理变化

梅毒的基本病理变化为闭塞性动脉内膜炎（obliterative endoarteritis）、小血管周围炎和树胶样肿（gumma）。

（1）闭塞性动脉内膜炎：指小动脉内皮细胞及纤维细胞增生使血管壁增厚、管腔狭窄甚至闭塞。

（2）小血管周围炎：指炎细胞包绕血管，包括单核细胞、淋巴细胞、浆细胞浸润，浆细胞的恒定出现是本病的病变特点之一。

（3）树胶样肿：是第三期梅毒的特征性病变，又称梅毒瘤（syphiloma）。

肉眼观：呈灰白色、结节状，质韧而有弹性似树胶。

镜下观：结构似结核结节，中央为凝固性坏死，坏死灶周围富含淋巴细胞和浆细胞，而上皮样细胞和郎罕巨细胞较少。树胶样肿后期可被吸收、纤维化，最后使器官变形。

（三）各型梅毒病变特点和临床病理联系

梅毒分为先天梅毒（congenital syphilis）和后天梅毒（acquired syphilis）。先天梅毒是梅毒螺旋体感染的孕妇将病原体经胎盘传给胎儿，在胎儿或婴幼儿期发病，临床表现多样。后天性梅毒又称为获得性梅毒，发生在成人，后天梅毒按病程经过分为三期。一、二期称早期梅毒，有强传染性。三期称晚期梅毒，因常累及内脏，故又称内脏梅毒，传染性小但损伤严重。

1．第一期梅毒　一般发生在3周左右潜伏期后，病变特点为硬性下疳形成。病变发生在梅毒螺旋体最初侵入的部位，如阴茎冠状沟、龟头、阴唇、子宫颈等处。

肉眼观：形成质硬、边缘隆起、底部清洁平坦的溃疡，称硬性下疳。内有大量的梅毒螺旋体。

镜下观：溃疡底部可见闭塞性动脉炎及小血管周围炎。

2．第二期梅毒　病变特点为梅毒疹的形成。在下疳发生7～8周后，潜伏于体内的螺旋体继续繁殖，大量入血并引起全身广泛性皮肤和黏膜出现暗红色丘疹，称梅毒疹。外阴、肛周、腹股沟内侧的病变常融合成表面湿润的扁平斑块，称梅毒湿疹或扁平湿疣。

镜下观：可见典型闭塞性血管内膜炎和血管周围炎。病灶中有梅毒螺旋体，此期传染性极强。皮肤、黏膜病变均可不经治疗自然消退，而进入潜伏状态。

3．第三期梅毒（又称晚期梅毒）病变特点为内脏受累并树胶样肿形成。常发生于梅毒螺旋体感染后4～5年，病变可侵犯全身任何器官，最常侵犯心血管系统，主要累及主动脉引起梅毒性主动脉炎。由于主动脉外膜的滋养血管发生闭塞性内膜炎，导致主动脉中层弹性纤维和平滑肌缺血而发生退行性变，逐渐由瘢痕取代。瘢痕部位膨出形成主动脉瘤，患者可因主动脉瘤破裂而猝死。其次为中枢神经系统，此外，肝、骨骼、睾丸等器官也常受累。由于树胶样肿的纤维化、瘢痕收缩，引起严重的组织器官破坏和功能障碍。

考点： 梅毒的基本病理变化及后天梅毒的分期特点。

四、获得性免疫缺陷综合征

护理案例

患者，女，40岁。原因不明低热、消瘦、乏力、腹泻及全身淋巴结肿大1年，咳嗽、呼吸困难，胸痛1月，口腔黏膜白斑2周就诊。X线胸片显示：肺纹理增粗，有渗出液，右上肺有结节状阴影，肺部活检为卡氏肺孢子菌肺炎。结婚15年，育有一子一女，其夫及子女体健，否认吸毒、献血、外出及婚外性行为。10年前曾在当地医院行剖腹产手术，术中曾输血治疗。

实验室检查：咽拭子培养出假丝酵母菌（念珠菌），HIV抗体阳性。

思考：

1. 该患者的诊断是什么？
2. 该患者被传染的途径是什么？其发病机制是什么？
3. 该病的病变特点有哪些？

获得性免疫缺陷综合征（acquired immunodeficiency syndrome，AIDS）简称艾滋病，是由人类免疫缺陷病毒（human immunodeficiency Virus，HIV）感染引起的获得性细胞免疫缺陷为主要特征的一种致死性传染病。

知识链接

艾滋病的流行情况

自1981年世界上首次发现艾滋病以来，据WHO报告，至2008年，已夺去了2500万人的生命；2010年，全世界存活的HIV感染者和AIDS患者共3400万，新感染270万人，全年死亡180万人。这种"世纪瘟疫"蔓延速度之快，冲击范围之广，触目惊心。我国自1985年报道首例艾滋病以来，中国CDC估计，截至2011年底，我国存活的HIV感染者和AIDS患者共约78万人，全年新发感染者4.8万人，死亡2.8万人。我国的总体流行趋势是，艾滋病疫情从高危人群到一般人群有逐渐扩散的趋势，我国AIDS的发病人数不断增加，累计感染人数超过100万人。

（一）病因和发病机制

HIV属逆转录病毒，单链RNA病毒。存在于患者或病毒携带者的血液、精液、阴道分泌物、唾液、眼泪、尿、母乳等体液中，可通过性接触、血液及血液制品和母婴传染三种途径在人群中传播。

HIV由皮肤或黏膜破口进入血液，主要攻击和破坏辅助T淋巴细胞（Th）。Th细胞明显减少。其减少导致细胞免疫和体液免疫功能缺陷，患者免疫功能全线崩溃，最终引起一系列机会感染和继发肿瘤。

（二）病理变化和临床病理联系

AIDS的主要病理改变分三个方面：

1. **淋巴组织的变化** 早期淋巴结肿大，滤泡反应性增生；随着病变的发展，皮质区及副皮质区淋巴细胞减少，有小血管的增生，伴浆细胞浸润。晚期的淋巴结一片荒芜，淋巴细胞几乎消失殆尽，淋巴结结构完全消失，仅见巨噬细胞和浆细胞残留。

2．继发感染　多表现为机会感染，病原体有病毒、细菌、真菌、原虫等，可累及各器官，其中以中枢神经系统、肺、消化道继发感染最常见，通常有两种以上病原体同时感染。卡氏肺孢子菌引起的肺炎是患者常见的病死原因之一，临床具有一定的诊断参考价值。

3．恶性肿瘤　约30%的患者伴有Kaposi肉瘤，该肿瘤起源于血管内皮，广泛累及皮肤、黏膜和内脏，以下肢多见。

肉眼观：肿瘤呈暗蓝色或紫棕色结节。

镜下观：主要由成片的梭形细胞构成的毛细血管样腔隙构成。有少数人可发生非霍奇金淋巴瘤和中枢神经系统的淋巴瘤。

临床上患者常常在感染HIV后有一段潜伏期，长短不一，最长10年。发病期常表现为发热、乏力、腹泻、消瘦及广泛性全身淋巴结肿大。晚期伴有各种机会性感染和继发的肿瘤，可能成为其主要的死亡原因，约60%的患者可出现神经系统症状，表现为头痛、意识障碍、痴呆、抽搐等。

知识链接

艾滋病的防治

国际医学界至今尚无防治艾滋病的有效药物和疗法。艾滋病也被称为"超级癌症"和"世纪杀手"。所以预防艾滋病是最为有效的手段。有关专家指出，如果不采取措施，艾滋病将成为21世纪威胁人类健康的主要疾病之一。因此，世界卫生组织确定每年的12月1日为"世界艾滋病日"，倡导大家提高对艾滋病的防范意识，有效抑制和减缓艾滋病的传播速度，积极开展艾滋病防治工作。

艾滋病预后极差，死亡率高达100%，目前人们开展各种药物研究，但只能改善症状、降低机会性感染和继发肿瘤的发生率。疫苗的研究和使用也存在诸多问题。所以艾滋病现在尚无确切有效的疗法，因此大力开展艾滋病的预防工作至关重要。

第七节　血吸虫病

血吸虫病（schistosomiasis）是血吸虫寄生于人体引起的一种寄生虫病。我国只有日本血吸虫病流行。

一、病因和感染途径

血吸虫生活史包括成虫、虫卵、毛蚴、尾蚴及童虫等发育阶段。人或家畜接触疫水时，尾蚴便钻入其皮肤脱去尾巴而成童虫；童虫侵入淋巴管或小血管，经静脉系统、右心到达肺，再经肺静脉进入大循环散布到全身。童虫在肠系膜静脉内发育成成虫并产卵。虫卵随血流进入肝或肠壁，在肝和肠壁引起病变。虫卵可突破肠黏膜进入肠腔，并随粪便排出体外，重演其生活周期。

二、病理变化及临床病理联系

血吸虫病的主要病变是由虫卵沉积在乙状结肠、直肠和肝中的急慢性虫卵结节。

1．急性虫卵结节

肉眼观：灰黄色，直径 0.5 ～ 4mm。

镜下观：结节中心常有 1 ～ 2 个成熟虫卵，卵壳薄、色淡黄、折光性强，卵内毛蚴呈梨状；在虫卵表面可见放射状嗜酸性棒状体，即抗原抗体复合物（称为 Hoeppli 现象）；在虫卵周围有大量变性、坏死的嗜酸性粒细胞聚集，故又称之为嗜酸性脓肿（eosinophilic abscess）。在坏死灶内可见菱形或多面形、折光强的蛋白性结晶，即 Charcot-Leyden 结晶，系嗜酸性粒细胞中的嗜酸性颗粒互相融合而成。病变发展则转变为慢性虫卵结节。

2. **慢性虫卵结节**　急性虫卵结节经过 10 天左右，虫卵内毛蚴死亡，坏死物质逐渐被吸收，形成由血吸虫卵壳、上皮样细胞、异物巨细胞、淋巴细胞和纤维母细胞组成的慢性虫卵结节，称为假结核结节。最后结节纤维化，形成瘢痕性结节。

结肠病变主要累及直肠和乙状结肠。患者可有腹痛、腹泻和脓血便。晚期肠壁增厚、变硬，部分慢性病例可发展为上皮非典型增生及结肠癌。肝可发展为血吸虫性肝硬化。

第八节　阿米巴病

阿米巴病（amoebiasis）是由溶组织内阿米巴原虫引起的一种寄生虫病。原虫寄生于结肠，随血液到各个器官，引起相应部位的阿米巴溃疡和阿米巴脓肿。

一、病因和发病机制

溶组织内阿米巴原虫在其生长过程中有滋养体和包囊两种形态，包囊有较强的抵抗力，有利于传播；滋养体可运动、摄食、繁殖、致病；滋养体主要通过对宿主组织的溶解破坏作用，导致组织坏死液化。

二、病理变化和临床病理联系

（一）肠阿米巴病

肠阿米巴病是由阿米巴原虫引起的结肠炎症，患者有腹痛、腹泻和里急后重等症状，又称阿米巴痢疾。

病理变化：病变部位多位于盲肠、升结肠，其次为乙状结肠和直肠，严重时整个结肠，由于阿米巴原虫引起组织液化坏死，病变部位的炎症类型是变质性炎。

1. **急性期病变**

肉眼观：肠黏膜表面可见多个隆起的灰黄色针头大小的点状坏死或浅溃疡，周围充血。随着病变进展，逐渐扩大成圆形纽扣状，阿米巴滋养体在肠壁黏膜层内不断繁殖，同时溶解组织，形成口小底大的烧瓶状溃疡。

镜下观：口小底大溃疡，溃疡处为无结构红染坏死组织。溃疡边缘的小静脉内可见阿米巴大滋养体，肠腔和坏死组织中可找到小滋养体。

2. **慢性病变**　慢性肠阿米巴病的病变比较复杂，由于肉芽组织增生、瘢痕形成和坏死同时并存，反复发生，可导致肠腔狭窄，或引起肠梗阻，慢性患者是阿米巴病的主要传染源。

（二）肠外阿米巴病

肠外阿米巴病以肝、肺、脑为常见，也可累及脑膜、皮肤和泌尿生殖系统。主要引起阿米巴脓肿，导致组织坏死、结构破坏。

小结	结核病是由结核分枝杆菌引起的慢性传染病，属于肉芽肿性炎。肺结核最常见，典型病变是结核结节和干酪样坏死，可分为原发性肺结核和继发性肺结核。 伤寒是由伤寒杆菌引起的急性传染病，主要特点为全身单核巨噬细胞增生为主要病变的急性增生性炎，形成具有诊断意义的伤寒肉芽肿。 细菌性痢疾是由痢疾杆菌引起的一种肠道传染病，病变主要累及结肠，炎症类型为假膜性炎，形成的溃疡表浅、地图形，预后良好。 性病是指通过性行为传播的一类疾病，淋病为泌尿生殖系统化脓性炎，尖锐湿疣诊断细胞为挖空细胞，梅毒不仅累及生殖系统还可导致全身各个器官受累，破坏比较严重。艾滋病以全身免疫功能缺陷为主要特点，病人最后死于机会感染和继发肿瘤。 流行性脑脊髓膜炎是由脑膜炎奈瑟菌引起的脑脊髓膜的化脓性炎。 流行性乙型脑炎是乙型脑炎病毒引起的脑实质的变质性炎，病变特点为神经元变性坏死，典型病变有卫星现象、噬神经细胞现象、血管套、筛网状软化灶等。

（徐义荣）

第二篇　病理生理学

第一章　疾病概论

第一节　健康、疾病和亚健康的概念

健康与疾病是生命过程中的两种不同的形式，医护人员的根本任务就是防治疾病和增进健康。健康与疾病的概念不仅是医学问题，同时也是社会问题。不同的社会文化背景下，健康与疾病的概念也不尽相同。

一、健康的概念

目前普遍采用世界卫生组织（World Health Organization，WHO）对健康所下的定义，即"健康（health）不仅是没有疾病或病痛，而且是一种躯体上、精神上和社会上的完好状态"。也就是说健康不仅要拥有健全的体魄，而且还需要良好的心理状态和社会适应能力，一个健康的人必须具有在他本人所处的环境中进行有效的活动和工作的能力。

健康概念所指的良好状态，针对不同时期、地区、群体、个体和年龄的人群，有着不同的内涵和标准。随着经济发展和社会进步，对健康概念也将不断赋予新的内容。需要强调的是，健康不是体格健全的同义词。因为各项"生理指标"正常的人，未必有良好的心理状态和社会适应能力。

二、疾病的概念

一般认为，疾病（disease）是指机体在一定条件下受病因损害作用后，由于自稳调节紊乱而发生的异常生命活动过程。由于病因的损害作用，体内可出现一系列的损伤与抗损伤反应，进而引起机体功能、代谢和形态结构的改变，机体与外环境间的协调紊乱，临床上出现相应的症状与体征。症状是指患者的主观感觉，如疼痛、恶心、发热等。体征是指用临床检查方法得来的客观表现，如肺部啰音、心脏杂音、压痛及反跳痛等。

不同疾病存在着一些共同的、系列的功能、代谢和形态结构的病理变化称为病理过程，如炎症、水肿、发热和缺氧等。一种疾病可先后或同时出现多种不同的病理过程，如大叶性肺炎可同时有炎症、发热、缺氧等病理过程。发展极慢的病理过程或病理过程的结局也称为病理状态，如风湿性心脏病心瓣膜炎症后的瘢痕和粘连等。

三、亚健康状态

WHO 将机体无器质性病变，但是有些功能改变的状态称为"第三状态"，我国称其为亚健康状态（sub-health）。亚健康状态是指介于健康与疾病之间的生理功能低下的状态，此时机体处于非病、非健康并有可能趋向疾病的状态，故有学者称其为诱发疾病状态。引起亚健康状态的真正原因尚不清楚，可能与社会环境压力、人的自我调节能力、不良生活习惯、环境污染等多种因素有关。其临床表现既可是躯体上的，也可是精神心理上的异常，常见有活力、反应能力、适应能力和免疫力降低，还有易疲劳、易感冒、出虚汗、食欲不振、失眠、健忘、焦虑、易怒、精神委靡、性功能减退等。亚健康状态是一种临界状态，如果这种状态得不到及时纠正，非常容易引起心身疾病。因此，应从心理、行为和社会方式等各个环节及早采取相应措施，加强自我保健、开展体育锻炼、提高自身免疫功能、调节心理活动，争取亚健康状态向健康状态发展，防止向疾病方向转化。

> **考点：** 疾病概念。

第二节　病因学

病因学（etiology）主要研究疾病发生、发展的原因与条件。决定疾病的发生、发展常见多种因素，根据其作用可分为致病原因（病因）和致病条件。

一、疾病发生的原因

任何疾病都是由一定的病因引起，没有病因的疾病是不存在的，有些疾病的病因暂时不明确，往往称作"原发性"或"特发性"。常见的病因有以下几类：

（一）生物性因素

常见的生物性致病因素是病原微生物（细菌、病毒、立克次体、螺旋体、衣原体、真菌等）和寄生虫。生物性因素侵入机体致病常常构成一个特定的传染过程，有特定的侵入途径，有特定的损害部位。其致病作用主要与其侵入机体的数量、侵袭力、毒力等有关，同时与机体对病原体的感受性及免疫防御能力有关。

（二）理化性因素

物理性因素包括机械力、温度（包括高温、低温）、大气压、噪声、电离辐射等。

化学性因素包括强酸、强碱、重金属盐类、化学毒物和一些药物等。有些化学毒物和某些药物常常对组织器官有特定的选择性作用，例如，CCl_4 主要引起肝细胞损伤，巴比妥类药物中毒作用于神经系统。

（三）营养性因素

一切维持生命正常活动所必需物质的缺乏或过量均可导致疾病，包括氧气、水、无机盐、蛋白质、碳水化合物、脂肪、维生素及微量元素等。

（四）遗传性因素

由基因突变或染色体畸变而致病，如血友病、地中海贫血、家族性腺瘤息肉病是由基因突变引起的疾病；先天愚型、两性畸形是由染色体畸变引起。

遗传性因素致病包括直接致病和遗传易感性两种情况，遗传易感性是指个体由遗传所获得的易患某种疾病的倾向性，如精神分裂症、高血压病、冠心病等。

（五）先天性因素

先天性因素是指能够损害正在发育胎儿的有害因素，而不是遗传物质的改变，如妊娠早期孕妇感染风疹病毒可能引起胎儿先天性心脏病。

（六）免疫性因素

机体免疫系统功能状态是某些疾病产生的重要因素，许多疾病的发生、发展又与免疫反应密切相关。

1．变态反应性疾病　某些机体的免疫系统对外来抗原刺激发生异常强烈的反应，从而导致组织细胞的损伤和生理功能障碍。这种异常的免疫反应称为变态反应或超敏反应，例如青霉素导致过敏性休克，花粉、粉尘等导致支气管哮喘、荨麻疹等变态反应性疾病。

2．自身免疫性疾病　某些个体能对自身抗原发生免疫反应，并引起自身组织的损害，称为自身免疫性疾病，如全身性红斑狼疮、溃疡性结肠炎等。

3．免疫缺陷病　由于免疫系统的先天发育不足或后天受损而引起的临床综合征称为免疫缺陷病，易患肿瘤和反复感染，例如艾滋病、先天性丙种球蛋白缺乏症等。

（七）精神、心理、社会、文化因素

如社会经济条件、受教育程度、生活方式、劳动环境、风俗习惯、个人卫生、人际关系、处世态度等，可通过对大脑皮质与皮质下结构相互协调活动的影响，导致疾病的产生，如过度喜悦、悲伤或忧郁等均可导致心绞痛的发作。

二、疾病发生的条件

影响（促进或阻碍）疾病发生、发展的非特异性因素称为疾病的条件。疾病的条件虽然不能直接引起疾病，但可影响病原微生物的攻击能力以及机体的抵抗力而促进或阻碍疾病的发生、发展。临床上常把促进疾病发生、发展的因素称为诱因。以结核病为例，如果营养不良、长期劳累、居住条件恶劣、长期忧郁等都可削弱机体的抵抗力，此时少量的结核分枝杆菌进入机体就可导致结核病的发生；反之，改变上述条件，机体对病原微生物的抵抗力增强，即使有结核分枝杆菌侵入，也可不发生结核病。因此，疾病的条件是非特异性的。

年龄和性别也会影响某些疾病的发生，小儿和老年人易患呼吸道感染和消化道感染，女性易患癔病、泌尿道感染、胆结石和甲状腺功能亢进，男性易患动脉粥样硬化、胃癌等疾病。

疾病的原因与条件是相对某一疾病而言的，对于不同的疾病，某种疾病的原因可成为另一种疾病的条件。例如寒冷是冻伤的原因，是感冒的条件。

考点：病因、致病条件的概念。

第三节　发病学

一、疾病发生发展的一般规律

（一）损伤与抗损伤

在大多数情况下，疾病是机体抗损伤反应与病因导致的损伤作斗争的过程。原始病因可直接引起机体的损伤，也可以在以后的连锁反应中引起继发性损伤。机体对抗这些损伤的各种反应，包括各种生理性防御适应性反应和代偿作用，统称为抗损伤反应。损伤与抗损伤反应之间相互依存又相互斗争，推动很多疾病的不断发展演变。

损伤与抗损伤反应贯穿于疾病的全过程，二者力量对比常常决定着疾病发展的方向。如损伤成为矛盾变化的主要方向，疾病就会发生和恶化；如抗损伤成为矛盾变化的主要方向，疾病会出现好转或痊愈。以创伤为例，血管破裂、失血、组织破坏与缺氧等导致损伤性表现，而动脉血压下降和疼痛引起的反射性交感神经兴奋及血管收缩，有助于维持动脉血压，保证心脑血氧供应，故属于抗损伤反应。如果创伤损害严重，持续长时间血管收缩加重组织缺血、缺氧，可引起组织细胞的坏死和器官功能衰竭，使抗损伤反应转变为损害因素，因而损伤与抗损伤之间没有严格的界限，既有双重作用，又可相互转化。

另外，虽然损伤与抗损伤反应的斗争是大多数疾病的共同规律，但少数疾病，如红绿色盲、唇裂、腭裂、多指症等患者，很难找出令人信服的损伤与抗损伤的斗争。

（二）因果交替

在疾病的发生、发展中，原始病因通过对机体的损伤性作用而引起一定的结果，这种结果又可成为新的原因，引起新的变化，由此推动疾病过程不断延续发展。

在因果转换链中，向利于疾病恢复的方向发展，就形成良性循环，最后可使疾病痊愈。如果在因果交替规律中形成连环式运动，每循环一次都使病情不断恶化，则称为恶性循环。仍以创伤为例，可以有以下因果交替过程：

创伤→失血→血压下降→交感神经兴奋→外周血管收缩→血压回升、外周组织微循环灌注减少→代谢障碍、器官功能障碍→代谢产物聚积→微循环血管扩张、大量血液在外周淤积→回心血量下降→血压下降。

正确认识疾病发生、发展过程中的因果交替，及时采取有效措施，切断因果交替中的恶性循环，并导入良性循环，是医护人员的重要职责。

（三）局部和整体

机体在神经 - 体液的调控下，使全身各部保持着密切的关系。任何疾病基本上都是整体疾病，而各组织、器官和致病因素作用部位的病理变化，均是全身性疾病的局部表现。在疾病过程中，局部与整体互相影响、互相制约。局部的病变可以通过神经和体液的途径影响整体，而机体的全身功能状态也可以通过这些途径影响局部病变的发展和经过。

以局部的上呼吸道感染为例，它在局部引起充血、水肿等炎性反应，但是局部病变可以通过神经 - 体液途径影响全身，从而引起末梢血白细胞升高、发热、寒颤等全身性表现；而血液中白细胞的增多又有利于局部病变的消退，表现出整体对局部的影响。有的人时常发生上呼吸道感染，如仔细追查，很可能查到导致免疫功能障碍的全身性疾病，也是整体对局部影响的表现。

二、疾病发生的机制

（一）神经机制（neural mechanism）

众所周知，生物机体的许多生命活动是在神经系统的调节下完成的（特别是神经反射），而许多病因也是通过影响神经系统的结构、功能而致病，称为神经机制，如乙型脑炎、狂犬病、有机磷农药中毒、休克。

（二）体液机制（humoral mechanism）

体液是维持内环境稳定的重要因素。许多病因通过影响体液的质、量或其调节而致病，称为体液机制。体液因子通常通过三种方式作用于靶细胞的受体而发挥作用。在许多情况下，神经机制与体液机制常协同作用，故又称为"神经－体液机制"。

（三）细胞分子机制（cellular and molecular mechanism）

各种病因通过影响细胞、分子的结构、功能和代谢而致病，称为细胞分子机制。近年来，不少学者十分重视疾病的细胞分子机制的研究（包括基因水平、蛋白质水平的研究）。有学者甚至认为，人类所有的疾病（包括单基因病、多基因病，甚至急性损伤性疾病）都与基因的改变具有直接或间接关系。

但是，从细胞分子水平获得的信息还必须回到整体进行整合，才能获得对生命现象或疾病的整体认识。因此，近年来又提出了整合医学（integrated medicine）的概念。

第四节　疾病的经过与转归

疾病的经过是一个发生、发展过程，一般可分为四期。

一、潜伏期

是指从病因作用于机体到最初出现症状的前一段时期。不同疾病的潜伏期长短不一，可数天、数月甚至更长。传染性疾病的潜伏期比较明显，正确认识疾病的潜伏期对传染病的预防有着重要的意义。

二、前驱期

是指从最初症状出现到典型症状出现之前的一段时期。主要表现为非特异症状，如周身不适、食欲不振、乏力、低热等。在前驱期如及时就诊，有利于疾病的早期诊断和早期治疗。

三、症状明显期

是指疾病典型症状出现时期。临床表现出典型的症状和体征，易于诊断、治疗和护理。

四、转归期

是指疾病过程的发展趋向和结局，也是疾病的最后阶段。取决于病因作用于机体的损伤与抗损伤反应，以及是否得到及时有效的防治。疾病的转归有两种情况：康复与死亡。

（一）康复（recovery）

根据康复的程度，可分为完全康复（complete recovery）和不完全康复（incomplete recovery）。完全康复指疾病所致的损伤已完全消失，机体的功能、代谢及形态完全恢复正常。某些感染性疾病还可使机体获得特异性免疫力。不完全康复是指疾病所致的损伤已得到控制，主要症状消失，机体通过代偿机制维持相对正常的生命活动，但疾病基本病理改变并未完全恢复，有些可留有后遗症（如心肌梗死后留下的瘢痕）。

（二）死亡（death）

死亡是个体生命活动的终止，是生命的必然规律。按照传统的观点，死亡是一个过程（process），分为濒死期（agonal stage）、临床死亡期（stage of clinical death）和生物学死亡期

（stage of biological death）。很显然，传统的观点不利于准确认定死亡的时间。现在，学术界倾向于把死亡看成一个事件（event），以脑死亡（brain death）作为该事件的标志。脑死亡是指枕骨大孔以上全脑功能（包括大脑、间脑、脑干）不可逆的永久性丧失及机体作为一个整体功能的永久性停止。

脑死亡的判断标准：（1）不可逆性昏迷（coma），对外界刺激无反应；（2）脑干神经反射（brain-stem reflexes）消失；（3）自主呼吸停止（apnea），需不停的人工呼吸；（4）脑电波（brain wave）消失；（5）脑血液循环完全停止。

以脑死亡作为死亡标志，具有下述意义：（1）有利于准确判断死亡时间，节约医药资源；（2）为器官移植提供更多更好的供体。此外，必须将脑死亡与"植物状态"（vegetative state）区别开来（表1-1）。宣布死亡是一件极其严肃的工作，必须慎之又慎。

表 1-1　脑死亡和植物状态的区别

项目	脑死亡	植物状态
定义	全脑功能丧失	脑的认知功能丧失
自主呼吸	无	有
意识	丧失	有睡眠-醒觉周期，但无意识
脑干反射	无	有
恢复的可能性	无	有

考点： 脑死亡的概念。

知识链接

目前，法、美、英、瑞典、荷兰等国家已先后制定脑死亡法。我国在1988年即有学者提出脑死亡的问题，1999年在武汉召开了专家研讨会，卫生部组织专家对脑死亡判定标准进行审定，并于2009年发布了《脑死亡判定标准》（成人），但尚未立法。

小结

疾病是机体在一定条件下受病因的损害作用后，因机体自稳调节紊乱而发生的异常的生命活动过程。广义的病因包括致病因素（简称病因）和致病条件。病因有生物因素、理化因素、营养因素、遗传因素、先天性因素、免疫因素及精神、心理和社会因素。疾病发生、发展过程中一般规律有损伤与抗损伤规律、因果交替和局部与整体的相互影响；一般机制有神经机制、体液机制和细胞分子机制。疾病的经过包括四期：潜伏期、前驱期、症状明显期和转归期。疾病的转归主要有康复和死亡两种情况。脑死亡是指枕骨大孔以上全脑功能（包括大脑、间脑、脑干）不可逆的永久性丧失及机体作为一个整体功能的永久性停止。

（宋维芳）

第二章 水、电解质代谢紊乱

水和电解质既是人体的重要组成成分，也是构成体液的主要成分。体液是指体内的水分及溶解于水中的无机盐和有机物的总称。成人的体液总量约占体重的60%，可分为细胞内液和细胞外液，细胞外液又可分为血浆和组织间液。体液中的无机盐、某些小分子有机物和蛋白质等常以离子状态存在，故又称为电解质。外界环境的剧烈变化和某些疾病等，常可导致水、电解质平衡失调，影响全身各系统器官的功能，如不及时纠正，可引起严重后果，甚至危及生命。

临床案例

男性患儿，2岁，腹泻2天，每天6～7次，水样便；呕吐3次，呕物为所食牛奶，不能进食。伴有口渴、尿少、腹胀。

查体：精神萎靡，T37℃，BP11.5/6.67kPa（86/50mmHg），皮肤弹性减退，两眼凹陷，前囟下陷，心跳快而弱，肺无异常所见，腹胀，肠鸣音减弱，腹壁反射消失，膝反射迟钝，四肢发凉。

化验：血清K^+3.3mmol/L，Na^+140mmol/L。

思考：该患儿发生何种水、电解质紊乱？依据是什么？

第一节 脱水和水中毒

一、脱水

脱水是指体液容量的明显减少。脱水时，除了水的丢失外，体液中的电解质，尤其是对细胞外渗透压起决定作用的Na^+也随之丢失。由于水和钠丢失比例不同，以致血浆渗透压亦不相同。根据血浆渗透压的改变，可将脱水分为三类：以失水为主者，称为高渗性脱水；以失钠为主者，称为低渗性脱水；水钠成比例丢失者，称为等渗性脱水。

（一）高渗性脱水

高渗性脱水，又称缺水性脱水。此型脱水的特点是失水多于失钠，细胞外液呈高渗状态。血清钠浓度 > 150mmol/L，血浆渗透压 > 310 mmol/L。

1. 原因

（1）饮水不足：见于水源断绝，如沙漠迷路者；不能或不会饮水，如吞咽困难和昏迷的患者等。同时，由于呼吸、皮肤的不断蒸发又不断地丢失水分，失水多于失钠。

（2）失水过多：见于高温作业，炎热气候行军，出汗过多；高热、甲状腺功能亢进的患者经皮肤、肺失去过多水分；严重呕吐、腹泻患者经胃肠道丢失水分过多；或大量输入高渗葡萄糖液以及昏迷患者鼻饲浓缩的高蛋白饮食因补水不足引起溶质性利尿，使失水多于失钠。

2. 机制

高渗性脱水由于失水多于失钠，细胞外液为高渗，水分由细胞内向细胞外转移，使细胞外液容量有所恢复，但却引起细胞内液容量明显减少（图2-1）。由于细胞外液容量恢复，血容量减少不明显，因此血压早期不降低，只有当严重脱水时，才出现血压下降。

由于细胞外液渗透压升高，刺激下丘脑渗透压感受器，反射性引起抗利尿激素分泌增多，肾小管对水分重吸收增多，故引起少尿。因细胞外液渗透压增高刺激下丘脑口渴中枢，出现口渴感。缺水严重时，从皮肤蒸发的水分减少，散热功能减弱，以及体温中枢神经细胞脱水，影响体温调节功能，使体温升高，称为脱水热。由于脑细胞脱水，使脑体积显著缩小，可致中枢神经系统功能紊乱，从而出现烦躁、嗜睡、昏迷等神经精神症状。

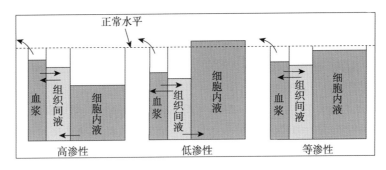

图 2-1　各型脱水

（二）低渗性脱水

低渗性脱水又称缺钠性脱水，此型脱水的特点是失钠多于失水，细胞外液呈低渗状态。血清钠浓度 < 130 mmol/L，血浆渗透压 < 280 mmol/L。

1. 原因

（1）肾外性失钠：如呕吐、腹泻、胃肠引流、大面积烧伤等，体液丧失过多或大量出汗后，只补充水或葡萄糖液，而未补钠，可引起低渗性脱水。

（2）经肾丢失钠：主要见于以下情况：①急性肾衰竭多尿期，肾小管功能尚未恢复，对水、钠重吸收减少，使水、钠大量丢失；②肾实质性损害，损伤的肾小管上皮细胞对醛固酮的反应性降低，钠重吸收减少，致肾失钠过多；③肾上腺皮质功能不全，如 Addison 病时，由于醛固酮不足，故肾小管对钠的重吸收减少；④长期连续使用高效能排钠利尿剂，如呋塞米（速尿）、利尿酸、噻嗪类等，由于抑制了肾小管对钠的重吸收，钠从尿中大量丢失。对上述患者如只补水而未补钠，可引起低渗性脱水。

2．机制

低渗性脱水由于失钠多于失水，细胞外液变为低渗，细胞外液向渗透压较高的细胞内转移，则细胞内液量增多，细胞外液量明显减少（图2-1）。由于细胞外液渗透压降低，可抑制下丘脑渗透压感受器，使 ADH 分泌减少，肾小管对水的重吸收减少，故早期患者尿量可稍增加。同时，由于细胞外液容量明显减少，患者可早期发生外周循环衰竭症状，如脉搏细速、四肢厥冷、尿量减少和血压下降。由于细胞外液容量减少，组织间液明显减少，可出现眼窝凹陷、皮肤弹性降低等，在脱水早期，由于细胞外液低渗，一般无口渴感。

3．防治原则

此型患者因失钠多于失水，应以补钠为主。轻者补生理盐水即可，严重者应输高渗盐水（3% ~ 5% 氯化钠液），后补 5% 或 10% 葡萄糖液，发生休克，须按照休克的治疗原则进行抢救。

（三）等渗性脱水

等渗性脱水又称混合性脱水，此型脱水的特点是水、钠成比例丢失，细胞外液呈等渗状态，血清钠浓度在 130 ~ 150mmol/L 之间，血浆渗透压在 280 ~ 310mmol/L 之间。

1．原因

（1）严重呕吐、腹泻、胃肠引流等引起胃肠液大量丢失。

（2）大量放胸腔积液、腹水，大面积烧伤、严重创伤等引起体液大量丢失。

（3）麻痹性肠梗阻时，大量体液潴留于肠腔内。

2．机制

此型脱水主要是细胞外液丢失，初期细胞内液量变化不大。由于细胞外液大量丢失，可使循环血量减少、血液浓缩和血压下降，类似低渗性脱水的表现。此时，机体通过醛固酮和 ADH 的分泌增多、肾对水和钠的重吸收增强，使细胞外液量有所恢复。如果患者未能及时治疗，则通过呼吸、皮肤的不感蒸发使水分不断丢失，细胞外液渗透压逐渐升高，结果细胞内液向细胞外转移，使细胞脱水，并产生口渴、尿少等类似高渗性脱水的表现。因此，等渗性脱水兼具有高渗性和低渗性脱水的表现（图2-1）。三种类型脱水的比较见表2-1。

表 2-1　三型脱水的比较

	高渗性脱水	低渗性脱水	等渗性脱水
发病原因	水摄入不足或丧失过多	体液丧失而单纯补水	水和钠成比例丢失
发病机制	细胞外液高渗，细胞内液丧失为主	细胞外液低渗，细胞外液丧失为主	细胞外等渗，以后高渗，细胞内外液均有丧失
主要表现	口渴、尿少、脑细胞脱水	脱水体征，休克，脑细胞水肿	口渴、尿少、脱水体征，休克
尿比重	高（1.025 以上）	低	降低
尿钠浓度	高（> 50mmol/L）	极低（< 20mmol/L）	减低
血清钠浓度	> 150mmol/L	< 130mmol/L	130 ~ 150mmol/L
治疗原则	补充水分为主	补充生理盐水或 3% 高渗盐水	补充生理盐水

考点：脱水的分类。

二、水中毒

在某些病理情况下，当水的摄入量超过肾排水限度时，大量的水分在体内潴留，引起细胞内、外液容量均增多并呈低渗状态，称为水中毒。

（一）原因

1. 抗利尿激素（ADH）分泌过多　由于 ADH 分泌过多，使肾小管对水的重吸收增加，是水中毒的常见原因。ADH 分泌过多见于：

（1）各种原因所致的应激反应（如创伤、手术、疼痛等），ADH 分泌增多。

（2）ADH 异常分泌增多综合征，见于中枢神经系统疾患如恶性肿瘤（如肺燕麦细胞癌、恶性淋巴瘤等），ADH 分泌增多。

（3）某些药物，如吗啡、哌替啶（度冷丁）、长春新碱、氯磺丙脲等，能刺激 ADH 分泌。

2. 肾泌尿功能障碍　见于急性肾衰竭的少尿期，肾排水减少，如饮水或输液过多，即可引起水中毒。另外，慢性充血性心力衰竭和肝硬化时，由于有效循环血量和肾血流量减少，肾排水明显下降，若不限制水分的摄入量，亦可引起水中毒。

（二）机体变化

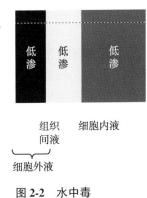

正常水平

低渗　低渗　低渗

组织间液　细胞内液

细胞外液

图 2-2　水中毒

由于水潴留，使细胞外液量过多，细胞外液渗透压降低，此时过多的水又不能及时排出，则水向渗透压较高的细胞内转移，结果使细胞内外液容量增多，而渗透压均降低（图 2-2）。

由于细胞外液水分过多，血液被稀释，而发生稀释性低钠血症。水中毒对机体影响最大、危害最重的是脑组织。当血清钠降至 125mmol/L 以下时，水分开始进入脑组织内，导致脑水肿、颅内压增高，引起神经精神症状。由于细胞内液容量明显大于细胞外液容量，所以皮下水肿不明显，但体重可迅速增高。对水中毒患者，除积极治疗原发疾病外，宜禁水、利尿，严重者可输入 3% 高渗盐水。

第二节　水　肿

组织间隙内液体聚集过多，称为水肿，如液体积聚在体腔，称为积液或积水，如胸腔积液、心包积水等。细胞内液积聚过多，使细胞肿胀时，称为细胞水肿。但一般情况下，水肿是指细胞外液积聚过多而言。水肿按分布范围可分为全身水肿（如心性水肿、肾性水肿）和局部水肿（如炎性水肿、变态反应性水肿）。也可按发生部位命名，如肺水肿、脑水肿、皮下水肿等。也可按其发生原因而命名，如肾性水肿、肝性水肿、心性水肿等。可见水肿并非独立疾病，而是许多疾病的一种重要病理过程和体征。

皮下水肿是临床上常见的一种水肿，易发生在组织疏松的部位（如眼睑及阴囊部）以及身体下垂部（如足踝部）。水肿的主要表现为体积增大，重量增加，颜色苍白，切开后可有多少不等的液体流出。镜下可见该组织的细胞间距离加宽，其间有染成淡红的液体。若有水肿长期存在，可致组织代谢障碍，细胞发生萎缩、变性或坏死。

一、水肿的发生机制

正常情况下，组织间隙液体的量保持相对恒定。其恒定的维持有赖于血管内外液体交换和体内外液体交换的平衡。如两者平衡发生障碍，则可发生水肿。

（一）血管内外液体交换障碍

组织液与血浆之间通过毛细血管壁不断进行着液体交换，使组织液生成和回流保持着动态平衡（图 2-3）。

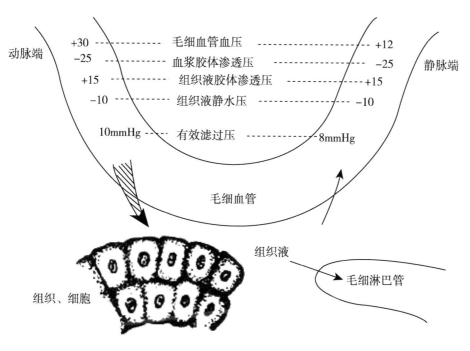

图 2-3 组织液的生成与回流

这种平衡受到诸多因素的影响，这些因素之中有一个失常或两个及以上同时或先后失常，就可使血管内外液体交换失衡，引起组织间液生成过多或回收过少，导致组织间液过多积聚而形成水肿。这些因素包括：

1. 毛细血管有效流体静压升高 毛细血管内流体静压大于组织间隙的流体静压，前者减去后者的值就是有效流体静压。因而毛细血管流体静压增高，即可导致有效滤过压增高（有效滤过压等于有效流体静压减去有效胶体渗透压），它有利于毛细血管血浆的滤出而不利于组织间液的回收。全身或局部的静脉压升高，可逆向传递到微静脉和毛细血管静脉端，使后者流体静脉压升高，这是有效流体静压升高的主要原因。局部静脉压升高的常见原因是血栓阻塞静脉腔、肿瘤或瘢痕压迫静脉壁等。全身静脉压增高的常见原因是右心衰竭，而肺静脉压增高的常见原因则是左心衰竭。

2. 有效胶体渗透压下降 血浆胶体渗透压的维持主要取决于血浆蛋白，尤其白蛋白的浓度，因白蛋白含量多，且比球蛋白有较大的渗透压，每升血中含 10g 白蛋白可形成 0.73kPa（5.5mmHg）的渗透压，当血浆蛋白尤其白蛋白浓度下降时，血浆胶体渗透压相应下降，有效胶体渗透压也随之下降，严重时（降至 30g/L 以下）可引起水肿，这种水肿常为全身性的，其水肿液含蛋白量较低，仅 10 ~ 30g/L（称为漏出液）。引起血浆蛋白浓度降低的原因很多，主要有：

（1）蛋白质丢失或消耗过多，如肾病综合征时大量蛋白质从尿中丢失，慢性消耗性疾病、恶性肿瘤时使大量蛋白质消耗。

（2）白蛋白合成障碍，常见于严重肝疾患如肝硬变。

（3）蛋白质摄入不足，常见于慢性胃肠道疾患引起消化吸收障碍等。

（4）大量钠、水滞留或输入非胶体溶液时使血浆蛋白稀释。

3．**毛细血管壁通透性增高**　正常毛细血管只容许微量血浆白蛋白滤出。当毛细血管壁受损以致通透性增高时，就会使大量血浆蛋白渗出到组织间隙中，致使组织液胶体渗透压升高，使液体在组织间隙积聚而导致水肿。引起毛细血管壁通透性增高的原因有：各种致炎因子如细菌毒素、创伤、温度损伤（烧伤、冻伤）、化学损伤及某些变态反应、组织缺氧、酸中毒等。这些因素既可以直接损伤毛细血管壁，也可以通过炎症介质，如组胺、激肽等使其通透性增高。

4．**淋巴回流受阻**　组织液除从毛细血管静脉端回流外，一部分还从淋巴管回流入血。当淋巴循环障碍致含蛋白质的淋巴液在组织间隙中积聚时，可引起水肿，称为淋巴水肿。最常见的原因是淋巴管阻塞，淋巴回流不畅。如乳腺癌根治术后的上臂水肿、丝虫病引起的下肢和阴囊的水肿。淋巴水肿的特点是水肿液中蛋白质含量较高，可达 40 ~ 50g/L。

（二）机体内外液体交换障碍

正常人体水和钠的摄入与排出的动态平衡主要是在神经 - 体液的调节下通过肾的滤过和重吸收功能来调节的。当肾的这些功能紊乱时，可使水、钠在体内潴留，造成细胞外液总量增多。过多的组织间液不能清除而积聚到一定程度，就会出现水肿。

正常机体通过肾小球滤过的水和钠，约 99% 被肾小管重吸收，只有约 1% 由尿排出。若肾小球滤过率和肾小管重吸收率保持这个比例，就不致发生水、钠潴留，这称为球 - 管平衡。如果任何原因使肾小球滤过减少而肾小管重吸收并未相应减少、甚至增强，或者肾小球滤过率无明显变化而肾小管重吸收却明显增多时，都会发生球 - 管失衡，导致水、钠排出减少，而在体内潴留。其发生的机制有：

1．**肾小球滤过率下降**

（1）广泛肾小球病变：如急性和慢性肾小球肾炎，由于大量肾小球发生病变，使肾小球有效滤过面积减少，引起水、钠潴留。

（2）肾血流量减少：如充血性心力衰竭，肝硬化腹水形成和肾病综合征等时，由于有效循环血量减少，肾血流量亦随之减少，使肾小球滤过率降低。

2．**肾小管重吸收增强**　这是大多数全身性水肿时引起水、钠潴留的重要环节。其原因有：

（1）醛固酮增多：醛固酮能促进肾远曲小管对钠的重吸收，当有效循球血量减少时，常引起醛固酮增多。有效循环血量减少可使肾小动脉灌注压和肾小球滤过率下降，结果入球小动脉牵张感受器的牵张度减弱，致密斑也因到达的钠量减少而受到刺激，从而激活了肾素 - 血管紧张素系统，使血管紧张素Ⅱ和Ⅲ增多，后两者刺激肾上腺皮质球状带，使之分泌醛固酮增多。此外，肝功能严重损害可致醛固酮灭活减少，也是引起醛固酮增多的因素。

（2）抗利尿激素增多：抗利尿激素（ADH）有促进远曲小管和集合管重吸收水的作用。当有效循环血量或心输出量下降时，使左心房壁和胸腔大血管壁的血容量感受器所受的刺激减弱，加上有效循环血量减少激活了肾素 - 血管紧张素系统，以致血管紧张素Ⅱ生成增多，均可导致下丘脑 - 神经垂体分泌和释放 ADH 增多。此外，肝功能损害时，ADH 灭活减少，也可使血中 ADH 增多。

（3）利钠激素或心房肽分泌减少：一些学者认为，当血容量或有效循环血量下降时，可引起利钠激素（natriuertic hormone）减少。此激素有抑制近曲小管重吸收钠的作用，又称第三因子。它有与醛固酮相抗衡的作用，故当利钠激素分泌减少时就有利于醛固酮发挥潴钠作用，而致水肿发生。

此外，一些学者已从大鼠及人体心房组织提取到纯化的心房肽（atriopeptin），给大鼠静脉注射能引起迅速强烈的排钠利尿作用。近期资料表明，细胞外液容量变化能影响心房肌组织释放心房肽，后者到达靶器官与特异性受体结合，可能通过 cGMP 而发挥利钠、利尿和扩血管作用，并能抑制醛固酮和 ADH 的释放。因此，心房肽减少也可导致钠、水潴留而促进水肿的发生。目前对于心房肽是否就是利钠激素，尚待进一步研究。

（4）肾内血流量重新分布：肾单位可分为两类，靠近肾皮质外 2/3 的肾单位称为皮质肾单位，其肾小管髓袢较短，不进入髓质高渗区，对钠、水的重吸收功能较弱。靠近髓质内 1/3 的肾单位称为髓旁肾单位，其髓袢较长，深入髓质高渗区，重吸收钠、水的功能较强。正常时肾血流的 90% 通过皮质肾单位，只有小部分通过髓旁肾单位。在病理情况下，如心力衰竭时有效循环血量下降，则皮质肾单位的血管收缩，较大量的血液流向重吸收钠、水较强的髓旁肾单位。当出现这种肾血流重新分布时，就可能有较多的钠、水被重吸收，造成水、钠潴留。肾血流重新分布的机制，可能是由于肾皮质的交感神经分布较丰富，因此较容易引起小血管强烈收缩所致。

（5）滤过分数增高：肾小球滤过率与肾血浆流量比值的百分数称为滤过分数。当有效循环血量减少时（如充血性心力衰竭、肾病综合征等），肾血流量与肾小球滤过率都降低。但是两者比较，肾血流量降低更明显。这是因为有效循环血量减少时可反射性地引起肾血管收缩，而出球小动脉收缩更明显，使肾小球滤过压增高，滤过率相对增加，则滤过分数增高，使无蛋白滤液由肾小球滤出相对增多。因此近曲小管周围毛细血管内血液中的血浆蛋白浓度相对增高，而管周毛细血管内因血流量减少而使流体静压又下降，从而促进了近曲小管重吸收钠、水增多而致水、钠潴留。

上面分别阐述了水肿发病机制中的一些基本因素。但在发生水肿的具体疾病中，水肿发生的机制经常是多种因素综合作用的结果。不同类型的水肿，起主导作用的因素不同。即使在同一类型水肿的发生、发展过程中，各种因素所起的作用也有所差异，这种情况特别在全身性水肿的发生上更为明显。

二、水肿的特点

1. 水肿液的性状　水肿液含血浆的全部晶体成分，根据蛋白质含量的不同分为漏出液和渗出液。

（1）漏出液的特点：水肿液的比重低于 1.015；蛋白质的含量低于 2.5g/100ml；细胞数少于 500/100ml。

（2）渗出液的特点：水肿液的比重高于 1.018；蛋白质的含量可达 3 ~ 5g/100ml；可见多数的白细胞。后者由于毛细血管通透性增高所致，见于炎性水肿。但也有例外，如淋巴性水肿时虽微血管通透性不增高，水肿液比重可不低于渗出液。

2．水肿的皮肤特点　皮下水肿是全身或局部水肿的重要体征。当皮下组织有过多的液体积聚时，皮肤肿胀、弹性差、皱纹变浅，用手指按压时可能有凹陷，称为凹陷性水肿，又称为显性水肿。实际上，全身性水肿患者在出现凹陷之前已有组织液的增多，并可达原体重的10%，称为隐性水肿。那么，为什么在组织间隙中已有液体的积聚而无凹陷呢？这是因为分布在组织间隙中的胶体网状物对液体有强大的吸附能力和膨胀性。只有当液体的积聚超过胶体网状物的吸附能力时，用手指按压该部位皮肤，游离的液体从按压点向周围散开，形成凹陷。数秒钟后凹陷自然平复。

3．全身性水肿的分布特点　最常见的全身性水肿是心性水肿、肾性水肿和肝性水肿，水肿出现的部位各不相同。心性水肿首先出现在低垂部位，肾性水肿先出现眼睑或面部水肿，肝性水肿则以腹水为多见。这些特点主要与下列因素有关：

（1）重力效应：毛细血管流体静压受重力影响，距心脏水平面垂直距离越远的部位，外周静脉压与毛细血管流体静压越高。因此，右心衰竭时体静脉回流障碍，首先表现为下垂部位的流体静脉压增高与水肿。

（2）组织结构特点：一般来说，组织结构疏松、皮肤伸展度大的部位容易容纳水肿液。组织结构致密的部位如手指和足趾等，皮肤较厚而伸展度小不宜发生水肿。因此，肾性水肿由于不受重力的影响首先发生在组织疏松的眼睑部。

（3）局部血流动力学因素参与水肿的形成：以肝性水肿的发生为例，肝硬化时由于肝内广泛的结缔组织增生与收缩，以及再生肝细胞结节的压迫，肝静脉回流受阻，进而使肝静脉压和毛细血管流体静压增高，成为肝硬化时易伴发腹水的原因。

三、水肿对机体的影响

除炎性水肿具有稀释毒素、运送抗体等抗损伤作用外，其他水肿对机体都有不同程度的不利影响。其影响的大小取决于水肿的部位、程度、发生速度及持续时间。

1．细胞营养障碍　过多的液体在组织间隙中积聚，使细胞与毛细血管间的距离增大，增加了营养物质在细胞间弥散的距离。受坚实的包膜限制的器官和组织，急速发生重度水肿时，压迫微血管使营养血流减少，可致细胞发生严重的营养障碍。

2．水肿对器官组织功能活动的影响　水肿对器官组织功能的影响，取决于水肿发生的速度及程度。急速发展的重度水肿因来不及适应及代偿，可能引起比慢性水肿更严重的功能障碍。若为生命活动的重要器官，则可造成更为严重的后果，如脑水肿引起颅内压升高，甚至脑疝致死；喉头水肿可引起气道阻塞，严重者窒息死亡。

> 考点：水肿的发生机制。

第三节 钾代谢紊乱

临床案例

李某，女，37岁，患糖尿病半年，近三天食欲减退，呕吐频繁，精神萎靡不振，乏力。今日出现神智不清急诊入院。

查体：浅昏迷、呼吸深大，BP10.7/8.53kPa（80/64mmHg），腱反射减弱。

化验：尿常规：蛋白（+），糖（+++），酮体（+）。

入院后注射胰岛素72单位，并输入0.9%盐水及乳酸钠，患者神志逐渐清醒，但有烦躁不安，并出现心律不齐。查心电图出现T波低平，频繁室性早搏，查血K$^+$2.0mmol/L，Na$^+$141mmol/L。

思考：

1. 患者主要发生了哪种电解质代谢紊乱？
2. 试分析发生原因。

钾是体内重要的阳离子之一，为生命活动所必需。钾的主要生理功能是：

（1）维持细胞新陈代谢，参与糖原和蛋白质合成。

（2）调节细胞内外液的渗透压和酸碱平衡。

（3）保持细胞静息电位，维持神经肌肉的应激性及心脏的正常功能。

正常成人体内含钾总量约为50mmol/kg体重，其中98%存在于细胞内，仅2%在细胞外液中。细胞内钾浓度约为150mmol/L，血清钾浓度为3.5～5.5mmol/L。两者浓度相差近30倍。

天然食物含钾丰富，正常人每天可随饮食摄入足够的钾。摄入的钾90%经肾从尿排出，少量随粪便、汗液排出。钾摄入不足或过多、钾在体内分布异常，以及钾排出过多或减少都可引起钾代谢紊乱，包括低钾血症和高钾血症。

一、低钾血症

血清钾浓度低于3.5mmol/L称为低钾血症。血清钾减少除钾在体内分布异常外，常同时伴有体钾总量的减少。

（一）原因

1. 钾摄入不足 常见于不能进食的胃肠梗阻或昏迷患者，以及胃肠手术后较长时间禁食，而未注意补钾或补钾不足的患者。进食不足或禁食3～4天后，由于钾的来源不足，而肾仍继续排钾，故引起血清钾减少。

2. 钾丢失过多 主要是经胃肠和肾失钾过多。

（1）经胃肠失钾：大量消化液的丢失是低钾血症最常见的原因。主要见于频繁呕吐、严重腹泻、胃肠减压及肠瘘等患者。因胃肠液含钾量高于血浆，所以消化液丢失必然丢失大量钾。

（2）经肾失钾：其原因较多：①利尿剂如呋塞米（速尿）、利尿酸或噻嗪类利尿剂，可抑制髓袢升支粗段及远曲小管起始部位对Cl$^-$和Na$^+$的重吸收，使远曲小管原尿量和钠量增多，促进K$^+$-Na$^+$交换增多。②肾小管性酸中毒，如原曲小管性酸中毒时，由于远曲小管泌H$^+$功能障碍，故H$^+$-Na$^+$交换减少，而K$^+$-Na$^+$交换增多；又如近端肾小管酸中毒时，近曲小

管泌 H^+ 功能障碍，对 HCO_3^- 的重吸收减少，到达远曲小管的 HCO_3^- 增多而促进排钾。③肾上腺皮质激素过多，如原发性和继发性醛固酮增多症时，肾远曲小管和集合管 Na^+-K^+ 交换增多，肾排钾增加；④镁缺失而致缺镁时，髓袢升支肾小管上皮细胞的 Na^+-K^+-ATP 酶失活，钾重吸收障碍而致失钾。

3．细胞外钾向细胞内转移 细胞外液钾向细胞内转移时，可发生低钾血症，但此时体钾总量并不减少，主要见于：

（1）碱中毒：碱中毒时，H^+ 从细胞内移至细胞外，同时细胞外 K^+ 进入细胞内而引起低钾血症。

（2）糖原合成增强：大量输入葡萄糖溶液，尤其在应用胰岛素时，钾随葡萄糖大量进入细胞内以合成糖原，因而血钾降低。

（3）低钾血症周围性瘫痪：是一种家族性疾病。发作时，细胞外钾突然进入细胞内，使血清钾浓度急剧减少而发生肌肉瘫痪。

4．经皮肤失钾 汗液含钾不多，一般情况下出汗不至于引起低钾血症。但在高温环境中进行重体力劳动时，大量出汗能引起较多的失钾。

（二）对机体的影响

低钾血症时机体可出现多种功能和代谢变化。其变化大小虽有明显的个体差异，但一般而言，取决于失钾快慢和血清钾降低的程度。即失钾愈快，血清钾浓度愈低，临床症状就愈明显。低钾血症对机体的影响如下。

1．对骨骼肌的影响 一般当血钾浓度低于 3mmol/L 时，就可出现四肢软弱无力；低于 2.5mmol/L 时，可出现松弛性瘫痪，通常下肢重于上肢，严重时累及躯干，甚至发生呼吸肌麻痹而致死。

上述变化的机制在于：当细胞外液钾浓度急剧降低时，细胞内外液钾浓度比之比值增大，于是肌细胞静息膜电位负值增大而处于超极化状态，使肌细胞兴奋性降低所致。

2．对胃肠的影响 除骨骼肌外，胃肠平滑肌也受累，常引起胃肠运动减弱，患者有恶心、呕吐和畏食等症状。严重缺钾使胃肠扩张而引起腹胀，甚至发生麻痹性肠梗阻。

3．对心脏的影响 低钾血症时虽可引起心肌收缩性的改变，但在临床上常出现心律失常和特征性心电图变化。

（1）心律失常：低钾血症可引起各种心律失常，如窦性心动过速、房性或室性期前收缩、阵发性心动过速、房室传导阻滞，严重时发生心室纤维颤动。

（2）心电图变化：主要有 S-T 段压低，T 波低平增宽，Q-T 间期延长，在 T 波后有明显的 U 波。严重的低钾血症，P-R 间期延长，QRS 综合波增宽。

上述变化的机制涉及低钾血症对心肌细胞电生理特性的影响：①低钾血症时，虽然心肌细胞内外液钾浓度差增大，但由于心肌细胞膜的钾电导降低，即膜对 K^+ 的通透性降低，致使细胞内钾外流减少，静息膜电位减小，结果与阈电位的距离更加接近，心肌兴奋性增高；②静息膜电位减少，使动作电位 0 期除极速度和幅度降低，兴奋扩布减慢，传导性降低。心电图显示 P-R 间期延长，QRS 综合波增宽；③细胞外钾浓度降低，对钙内流的抑制作用减弱，钙内流加速，使复极化 2 期缩短，心电图上出现 S-T 段压低；④钾外流减慢使复极化 3 期和复极化末期（超常期）延长，心电图显示 T 波低平增宽，出现明显 U 波，Q-T 间期延长；⑤钾外流减慢而钠内流相对加速，还使心肌快反应自律细胞舒张期自动除极化加速，自律性增高。低钾血症时，由于心肌兴奋性增高，超常期延长和异位起搏点自律增高，故易发生心律失常。

4．对肾的影响　慢性缺钾时，肾小管上皮细胞受损，发生肿胀、空泡变性及坏死等改变。由于远曲小管和集合管上皮细胞受损，对 VP 反应性降低，因而肾浓缩功能低下，出现持久性多尿。

5．对中枢神经系统的影响　缺钾使中枢神经系统兴奋降低。轻者表现为精神萎靡、表情淡漠，重者可出现嗜睡、昏迷等。这主要是由于细胞内缺钾，糖代谢障碍和能量生成不足所致。

6．对酸碱平衡的影响　缺钾可引起代谢性碱中毒。

（三）防治原则

首先应该积极防治原发病。对低钾血症严重或有明显临床表现者，应及时补钾。

补钾最好口服。有恶心、呕吐等症状不能口服者，则由静脉滴入，静脉补钾时不宜过多过快，且应密切注意肾功能，每日尿量一定要在 500ml 以上，方可补钾（见尿补钾）。值得注意的是，细胞内缺钾恢复较慢，有时需补钾 4 ～ 6 日后细胞内外的钾才能达到平衡。

二、高钾血症

血清钾浓度高于 5.5 mmol/L 称高钾血症（hyperkalemia）。

（一）原因

1．肾排钾减少　这是引起高钾血症最主要的原因。可见于：

（1）急性肾衰竭少尿或无尿以及慢性肾衰竭末期，因肾小球滤过率减少或肾小管排钾功能障碍，往往发生高钾血症。

（2）慢性肾上腺皮质功能减退，肾上腺皮质激素，特别是醛固酮分泌减少，肾远曲小管排钾保钠功能降低而引起高钾血症。

（3）长期使用螺内酯（安体舒通）或氨苯蝶啶等利尿剂，可因抑制远曲小管泌钾，致使肾排钾减少。

2．细胞内钾释放至细胞外液　亦可引起高钾血症，见于：

（1）大量溶血，红细胞内的钾释放入血。

（2）严重创伤，特别是挤压伤，从损伤的肌肉组织可释放大量钾。

（3）组织缺氧，ATP 生成不足，细胞膜钠泵功能障碍，使 Na^+ 潴留在细胞内而 K^+ 释放到细胞外液。

（4）急性酸中毒，此时细胞外液的 H^+ 进入细胞内，细胞内 K^+ 则转移到细胞外液。

3．钾摄入过多　肾排钾能力很强，只有当静脉内输钾过多过快时，肾来不及将过多的钾排出才能引起高钾血症。

（二）对机体的影响

高钾血症对机体的影响主要表现为对心脏的毒性作用，对骨骼肌的影响重要性较小。

1．对骨骼肌的影响　轻度高钾血症时，由于细胞内外钾浓度差变小，静息膜电位降低，故肌细胞兴奋性增高。临床上出现肌肉轻度震颤、手足感觉异常等。重度高钾血症时，静息膜电位极度降低，呈除极化阻滞状态。临床上出现肌肉无力、腱反射减弱或消失，发生松弛性瘫痪。

2．对心脏的影响　重度高钾血症对心肌的兴奋性、传导性、自律性和收缩性均有抑制作用。常表现为心律失常和出现特征性心电图变化。

（1）心律失常：血清钾升高时，心率常减慢，严重时可出现各种心律失常，如房室传导阻滞、室性期前收缩等，甚至发生致死性心室纤维颤动或心脏停搏。

（2）心电图变化：P波压低、增宽或消失，T波狭窄高尖、QRS综合波增宽、R波压低、Q-T间期缩短。

上述变化的机制在于：①高钾血症时虽可使钾电导增大，但细胞内外钾浓度差变小使静息膜电位降低，心肌兴奋性增高。重度高钾血症时，由于静息膜电位过小，而处于除极化阻滞状态，使心肌兴奋性降低或消失。②由于静息膜电位减小，传导性降低，可出现心率减慢、房室传导阻滞；心电图显示P波压低、增宽或消失，P-R间期延长，R波降低，QRS综合波增宽。③由于钾外流加快，使复极3期加速，动作电位和不应期缩短，心电图显示T波高尖和Q-T间期缩短。④钾外流加速还使心肌快反应自律细胞舒张期自动除极化减慢，自律性降低。严重高钾血症，由于心肌传导缓慢和单向传导阻滞加上有效不应期缩短形成兴奋折返，而引起心室纤维颤动；因传导阻滞或心肌兴奋性而引起心脏停搏。

3．对酸碱平衡的影响　高钾血症可导致代谢性酸中毒。

（三）防治原则

积极治疗原发病，限制高钾饮食。对重度高钾血症，须立即采取降低血钾措施，以保护心脏。可采用高渗葡萄糖溶液加胰岛素静脉注射或乳酸钠、碳酸氢钠溶液静脉注射或滴注，促使钾进入细胞内；10%葡萄糖酸钙静脉注射拮抗钾对心肌的毒性作用；应用离子交换树脂、腹膜透析和血液透析将过多的钾排出体外。

> **考点：**钾代谢紊乱类型。

第四节　水、电解质紊乱与临床护理的联系

人体内环境的平衡和稳定主要由体液、电解质及渗透压所决定。它是机体正常代谢和各器官功能正常进行的基本保证。由于神经-内分泌的调节作用，人体内环境保持着一定的动态平衡。但该平衡可因创伤、感染、手术及许多疾病等原因而被破坏，若代谢平衡程度超越人体的代偿能力，便可影响疾病的转归。严重的失衡可导致患者的死亡。因此，认识和处理水、电解质紊乱是治疗和护理中一个重要内容。

一、脱水的防护原则

1．积极采取预防措施　尽早去除病因，如呕吐、腹泻、大面积烧伤、大量出汗等。及时给患者补充液体等。

2．病情观察　严密观察患者脉搏、血压等生命体征，出入液体量，尿量及尿相对密度，皮肤的弹性、口渴、精神状态，作为体液补充的依据。

3．对症护理　按照"定量、定性、定速"，"先盐后糖、先快后慢、先浓后淡、见尿补钾"的原则进行补液。高渗性脱水应在补充水分基础上，适当补钠。

4．生活护理　摄取足够的营养，为低渗性脱水和等渗性脱水患者制定科学的进食营养表，饮食应含高热量、高蛋白，减少纯水或纯钠摄入，避免水分过度潴留。

二、水中毒的防护原则

1．积极采取预防措施　急性肾衰竭及心力衰竭的患者，应严格限制水的摄入量，预防水中毒。

2．病情观察　准确记录患者的体重及出入量，使入量小于出量，密切观察患者的血压、脉搏、呼吸及中枢神经系统的症状。

3．生活护理　重症或急症的患者，除严格限制进水外，还应给予高渗盐水、甘露醇等渗透性利尿剂，迅速纠正脑细胞水肿。

三、水肿的防护原则

1．积极采取预防措施　消除引起水肿的原因。治疗引起水肿的原发疾病，如充血性心力衰竭、肝硬化等。

2．病情观察　注意观察水肿的部位、程度、消长情况，心、肺、肝、肾等重要器官的功能状况，神志意识、呼吸、脉搏、心跳、尿的变化等。

3．对症护理　根据引起水肿的原因，如心力衰竭、肾衰竭、肝硬化患者，应控制输液量和速度等。

4．生活护理　适当限制钠盐的摄入，动态观测患者体重，准确记录患者出入水量和电解质的情况。

四、低钾血症的防护原则

1．积极采取预防措施　治疗原发病，消除和预防引起低钾血症的病因。

2．病情观察　观察患者尿量、神经肌肉表现、心电图、血钾浓度等。

3．生活护理　及时补充钾盐，一般多用口服，能进食者多食新鲜水果、蔬菜类食物。

4．用药护理　不能口服或病情需要静脉补钾时，切忌静脉推注，以免发生心跳骤停。严格掌握补钾原则："补钾不过量、浓度不过大、速度不过快、无尿不补钾"。

五、高钾血症的防护原则

1．积极采取预防措施　预防原发病，去除使血钾升高的原因。如控制静脉补钾速度等。

2．病情观察　应密切观察生命体征、心电图、神经肌肉表现、血钾浓度、尿量等。

3．生活护理　尽量不食用含钾量高的食物，多饮水、促进排泄等。

4．用药护理　消除病因，停给一切含钾的药物。心律失常时用钙盐拮抗心肌毒性作用，可用葡萄糖加胰岛素、静脉滴注碳酸氢钠溶液促进钾进入细胞内，必要时采取血液透析等。

小结	水及电解质是体液中的重要物质，对机体的生命活动具有广泛的意义，水及电解质代谢紊乱可引起机体代谢的异常，严重时可导致死亡。 　　水肿的发生机制主要有两个方面，一般来说，全身性水肿的发生首先是血管内外液体交换失调导致钠、水潴留，而后通过血管内外液体交换平衡失调导致潴留的水、钠从血管内转移到组织间隙。局部性水肿与血管内外液体交换有关。 　　钾代谢紊乱主要讨论细胞外液钾浓度异常，虽然人体钾主要分布在细胞内，但细胞外钾浓度一定程度上能提示钾自稳调节状态，而且易于快速测定，已成为临床上电解质紊乱重要检测指标。

（张婉霞）

第三章　酸碱平衡紊乱

<table>
<tr><td rowspan="4">学习目标</td><td>1. 解释酸碱平衡紊乱的概念，说出机体酸、碱物质的来源，解释机体维持酸碱平衡的机制，解释反映酸碱平衡的常用指标。</td></tr>
<tr><td>2. 解释各类单纯性酸碱平衡紊乱的概念、原因、机制及其对机体的影响，解释机体的代偿性变化，知道防治原则。</td></tr>
<tr><td>3. 说出双重性酸碱平衡紊乱的分类、主要原因及其特点。</td></tr>
<tr><td>4. 知道各类单纯性酸碱平衡紊乱的临床护理措施。</td></tr>
</table>

临床案例

患者，女性，60岁，肺心病伴发心衰，心功能不全休克。血气分析结果：pH 7.25，$PaCO_2$ 80mmHg，BE –4.6mmol/L，SB 21mmol/L。

思考：请分析该患者酸碱平衡紊乱的类型并说明诊断的依据。

体液内环境必须具有适宜的酸碱度且维持相对恒定才能确保机体新陈代谢和功能活动正常进行。生理状态下，人体体液的酸碱度呈弱碱性，其波动范围很窄，用动脉血 pH 表示为 7.35 ~ 7.45，平均值为 7.40。尽管从体外经常摄入、体内代谢活动又不断产生酸性或碱性物质，但通过体内各种缓冲系统以及肺和肾的调节，正常人体的 pH 始终稳定在恒定的范围内。这种在生理条件下机体维持体液酸碱度相对稳定的过程，称为酸碱平衡（acid-base balance）。而在病理状态下，由于酸碱负荷过重、严重不足或调节机制障碍而造成体液内环境酸碱度稳态的破坏，则称为酸碱平衡紊乱（acid-base disturbance）。酸碱平衡紊乱会加重原发病病情，并使其复杂化，因此，临床上对这种紊乱的及时发现和正确处理，常常是治疗成败的关键。本章将通过对各型酸碱失衡常见原因、发病机制及其对机体影响的叙述，为临床防治和护理提供必要的理论知识。

考点：酸碱平衡紊乱的概念。

第一节　酸碱平衡及其调节

一、体液酸性和碱性物质的来源

体液中的酸性物质主要来源于细胞内的物质代谢活动，碱性物质主要来源于食物。在普通膳食条件下，机体所产生的酸性物质要远远多于碱性物质。

（一）酸性物质的来源

1. 挥发酸（volatile acid）　即碳酸（H_2CO_3），是体内糖、脂肪和蛋白质氧化分解的最终产物 CO_2 与 H_2O 结合生成的。由于碳酸既可释出 H^+，又可转变为 CO_2 气体经肺排出体外，故碳酸又被称为挥发酸。通常，肺通过 CO_2 排出量对挥发酸进行调节，称为酸碱平衡的呼吸性调节。

$$CO_2 + H_2O \rightleftharpoons H_2CO_3 \rightleftharpoons H^+ + HCO_3^-$$

CO_2 和 H_2O 结合为 H_2CO_3 的可逆反应可自发进行，但在肾小管上皮细胞、红细胞、肺泡上皮细胞和胃黏膜上皮细胞等细胞中，则是在碳酸酐酶（carbonic anhydrase，CA）的催化作用下进行的。

在安静状态下，正常成人每天可生成 CO_2 300 ~ 400L，若全部与水生成 H_2CO_3，则可释放出约 15mol 的 H^+，碳酸是体内酸性物质的最主要来源。

2. 固定酸（fixed acid）　是体内除碳酸外所有酸性物质的总称，因其不能由肺呼出，而只能通过肾由尿液排出，故称为固定酸，又叫非挥发酸（unvolatile acid）。固定酸可以通过肾进行调节，称为酸碱平衡的肾性调节。固定酸主要来源于糖、蛋白质和脂肪分解代谢的中间代谢产物，包括磷酸、硫酸与尿酸（蛋白质），甘油酸、丙酮酸及乳酸（糖酵解），β-羟丁酸、乙酰乙酸（脂肪）等。其中蛋白质分解代谢生成的酸性物质是固定酸的主要来源。通常，正常成人每日从固定酸释放 H^+ 50 ~ 100mmol，远远高于挥发酸的释 H^+ 量。此外，固定酸还来自于机体摄入的一些酸性食物或药物（如水杨酸、氯化铵）。

（二）碱性物质的来源

主要来源于食物（如蔬菜、瓜果）中含有的柠檬酸钠、苹果酸钠和草酸钠等有机酸盐。其次来源于体内物质代谢产生的碱性物质，如氨基酸脱氨基所生成的 NH_3，但这种氨经肝代谢后生成尿素，正常时对体液酸碱度影响不大。

> **考点**：体内酸碱的主要来源。

二、机体对酸碱平衡的调节

机体对酸碱平衡的调节主要包括体液的缓冲、肺和肾对酸碱平衡的调节和组织细胞的离子交换。

（一）体液缓冲系统及其调节作用

体液缓冲系统由弱酸（缓冲酸）及其相对应的共轭碱（缓冲碱）组成，包括碳酸氢盐（HCO_3^-/H_2CO_3）、磷酸盐（$HPO_4^{2-}/H_2PO_4^-$）、血浆蛋白（Pr^-/HPr）、血红蛋白（Hb^-/HHb）和氧合血红蛋白（$HbO_2^-/HHbO_2$）五种缓冲系统。

缓冲酸		缓冲碱
H_2CO_3	$\rightleftharpoons$	$HCO_3^- + H^+$
$H_2PO_4^-$	$\rightleftharpoons$	$HPO_4^{2-} + H^+$
HPr	$\rightleftharpoons$	$Pr^- + H^+$
HHb	$\rightleftharpoons$	$Hb^- + H^+$
$HHbO_2$	$\rightleftharpoons$	$HbO_2^- + H^+$

酸碱平衡紊乱时，体液缓冲系统或接受 H^+，反应向左进行，化强酸为弱酸，或释放 H^+，反应向右进行，变强碱为弱碱的方式来进行酸和碱的缓冲。其反应最为迅速，一旦有酸性或碱性物质入血，缓冲物质就立即与其反应，但因同时消耗缓冲碱，故缓冲作用不能持久。其中以 HCO_3^-/H_2CO_3 最为重要，作用特点为：①缓冲能力强。其含量达全血缓冲总量的 53%。②为开放性缓冲系统，缓冲潜力大。对固定酸缓冲后所生成的 H_2CO_3，可转化为 CO_2 经肺排出，所消耗的 HCO_3^- 通过肾的调节来补充。③只能缓冲固定酸和碱，不能缓冲挥发酸。挥发酸主要靠 Hb^-/HHb 和 $HbO_2^-/HHbO_2$ 缓冲。

$HPO_4^{2-}/H_2PO_4^-$ 主要在细胞内发挥缓冲作用，Pr^-/HPr 存在于血浆及细胞内，Hb^-/HHb 和 $HbO_2^-/HHbO_2$ 为红细胞独有的缓冲对。此外，骨细胞在酸中毒时接受 H^+，并释放骨盐（如 $CaCO_3$、$CaHPO_4$ 等）参与体液的缓冲。

（二）肺的调节作用

肺对酸碱平衡的调节是通过改变肺泡通气量来改变 CO_2 的排出量，并以此调节血浆 H_2CO_3 浓度，使血液 pH 处于相对稳定状态。其调节是非常迅速的，通常在数分钟内就开始发挥作用，并在 30min 时达到高峰，作用也最强大，但仅对 CO_2 有调节作用，不能缓冲固定酸。

肺泡通气量受延髓呼吸中枢调控，呼吸中枢接受中枢和外周化学感受器的刺激。中枢化学感受器位于延髓腹外侧表面，极易感受 $PaCO_2$ 增高所致的脑脊液 $[H^+]$ 增加的变化。当 $PaCO_2$ 升高或脑脊液 pH 降低时，呼吸中枢兴奋，呼吸运动加深、加快，肺泡通气量明显增加（如 $PaCO_2$ 从正常的 40mmHg 上升至 60mmHg 时，肺泡通气量可增加 10 倍），CO_2 呼出量增多，导致血浆 H_2CO_3 相应降低，pH 变化不大。但若 $PaCO_2$ 超过 80mmHg 时，呼吸中枢反而受到抑制，产生 CO_2 麻醉（CO_2 narcosis）。

外周化学感受器位于颈动脉体和主动脉体，对 PaO_2、血浆 pH 及 $PaCO_2$ 的变化较为迟钝。只有当 PaO_2 低于 60mmHg 时才能受到刺激，反射性兴奋呼吸中枢，增加肺泡通气量，使 CO_2 呼出量增加，血浆 H_2CO_3 下降，血浆 pH 保持正常。但 PaO_2 过低会直接抑制呼吸中枢。因此，当 $PaCO_2$、pH 发生改变时，主要影响延髓化学中枢感受器。

（三）肾的调节作用

肾对酸碱平衡的调节过程，实际上就是一个排酸保碱的过程。其作用特点为：反应较慢，通常要在酸碱平衡紊乱发生后 12 ～ 24 小时才发挥作用，3 ～ 5 天后达到高峰，但作用强大且持久，对排出固定酸和保留 $NaHCO_3$ 起着重要作用。肾对酸碱平衡的调节方式主要有以下三种：

1. 近端肾小管泌 H^+ 和 $NaHCO_3$ 的重吸收　生理状态下，肾小球滤过的 $NaHCO_3$ 有 80% ～ 85% 被近曲小管重吸收，主要是由近曲小管上皮细胞主动分泌 H^+，并通过 H^+-Na^+ 交换实现的。肾小球滤过的 $NaHCO_3$ 在小管液中解离为 Na^+ 和 HCO_3^-，其中的 Na^+ 与近曲小管上皮细胞内 H^+ 进行转运交换，Na^+ 进入细胞后即与近曲小管上皮细胞内的 HCO_3^- 一同转运至血液（图 3-1）。H^+-Na^+ 交换是一个继发性耗能过程，所需的能量来自于基侧膜上 Na^+-K^+-ATP 酶主动转运所造成的细胞内外钠离子浓度差。

由于小管液中的 HCO_3^- 不易透过管腔膜，因而很难进入细胞，于是小管液中的 HCO_3^- 先与近曲小管上皮细胞分泌的 H^+ 结合，生成 H_2CO_3，然后 H_2CO_3 分解，生成 H_2O 和 CO_2。高度脂溶性的 CO_2 能迅速通过管腔膜进入近曲小管上皮细胞，并在细胞内 CA 的催化下与 H_2O 结合生成 H_2CO_3。H_2CO_3 解离为 HCO_3^- 和 H^+，H^+ 由近曲小管上皮细胞分泌进入小管液中，与小管液中的 Na^+ 进行交换。然后，近曲小管上皮细胞内的 HCO_3^- 与通过 H^+-Na^+ 交换进入

细胞内的 Na^+ 一起被转运到血液内，从而完成 $NaHCO_3$ 的重吸收。其结果是小管细胞向管腔每分泌 $1mol$ H^+，则在血浆内同时增加 $1mol$ HCO_3^-。一般，H^+-Na^+ 反向转运体的泌 H^+ 量最大，约占近端肾小管总泌 H^+ 量的 2/3。

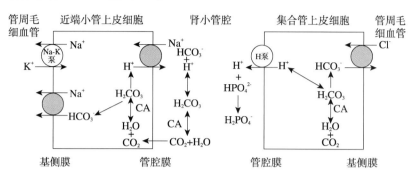

图 3-1 近曲小管、结合管泌 H^+、重吸收 HCO_3^- 过程示意图

2．远曲小管和集合管泌 H^+ 和 HCO_3^- 的重吸收　远曲小管和集合管的闰细胞也可通过 H^+-ATP 酶分泌 H^+ 入小管腔，此细胞又称泌氢细胞。分泌的 H^+ 与尿液中碱性的 Na_2HPO_4 结合，转变为酸性的 NaH_2PO_4，使尿液酸化。但这种缓冲作用是有限的，当尿液 pH 降至 4.8 时，滤液中的磷酸盐已被全部酸化而失去缓冲作用。HCO_3^- 的重吸收，则是通过位于基侧膜上的 Cl^--HCO_3^- 转运体转运入血的。远曲小管和集合管的这种泌 H^+ 和重吸收 HCO_3^- 的方式，又叫远端酸化作用。

3．NH_4^+ 的排泄　通常，近曲小管上皮细胞是产 NH_4^+ 的主要场所，在线粒体内由谷氨酰胺酶水解谷氨酰胺生成 NH_3 和 α- 酮戊二酸。α- 酮戊二酸可进一步生成 $2HCO_3^-$，经基侧膜的 Na^+-HCO_3^- 同向转运体同向转运入血。NH_3 可与细胞内 H_2CO_3 离解的 H^+ 结合生成 NH_4^+，并经管腔膜的 NH_4^+-Na^+ 载体与 Na^+ 交换进入小管腔，由尿排出体外，进入细胞的 Na^+ 又可与 HCO_3^- 同向进入血循环（图 3-2）。远曲小管和集合管上皮细胞内也有谷氨酰胺酶，其分解释放的 NH_3 被扩散泌入小管液中，与小管液中的 H^+ 结合生成 NH_4^+，然后与 Cl^- 结合生成 NH_4Cl 从尿中排出。酸中毒时，谷氨酰胺酶活性增加，近曲小管的 NH_4^+-Na^+ 交换与远曲小管泌 NH_3 作用加强，从而加速了 H^+ 的排出和 HCO_3^- 的重吸收。

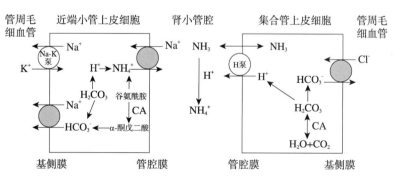

图 3-2 近曲小管和集合管泌 NH_4^+ 重吸收 HCO_3^- 示意图

（四）组织细胞的调节作用

组织细胞调节酸碱平衡主要以离子交换方式（H^+-K^+、H^+-Na^+、Na^+-K^+ 等）进行。其作用特点是，3 ～ 4 小时后才发挥调节作用，但可引起血钾浓度的改变。当 [H^+] 增高时，H^+ 入

细胞，K^+ 出细胞以维持电中性，于是酸中毒时往往可伴有高血钾，碱中毒时可伴有低血钾。当 HCO_3^- 升高时，机体通过加强 Cl^--HCO_3^- 交换，促使 HCO_3^- 排出。

另外，肝借助尿素的合成，消除 NH_3，骨骼可经钙盐分解来缓冲 H^+，它们均有助于酸碱平衡的调节。

考点： 酸碱调节机制各自的特点。

三、酸碱平衡的常用检测指标

（一）pH

pH 是溶液酸碱度的常用指标，血浆 pH 是指动脉血中 $[H^+]$ 的负对数。正常值为 7.35～7.45，平均为 7.4，相当于 $[H^+]$45～35nmol/L。血液 pH 取决于血浆中 $[HCO_3^-]$/$[H_2CO_3]$ 的比值，pH7.4 时其比值为 20/1。血浆 pH 可反映酸碱平衡紊乱的性质、程度与代偿状况。其值若低于 7.35 为失代偿性酸中毒；若高于 7.45 为失代偿性碱中毒。若为正常，则有三种可能性：①酸碱平衡正常。②存在代偿性酸中毒或碱中毒。③同时存在程度相近的混合性酸、碱中毒，相互抵消，pH 正常。

（二）动脉血 CO_2 分压

动脉血 CO_2 分压（$PaCO_2$）是指物理溶解于血浆中的 CO_2 分子所产生的张力，正常值为 4.39～6.25kPa（33～46mmHg），平均值为 5.32kPa（40mmHg）。$PaCO_2$ 可反映肺泡通气量的情况，两者呈反比关系，故 $PaCO_2$ 是反映呼吸性酸碱平衡紊乱的重要指标。通气过度，$PaCO_2$ 降低，$[H_2CO_3]$ 相应下降。反之，通气不足，$PaCO_2$ 升高，$[H_2CO_3]$ 相应增高。临床上，$PaCO_2 > 46mmHg$ 时，表示 CO_2 潴留，见于呼吸性酸中毒或代偿后的代谢性碱中毒；而 $PaCO_2 < 33mmHg$，表示 CO_2 排出过多，见于呼吸性碱中毒或代偿后的代谢性酸中毒。

（三）标准碳酸氢盐和实际碳酸氢盐

标准碳酸氢盐（standard bicarbonate，SB）是指全血标本在标准条件下（温度 38℃、血红蛋白氧饱和度 100%、用 $PaCO_2$ 40mmHg 的气体平衡）所测得的血浆 HCO_3^- 含量。正常值为 22～27mmol/L，平均为 24mmol/L。由于标准化后的 HCO_3^- 已消除了呼吸因素的影响，所以是判断代谢性因素的指标。SB 降低，见于代谢性酸中毒或代偿后的呼吸性碱中毒；SB 增高，见于代谢性碱中毒或代偿后的呼吸性酸中毒。

实际碳酸氢盐（actual bicarbonate，AB）是指隔绝空气的血液标本，在实际条件下（即实际的体温、$PaCO_2$ 与血氧饱和度）所测得的血浆 HCO_3^- 浓度。受呼吸和代谢双重因素的影响，正常人 AB=SB。代谢性酸中毒时，两者均降低；代谢性碱中毒时，两者均升高。若 AB > SB，表明 $PaCO_2 > 40mmHg$，有 CO_2 潴留，见于呼吸性酸中毒或代偿后的代谢性碱中毒；若 AB < SB，表明 $PaCO_2 < 40mmHg$，CO_2 排出过多，见于呼吸性碱中毒或代偿后的代谢性酸中毒。

（四）缓冲碱

缓冲碱（buffer base，BB）是指血液中一切具有缓冲作用的负离子碱的总和，包括血浆和红细胞中的 HCO_3^-、Hb^-、HbO_2^-、Pr^-、HPO_4^{2-} 等。通常在标准条件下测定，正常值为 45～52mmol/L，平均为 48mmol/L。代谢性酸中毒时，BB 减少，代谢性碱中毒时，BB 升高。BB 亦是反映代谢因素的指标。

（五）碱剩余

碱剩余（base excess，BE）是指在标准条件下（$PaCO_2$ 为 40mmHg，血红蛋白氧饱和度 100%、温度 38℃），用酸或碱滴定全血标本到 pH7.4 时所需的酸或碱的量（mmol/L）。正常为 -3.0 ～ +3.0mmol/L。也是一个反映代谢因素的指标。用酸滴定使血液 pH 达到 7.4，则反映被测血液中的碱过多，BE 用正值表示；若需用碱滴定，说明被测血液碱缺失，BE 用负值表示。当 BE 负值增加时，见于代谢性酸中毒或代偿后的呼吸性碱中毒。BE 正值增加时，见于代谢性碱中毒或代偿后的呼吸性酸中毒。

（六）阴离子间隙

阴离子间隙（anion gap，AG）是指血浆中未测定阴离子（undetermined anion，UA）与未测定阳离子（undetermined cation，UC）的差值，即：AG=UA–UC。由于 ECF 中阴、阳离子总当量数相等（均为 150mmol/L），两者保持电中性。其中可测定阳离子为 Na^+，可测定阴离子为 HCO_3^- 和 Cl^-。则 AG 可用血浆中常规可测定的阳离子与阴离子的差算出（图 3-3），即：

$Na^+ + UC = HCO_3^- + Cl^- + UA$

$$AG = UA–UC$$
$$= Na^+ – (HCO_3^- + Cl^-)$$
$$= 140 – (24 + 104)$$
$$= 12mmol/L$$

AG 值的正常范围为 10 ～ 14mmol/L。

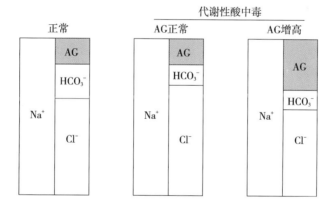

图 3-3　血浆阴离子间隙示意图

当 AG > 16mmol/L 时，为 AG 增高型代谢性酸中毒，常见于乳酸堆积、磷酸盐潴留、酮体过多、水杨酸中毒等固定酸增多的情况。AG 对于区分不同类型的代谢性酸中毒具有重要意义。根据 AG 变化，代谢性酸中毒可分为 AG 增高型代谢性酸中毒和 AG 正常型代谢性酸中毒两类。但 AG 降低在酸碱失衡诊断方面价值不大。

考点：常用指标的概念、正常值及升高降低的意义。

第二节　单纯型酸碱平衡紊乱

血液 pH 取决于血浆中 $[HCO_3^-]/[H_2CO_3]$ 的比值，pH7.4 时其比值为 20/1。其中 $[HCO_3^-]$ 主要受代谢性因素的影响，由其原发性降低或升高引起的酸碱平衡紊乱，称为代谢性酸中毒或代谢性碱中毒；[H₂CO₃] 主要受呼吸因素的影响，由其原发性升高或降低引起的酸碱平衡紊乱，称为呼吸性酸中毒或呼吸性碱中毒。酸碱平衡紊乱可分为单纯型酸碱平衡紊乱（simple acid-base disturbance）和混合型酸碱平衡紊乱（mixed acid-base disturbance）。单纯型酸碱平衡紊乱分为四种类型，即代谢性酸中毒、呼吸性酸中毒、代谢性碱中毒和呼吸性碱中毒。

一、代谢性酸中毒

代谢性酸中毒（metabolic acidosis）是指血浆 HCO_3^- 浓度原发性减少，以致血浆 pH 下降的一种酸碱平衡紊乱。按 AG 值的变化情况，可将代谢性酸中毒分为 AG 增高型和 AG 正常型两类。

（一）原因与发病机制

1. AG 增高型代谢性酸中毒　是指除氯以外的固定酸浓度增高的代谢性酸中毒。因固定酸经碳酸氢盐缓冲后，使 [HCO_3^-] 减少，未测定阴离子增多，AG 增多。其特点为：AG 增高，血氯含量正常。常见原因为：

（1）固定酸摄入过多：如大量服用阿司匹林，可引起酸中毒，此时，经缓冲 [HCO_3^-] 降低，血浆中有机酸阴离子增多。

（2）固定酸生成过多：①乳酸酸中毒：如休克、心力衰竭、低氧血症、严重贫血、肺水肿等，均可导致组织细胞缺血缺氧，产生大量乳酸，造成乳酸酸中毒。②酮症酸中毒：常见于糖尿病、严重饥饿、酒精中毒等体内脂肪被大量动员的情况下。如严重饥饿时，机体动用大量脂肪供能，可引发酮症酸中毒。糖尿病时，因胰岛素不足使葡萄糖利用减少，脂肪加速分解，可生成大量酮体（β- 羟丁酸、乙酰乙酸等），当超过外周组织氧化利用和肾排出能力时，可造成酮症酸中毒。

（3）固定酸排出减少：严重肾功能障碍时，GFR 明显减少，体内固定酸（特别是硫酸、磷酸）不能随尿排出而在体内蓄积，加上肾小管泌 H^+ 产 NH_4^+ 和重吸收 HCO_3^- 能力减弱，使血浆中的 [H^+] 增高，经缓冲 HCO_3^- 明显降低，而硫酸根、磷酸根离子等相应增多。

（4）高钾血症：血清 K^+ 浓度增加时，细胞外 K^+ 进入细胞内，并以 H^+-K^+ 交换方式将细胞内的 H^+ 移出，引起细胞外液 H^+ 增加，导致代谢性酸中毒；在远端小管，肾小管上皮细胞泌 K^+ 功能增强，通过 K^+-Na^+ 交换的增强而抑制 H^+-Na^+ 交换，使上皮细胞泌 H^+ 减少，致使血液中 H^+ 浓度升高，而尿液却呈碱性，引起"反常性碱性尿"。

2. AG 正常型代谢性酸中毒　HCO_3^- 大量丢失，或 Cl^- 摄入过多，可引起血浆 HCO_3^- 浓度原发性下降，通常血浆中不伴有其他酸根阴离子异常积聚，使 AG 保持不变，但血清 Cl^- 水平升高，常见原因有：

（1）摄入含氯酸性药物过多：见于长期或大量服用氯化铵、盐酸精氨酸等药物，其在体内代谢活动中生成的 HCl，可消耗血浆中 HCO_3^-，导致 AG 正常代谢性酸中毒。

（2）经消化道丢失 HCO_3^- 过多：多见于严重腹泻、肠瘘、胆囊或胰腺引流等情况。大量 $NaHCO_3$ 随肠液丢失，使血浆和原尿 [HCO_3^-] 下降，从而抑制近曲小管泌 H^+ 和重吸收 HCO_3^-，增强对 Na^+ 和 Cl^- 的重吸收，以致血浆 [Cl^-] 增高。

（3）肾小管性酸中毒：Ⅰ 型，远端小管泌 H^+ 功能障碍，尿液不能被酸化，H^+ 在体内蓄积导致血浆 HCO_3^- 浓度进行性下降；Ⅱ 型，近端小管 H^+-Na^+ 转运体功能障碍，HCO_3^- 重吸收减少，尿中排出增多导致血浆 HCO_3^- 浓度下降。

（4）长期或大量应用碳酸酐酶抑制剂：如过多服用乙酰唑胺，可抑制 CA 活性，造成肾

小管上皮细胞生成 H_2CO_3 减少,肾小管泌 H^+ 和重吸收 HCO_3^- 明显减少,引起 HCO_3^- 从尿液中丢失。

(二)机体的代偿调节

1. 血液的缓冲作用 代谢性酸中毒时,血液中增加的 H^+ 可立即受到血液缓冲系统的缓冲,血浆 HCO_3^- 及其他缓冲碱不断被消耗,所生成的弱酸 H_2CO_3,可解离成 CO_2 经肺排出。

2. 细胞间的离子交换 代谢性酸中毒 2~4 小时后,约 50% H^+ 通过离子交换进入细胞内,此时,K^+ 从细胞内逸出,导致高钾血症。进入细胞内的 H^+ 被细胞内的缓冲系统缓冲。

3. 肺的代偿作用 血液 $[H^+]$ 增加,直接使颈动脉体和主动脉体化学感受器受到刺激,反射性地引起呼吸中枢兴奋,呼吸运动增强,肺泡通气量明显增加,CO_2 排出增多,$PaCO_2$(或血浆 $[H_2CO_3]$)继发性降低,以维持 $[HCO_3^-]/[H_2CO_3]$ 的浓度比值接近正常。呼吸加深加快是代谢性酸中毒的主要临床表现,也称为酸中毒 Kussmal 深大呼吸。酸中毒时肺的代偿反应十分迅速,发病后 10 分钟即可启动,12~24 小时达到代偿高峰。

4. 肾的代偿作用 除肾性原因外,其他任何原因所致的代谢性酸中毒,肾均可通过增强其排酸保碱的能力来发挥代偿作用。酸中毒时,肾小管上皮细胞中 CA 和谷氨酰胺酶活性增高,肾小管泌 H^+、泌 NH_4^+ 和重吸收 HCO_3^- 增多,从尿中加速固定酸的排出和 HCO_3^- 重吸收,使 $[HCO_3^-]/[H_2CO_3]$ 比值有所恢复。肾的代偿较为缓慢,常在酸中毒发生数小时后启动,3~5 天才能达到高峰。

5. 血气分析参数的变化 HCO_3^- 原发性降低,AB、SB、BB 均降低,BE 负值加大,血液 pH 下降,通过呼吸代偿后,$PaCO_2$ 继发性下降,AB < SB。

(三)对机体的影响

1. 心血管系统

(1)心肌收缩力减弱:血液 $[H^+]$ 增高,除了竞争性抑制 Ca^{2+} 与肌钙蛋白结合外,还可妨碍心肌细胞 Ca^{2+} 内流和肌浆网的 Ca^{2+} 释放,从不同环节影响心肌兴奋 - 收缩偶联,导致心肌收缩力减弱,心输出量减少。

(2)室性心律失常:酸中毒时,由于血液 $[H^+]$ 升高,一方面促使细胞内外 H^+-K^+ 交换,H^+ 入细胞,K^+ 出细胞,另一方面促使肾小管上皮细胞增加泌 H^+、减少排 K^+,导致高钾血症,引起各种心律失常。尤其是重度传导阻滞、心室纤颤,甚至心跳停搏等。

(3)血管对儿茶酚胺的反应性降低:受血液 $[H^+]$ 增高的影响,毛细血管前括约肌及微动脉平滑肌对儿茶酚胺的反应性降低,致血管扩张,回心血量减少,血压下降。

2. 中枢神经系统 酸中毒时,神经系统主要表现为中枢抑制,轻者意识障碍,重者嗜睡、昏迷。其发生机制:

(1)酸中毒时,细胞氧化磷酸化过程受影响,导致 ATP 生成减少,脑组织能量供应不足。

(2)酸中毒时,谷氨酸脱羧酶活性增强,抑制性神经递质 γ- 氨基丁酸生成增多,导致中枢神经系统抑制。

3. 呼吸系统 酸中毒时,由于 H^+ 对中枢化学感受器及外周化学感受器的刺激作用增强,从而引起呼吸中枢兴奋,导致呼吸运动加深加快。临床上表现为 Kussmal 深大呼吸。

4. 高钾血症 酸中毒时细胞外液 H^+ 增加并向细胞内转移,为了维持电荷平衡,细胞内的 K^+ 以 H^+-K^+ 交换方式向细胞外转移,引起血清钾增高;此外,酸中毒时肾泌 H^+ 增加、泌 K^+ 减少导致钾在体内潴留,也引起高钾血症。

（四）防治的病理生理基础

1. 治疗原发病　及时去除发病原因，同时注意采取适量输液措施纠正水、电解质紊乱，如严重腹泻造成的低血钾，因同时有酸中毒，细胞内 K^+ 外流，低血钾往往被掩盖，酸中毒纠正后，K^+ 又返回到细胞内，低血钾就会显现出来。酸中毒时游离 Ca^{2+} 增加，纠正酸中毒后游离 Ca^{2+} 明显减少，有时就会出现手、足抽搐。同时注意恢复有效循环血量和改善肾功能。

2. 合理应用碱性药物　是纠正代谢性酸中毒的主要措施，首选碳酸氢钠。应根据酸中毒程度，在血气监护下分次补碱。一般轻度代谢性酸中毒 $HCO_3^- > 16mmol/L$，可以少补，甚至不补。中度以上代谢性酸中毒，补碱量一般按每负一个 BE，每公斤体重需补 $NaHCO_3$ 0.3mmol/L 来计，使用时宜小不宜大，此外，也可选用作用较慢的乳酸钠，但乳酸酸中毒及肝病患者应当慎用或不用。

> 考点：代谢性酸中毒的原因机制、对机体的影响。

二、呼吸性酸中毒

呼吸性酸中毒（respiratory acidosis）是指 $PaCO_2$（或血浆 H_2CO_3）原发性升高，以致血浆 pH 下降的一种酸碱平衡紊乱。

（一）原因与发病机制

1. CO_2 排出减少　以外呼吸通气障碍所致的 CO_2 排出受阻最为常见。

（1）呼吸中枢抑制：见于颅脑损伤、脑炎、脑血管意外、呼吸中枢抑制剂（吗啡、巴比妥类）应用过量、酒精中毒等，主要通过抑制呼吸中枢，造成体内急性 CO_2 潴留。

（2）呼吸肌麻痹：如脊髓灰质炎、脊神经根炎、重症肌无力、有机磷中毒及重度低钾血症等，可使呼吸运动动力不足，肺泡扩张受限，以致 CO_2 排出障碍。

（3）呼吸道阻塞：喉头痉挛、水肿、溺水、异物堵塞气管等可导致急性 CO_2 潴留，常引起急性呼吸性酸中毒，而支气管哮喘、慢性阻塞性肺疾病常常引起慢性呼吸性酸中毒。

（4）胸廓病变：如胸部创伤、严重气胸或大量胸腔积液、胸廓畸形等，可使胸廓活动受限，肺泡通气障碍，CO_2 排出减少。

（5）肺部疾患：如呼吸窘迫综合征、急性心源性肺水肿、重度肺气肿、肺组织广泛纤维化等，均可因严重通气障碍和肺泡通气锐减而引起 CO_2 排出减少。

（6）呼吸机使用不当：如通气量设置过少，使 CO_2 排出减少。

2. CO_2 吸入过多　少见。如在通风不良的环境下，空气中 CO_2 增多，机体吸入过量 CO_2 而发病。

（二）机体的代偿调节

呼吸性酸中毒主要的发病环节是肺通气功能障碍，故呼吸系统往往不能进行代偿调节。呼吸性酸中毒时，因 CO_2 潴留导致的血浆 $[H_2CO_3]$ 升高，碳酸氢盐缓冲系统不能进行缓冲调节。所以，呼吸性酸中毒只能靠血液非碳酸氢盐缓冲系统和肾发挥调节作用。

1. 细胞内外离子交换和细胞内缓冲　是急性呼吸性酸中毒的主要代偿方式，其代偿调节能力十分有限，往往表现为失代偿状态。

（1）CO_2 在血浆中转化为 HCO_3^-：由于 CO_2 潴留，血浆 $[H_2CO_3]$ 不断升高，H_2CO_3 解离成 H^+ 和 HCO_3^-。H^+ 与细胞内 K^+ 交换，进入细胞的 H^+ 可被 Pr^- 缓冲，K^+ 则逸出细胞导致高钾血症。HCO_3^- 则使血浆 $[HCO_3^-]$ 相应增多，有利于维持 $[HCO_3^-]/[H_2CO_3]$ 比值。

（2）CO_2 弥散入红细胞：$PaCO_2$ 不断升高时，血浆中潴留的 CO_2 可迅速弥散入 RBC，在 CA 的催化下，与胞质中的 H_2O 结合生成 H_2CO_3，并解离为 H^+ 和 HCO_3^-，H^+ 主要被细胞内的 Hb^- 和 HbO_2^- 缓冲，HCO_3^- 则与血浆中的 Cl^- 交换释放入血，使血浆 $[HCO_3^-]$ 有所增高，$[Cl^-]$ 相应下降。急性呼吸性酸中毒时，经以上代偿方式可使血浆 HCO_3^- 浓度继发性增加，但增加的量非常有限，不足以维持 $[HCO_3^-]/[H_2CO_3]$ 的正常比值，血浆 pH 常常低于正常。

2．肾的调节作用　是慢性呼吸性酸中毒的主要代偿方式。由于肾的排酸保碱作用强大，慢性呼吸性酸中毒可呈代偿性的，其肾的代偿调节与代谢性酸中毒时相似。由于 $PaCO_2$ 和 $[H^+]$ 升高，肾小管上皮细胞中的 CA 和谷氨酰胺酶活性增强，肾小管泌 H^+、泌 NH_4^+ 和重吸收 HCO_3^- 明显增多。

3．血气分析参数的变化

（1）急性呼吸性酸中毒：血浆 pH 下降，$PaCO_2$ 原发性增高，AB>SB，BB、BE 变化不大。急性呼吸性酸中毒时，CO_2 急剧潴留，肾来不及发挥代偿作用，往往表现为失代偿。

（2）慢性呼吸性酸中毒：血浆 pH 略低或正常，$PaCO_2$ 原发性增高，AB、SB、BB 均升高，AB > SB，BE 正值增大。慢性呼吸性酸中毒时，虽有 CO_2 潴留，但肾可以充分代偿，所以结果常常表现为代偿。

（三）对机体的影响

呼吸性酸中毒时，对机体的影响基本上与代谢性酸中毒时相似，也可引起心律失常、心肌收缩力减弱、外周血管扩张和血钾升高等。所不同的是因 $PaCO_2$ 升高可引起一系列血管运动和神经精神方面的障碍。

1．CO_2 对脑血管的直接舒张作用　由于脑血管壁无 α- 受体，体内的 CO_2 可直接扩张脑血管，使脑血流量增加，颅内压及脑脊液压增高，引起持续性头痛，尤以夜间和晨起为甚。

2．中枢神经系统功能障碍　呼吸性酸中毒时神经系统功能紊乱比代谢性酸中毒时更为显著。患者表现为头痛、不安、焦虑等，严重时，可发生"CO_2 麻醉"，出现震颤、精神错乱、嗜睡、昏迷等，临床称为肺性脑病，此时患者 $PaCO_2$ > 80 mmHg。呼吸性酸中毒时，CO_2 大量潴留，CO_2 分子为脂溶性，能迅速透过血脑屏障并引起脑脊液中 $[H_2CO_3]$ 增加；而 HCO_3^- 为水溶性很难透过血脑屏障进入到脑脊液内，结果造成脑脊液内 $[HCO_3^-]/[H_2CO_3]$ 的比值显著降低，导致脑脊液 pH 比血浆 pH 更低，这可能是呼吸性酸中毒时神经系统功能紊乱比代谢性酸中毒时更为显著的原因之一。

知识链接

肺性脑病（pulmonary encephalopathy，PE），又称肺心脑综合征，是由慢性肺胸疾病伴发呼吸功能衰竭、导致低氧血症和高碳酸血症而出现神经精神症状的一种临床综合征。国外称为二氧化碳麻醉、二氧化碳中毒综合征或肺气肿脑病。临床特征为原有的呼吸衰竭症状加重并出现神志恍惚、嗜睡或谵妄、四肢抽搐甚至昏迷等。

（四）防治的病理生理基础

1．改善肺泡通气功能　积极治疗原发病，保持呼吸道畅通。如对慢性阻塞性肺疾病患者，要及时控制感染、强心、解痉和祛痰。对呼吸道梗阻者，应尽早排除气道异物或解除支气管平滑肌痉挛。对呼吸中枢抑制者，须果断应用呼吸中枢兴奋药或人工呼吸机。但使用呼吸机时，应避免过度通气，以免并发呼吸性碱中毒。

2．正确使用碱性药物　呼吸性酸中毒时应慎用碱性药物，尤其是在通气尚未改善前要严加控制，以免并发代谢性碱中毒。

考点：急、慢性呼吸性酸中毒时的机体代偿方式，对机体的影响。

三、代谢性碱中毒

代谢性碱中毒（metabolic alkalosis）是指血浆 $[HCO_3^-]$ 原发性增高，以致血浆 pH 升高的一种酸碱平衡紊乱。目前根据应用盐水后的疗效可分为盐水反应性碱中毒和盐水抵抗性碱中毒两类。

（一）原因与发病机制

1．H^+ 丢失过多

（1）经胃丢失：剧烈呕吐或胃肠引流时，大量 HCl 随胃液丢失，难以足量中和血浆中的 HCO_3^-，使血浆 $[HCO_3^-]$ 原发性升高。

（2）经肾丢失：长期应用某些髓袢利尿剂，如呋塞米等，可使 H^+ 随尿液大量丢失，导致远曲小管和集合管重吸收 HCO_3^- 增多，引起低氯性碱中毒。

（3）盐皮质激素增多：原发性或继发性醛固酮增多症时，体内增多的醛固酮可促使集合管保 Na^+、排 K^+、泌 H^+，结果，血浆 $[H^+]$ 降低，造成低钾性碱中毒。

2．HCO_3^- 负荷过量　常为医源性，如给肾功能受损的患者输入过多碳酸氢钠，或大量输入库存血（含枸橼酸盐），均可因肾小管对 HCO_3^- 的排泌障碍而使血浆 $[HCO_3^-]$ 原发性增高。但应注意，肾功能正常的患者，因肾有较强的排泄 HCO_3^- 的能力，给予碱性药物时往往不会发生代谢性碱中毒。

3．H^+ 向细胞内转移　低钾血症时，细胞外 $[K^+]$ 降低，引起细胞内外 H^+- K^+ 交换，K^+ 转移出细胞，H^+ 进入细胞，血浆 $[H^+]$ 下降，引起代谢性碱中毒。此时，由于肾小管上皮细胞内 H^+ 增多，肾小管泌 H^+ 相应增加，尿液因呈酸性称反常性酸性尿。

（二）机体的代偿调节

1．体液的缓冲作用和细胞内外离子交换　代谢性碱中毒时，H^+ 浓度降低，血浆中 HCO_3^- 升高。升高的 HCO_3^- 可被体液缓冲系统中的弱酸（H_2CO_3、HHb、$HHbO_2$、Hpr、HPO_4^-）直接缓冲，结果导致血浆中 $[H_2CO_3]$ 等升高。同时，细胞外 $[H^+]$ 下降，细胞内外 H^+-K^+ 交换增强，细胞内 H^+ 溢出，细胞外 K^+ 进入细胞内，从而导致低钾血症。

2．肺的代偿调节　为代谢性碱中毒的主要代偿方式。当血浆 $[H^+]$ 降低时，可抑制呼吸中枢，使呼吸运动减弱，肺泡通气量减少，$PaCO_2$（或 $[H_2CO_3]$）继发性升高，以维持 HCO_3^-/H_2CO_3 比值接近 20/1。但由于呼吸抑制所致的 PaO_2 降低和 $PaCO_2$ 升高又可反射性地引起呼吸中枢兴奋，使呼吸运动增强，肺泡通气量增大，结果使肺的上述调节作用减弱，很难达到完全代偿。

3．肾的调节作用　碱中毒时，血浆 $[H^+]$ 下降，使肾小管上皮细胞中的 CA 和谷氨酰胺酶活性降低，肾小管泌 H^+、泌 NH_4^+ 和重吸收 HCO_3^- 减少，结果导致血浆 $[HCO_3^-]$ 下降，尿液因 HCO_3^- 排出增多，而呈碱性（低钾性碱中毒除外）。

4．血气分析参数的变化　可出现代偿性或失代偿性代谢性碱中毒，pH 相应正常或增大，HCO_3^- 原发性升高，AB、SB、BB 均增高，AB > SB，BE 正值加大。

（三）对机体的影响

轻度代谢性碱中毒患者通常无症状。

1．中枢神经系统　重度代谢性碱中毒患者常表现为烦燥不安、精神错乱、谵妄、意识障碍等。当血浆 [H^+] 下降时，脑组织内 γ- 氨基丁酸转氨酶活性增高，谷氨酸脱羧酶活性降低，以致 γ- 氨基丁酸分解增强、生成减少，γ- 氨基丁酸为中枢抑制性神经递质，结果导致中枢神经系统抑制减弱。

2．呼吸系统　代谢性碱中毒时细胞外液 H^+ 浓度下降，呼吸中枢抑制，呼吸运动变浅变慢（见肺的代偿）。

3．血红蛋白氧离曲线左移　血浆 [H^+] 下降时，Hb 与 O_2 的亲和力增强，引起血红蛋白氧离曲线左移，使流经组织血液中的 HbO_2 不易释放 O_2，而引发组织缺氧。脑组织对缺氧十分敏感，故易引起精神症状，甚至昏迷。

4．血浆游离 Ca^{2+} 降低　常见于急性代谢性碱中毒，因血浆 [H^+] 骤降，血浆游离钙转化为结合钙，使血浆游离钙浓度降低，造成神经肌肉应激性增高，出现腱反射亢进、面部和肢体肌肉抽动、手足搐搦等症状。

5．低钾血症　碱中毒往往伴有低钾血症。血浆 [H^+] 降低时，细胞内外 H^+-K^+ 交换，细胞内 H^+ 溢出细胞，细胞外 K^+ 进入细胞，可直接降低血浆 K^+ 浓度。同时，肾小管上皮细胞泌 H^+ 减少，出现 H^+-Na^+ 交换减弱和 K^+-Na^+ 交换增强，尿 K^+ 排出增多，以致低钾血症。

（四）防治的病理生理基础

治疗原发病，积极去除代谢性碱中毒的病因与维持因素。

1．盐水反应性碱中毒　以胃液丢失和长期应用利尿药多见，常伴随有效循环血量减少，缺钾、缺氯等，所以，临床上以补充盐水为主。口服或静脉滴注等张（0.9%）或半张（0.45%）盐水，可迅速恢复血浆 HCO_3^- 浓度。另外，对伴有高度缺钾患者，应补充 KCl。对因游离钙减少所致的手足搐搦患者应补充 $CaCl_2$。对重度代谢性碱中毒患者，可直接给予稀盐酸治疗。

2．盐水抵抗性碱中毒　以醛固酮增多症、全身性水肿患者及重度低钾血症者多见，主要维持因素为醛固酮增多和低钾，盐水治疗没有效果，所以临床上以应用抗醛固酮药物和补钾为主。还可应用乙酰唑胺（CA 抑制剂）促使肾小管排钠排水。并慎用噻嗪类利尿剂，以免诱发碱中毒。

考点：代谢性碱中毒的原因机制、对机体的影响。

四、呼吸性碱中毒

呼吸性碱中毒（respiratory alkalosis）是指血浆 H_2CO_3 原发性减少，以致血浆 pH 升高的一种酸碱平衡紊乱。

（一）原因与发病与机制

肺通气过度是各种原因引起呼吸性碱中毒的基本发生机制。

1．低氧血症和肺疾患　如肺炎、肺梗塞、间质性肺疾患等外呼吸功能障碍，或吸入气 PaO_2 过低，均可造成 PaO_2 降低，肺通气过度，以致 CO_2 排出过多。另外，肺牵张感受器和肺毛细血管旁感受器受刺激，也可能导致肺过度通气。

2．呼吸中枢受到直接刺激　导致过度通气，常见于：①中枢神经系统疾病：如脑炎、脑外伤、脑肿瘤等；②精神障碍：如癔病发作；③某些药物：水杨酸类、氨等；④机体代谢过高：如甲状腺功能亢进、高热等。

3. 人工呼吸机使用不当　如通气量设置过大，使用时患者 CO_2 排出过多。

（二）机体的代偿调节

呼吸性碱中毒是由通气过度所致，故肺不能有效发挥其代偿作用。呼吸性碱中毒的主要代偿方式如下：

1. 细胞内外离子交换和细胞内缓冲　这是急性呼吸性碱中毒的主要代偿方式。同急性呼吸性酸中毒相似，此种代偿方式的代偿能力有限，故急性呼吸性碱中毒往往是失代偿性的。

2. 肾代偿调节　这是慢性呼吸性碱中毒的主要代偿方式。

3. 血气分析参数的变化　急性呼吸性碱中毒大多为失代偿性的，故 $PaCO_2$ 原发性降低，血浆 pH 升高，AB < SB，BB、BE 基本不变。慢性呼吸性碱中毒经肾充分代偿调节后，可出现代偿性或失代偿性两种。故 $PaCO_2$ 原发性降低，血浆 pH 正常或升高，AB < SB、SB、AB、BB 继发性减少，BE 负值增大。

（三）对机体的影响

呼吸性碱中毒时，容易产生眩晕、抽搐、意识障碍、四肢及口周围感觉异常等临床表现。抽搐与血浆游离 Ca^{2+} 减少有关。神经系统功能障碍则与脑功能损伤和 $PaCO_2$ 降低引起的脑血管收缩和脑血流量减少有关。

（四）防治的病理生理基础

以防治原发病和去除导致通气过度的原因为主要措施。可采用吸入含 5% CO_2 的混合气体或纸袋罩口、鼻反复吸入呼出气体等办法治疗急性呼吸性碱中毒者，以逐渐恢复其血浆 $[H_2CO_3]$，亦可使用镇静剂来治疗精神性通气过度患者。

第三节　混合型酸碱平衡紊乱

混合性酸碱平衡紊乱（mixed acid-base disorders）是指两种或两种以上原发性酸碱平衡紊乱同时并存。分为双重性酸碱平衡紊乱和三重性酸碱平衡紊乱。

一、双重性酸碱平衡紊乱

（一）呼吸性酸中毒合并代谢性酸中毒

1. 原因　常见于严重的通气障碍同时合并有持续缺氧的病例。如：①心搏、呼吸骤停；②急性肺水肿；③慢性阻塞性肺疾病伴心力衰竭或休克；④糖尿病酮症酸中毒合并肺部感染等。

2. 特点　两者均为酸中毒，方向一致，以致 HCO_3^- 减少时呼吸不能代偿，$PaCO_2$ 增多时肾不能代偿，而呈严重失代偿状态，此时，血浆 pH 显著降低，SB、AB、BB 均下降，AB > SB、AG 增大，血清 K^+ 浓度升高，伴有高钾血症，后果严重。

（二）代谢性碱中毒合并呼吸性碱中毒

1. 原因　常见于各种危重患者。如机械通气过度、低氧血症、败血症、颅脑外伤、妊娠中毒症等常导致患者呼吸性碱中毒；此时如果患者同时还经历剧烈呕吐、胃肠引流、大量输入库存血或频繁应用利尿药等，则容易合并代谢性碱中毒。

2．特点　两者均为碱中毒，方向一致，故两者之间不能相互代偿，而呈严重失代偿状态。故血浆 pH 明显升高，SB、AB、BB 均升高，AB ＜ SB、$PaCO_2$ 降低，伴低钾血症。

（三）呼吸性酸中毒合并代谢性碱中毒

1．原因　常见于慢性阻塞性肺疾患的病例，在通气尚未改善、呼吸性酸中毒还没有纠正的情况下，因滥用碱性药物（$NaHCO_3$）、呕吐和因心力衰竭而大量应用利尿剂等所致。

2．特点　两者使血浆 pH 移动方向相反，效应相互抵消。故血浆 pH 可正常、略高或略低，AB、SB、BB 均升高，BE 正值增大。

（四）代谢性酸中毒合并呼吸性碱中毒

1．原因　常见于：①慢性肝病、高血氨并发肾衰竭；②糖尿病、肾衰竭并发感染，感染性休克等危重患者伴发热或机械通气过度。

2．特点　两者使血浆 pH 移动方向相反，效应相互抵消。pH 变动不大，甚至可在正常范围内。

（五）代谢性酸中毒合并代谢性碱中毒

1．原因　以肾衰竭或糖尿病伴剧烈呕吐、严重胃肠炎伴呕吐、腹泻伴低钾血症、脱水等为常见。

2．特点　因引起血浆 HCO_3^- 升高和降低的原因同时存在，并相互抵消，故血浆 pH 与 HCO_3^- 可在正常范围内，$PaCO_2$ 正常、略高或略低。若 AG 增大型代谢性酸中毒合并代谢性碱中毒，则测量 AG 值具有重要的诊断意义。

二、三重性酸碱平衡紊乱

由于呼吸性酸中毒和呼吸性碱中毒不可能并存发生于同一患者，故这种酸碱平衡紊乱，只存在以下两种类型。

（一）呼吸性酸中毒合并 AG 增高性代谢性酸中毒和代谢性碱中毒

其特点在于 $PaCO_2$ 明显增高，AG ＞ 16mmol/L，HCO_3^- 一般升高，Cl^- 显著下降。

（二）呼吸性碱中毒合并 AG 增高性代谢性酸中毒和代谢性碱中毒。

其特点在于 $PaCO_2$ 降低，AG ＜ 16mmol/L，HCO_3^- 升高或降低，Cl^- 一般降低。

总之，酸碱平衡紊乱复杂多变，判断的基本原则应包括：①以 pH 判断酸中毒或碱中毒；②以原发因素判断是呼吸性还是代谢性失衡；③根据代偿情况判断是单纯性还是混合性酸碱失衡。

第四节　酸碱平衡紊乱与临床护理

一、代谢性酸中毒

1．病因　代谢性酸中毒常见于以下病症，如高热、脱水、饥饿、休克等（机体产酸过多）；急性肾衰竭（体内酸性代谢产物排出障碍）；腹泻、肠梗阻、肠瘘等（碱性消化液 $NaHCO_3$ 大量丧失）。

2．临床表现　轻者无症状，重者可有疲乏、眩晕、嗜睡、烦躁等，pH 降至 7.1 以下时，可引起神志昏迷。呼吸深快，频率可达 40 ～ 50 次 / 分，呼出气体中有酮味；面色潮红、心率加快、血压偏低；易发生休克和心律不齐，严重者可引起心律紊乱、肾功能不全；不同程度的缺水症状。

3．辅助检查 血 pH 低于 7.35，血 $[HCO_3^-]$ 值下降，其他如 CO_2CP、BE 值亦低于正常。因代偿，PCO_2 略下降，血 $[K^+]$ 可升高。尿呈酸性。

4．护理措施

（1）观察病情：注意水、电解质、酸碱平衡的动态变化，注意心血管功能及脑功能的改变。及时做血气分析。

（2）消除或控制如高热、腹泻、脱水、休克等导致代谢性酸中毒的因素，积极改善肾功能；保证能量供应，减少酮体生成。

（3）及时补液：轻度代谢性酸中毒，通过加快肺部通气，排出 CO_2，再辅以补液纠正脱水后，酸中毒常可自行纠正。

（4）使用碱性药物：对病情较重者，如症状明显或 $[HCO_3^-]$ 低于 10mmol/L，须遵医嘱及时补给碱性药物。常用的是 5% 碳酸氢钠溶液，计算方法：

$$补碱量（mmol）=（HCO_{3\ 正常值}^- - HCO_{3\ 测定值}^-）\times 体重（kg）\times 0.4$$

用量在 200ml 左右，可一次输入；若用量较大，先输入 1/2 量，用 2 ～ 4 小时静脉滴注完，以后据病情恢复情况和血气分析结果再酌情补给。

（5）纠酸后，注意补钾和补钙。

二、代谢性碱中毒

1．病因 如幽门梗阻、急性胃扩张、持续胃肠减压等（胃酸 HCl 大量丢失）造成的低氯性碱中毒和低钾性碱中毒；长期应用利尿剂；酸中毒时因补碱过量而使酸中毒转变成碱中毒。

2．临床表现 轻者常无明显症状，易被原发病所掩盖。患者呼吸浅而慢。伴低钾时，可有心律失常。有时手足抽搐，腱反射亢进。重者可有昏迷。

3．辅助检查 血 pH 和 $[HCO_3^-]$ 增高，CO_2CP 及 BE 值亦增大。$PaCO_2$ 代偿性上升，血 $[K^+]$ 可下降，尿呈碱性；但缺钾性碱中毒时可出现反常性酸性尿。

4．护理措施

（1）观察神经及精神方面的异常表现，检测血气分析及血清电解质浓度改变。

（2）注重处理原发病，纠正电解质紊乱，控制呕吐，限制碱性药物、食物的摄取。

（3）及时采取纠碱措施，轻者，一般补充生理盐水和适量氯化钾后，病情多可改善。重者（$[HCO_3^-]$ 45 ～ 50mmol/L，pH > 7.65），补充 0.9% 氯化铵 50 ～ 100ml 或精氨酸 10 ～ 40g。

（4）纠正酸中毒时，注意补钾。

（5）有手足抽搐者，注意补钙。

三、呼吸性酸中毒

病因多是呼吸道梗阻、胸部外伤、术后肺不张及肺炎等。主要表现有呼吸困难、胸闷、发绀、乏力、头痛，甚至谵妄或昏迷，可有持续性头痛、突发性室颤。辅助检查见血 pH 降低，血 PCO_2 增高，因肾代偿作用使血 CO_2CP 略增高。

护理措施主要是：

（1）控制致病因素。

（2）改善肺通气、换气功能，如吸氧、促进咳痰，必要时气管切开、使用呼吸机辅助呼吸等。

（3）一般不给碱，酸中毒较重者考虑适当使用氨基丁三醇（THAM），此药可直接中和 H_2CO_3。

四、呼吸性碱中毒

病因多见于高热、癔病、颅脑损伤、使用呼吸机不当等。临床表现多见呼吸深快或呼吸不规则，肌肉震颤或手足麻木、抽搐，可发生头昏、晕厥、表情淡漠或意识障碍。辅助检查见血 pH 升高，血 PCO_2 下降，CO_2CP 代偿性略降低。

护理措施是去除病因，对症治疗，必要时用纸筒罩住口鼻以增加 CO_2 的吸入量，或让患者吸入含有 5% CO_2 的氧气。手足抽搐者可补钙。

| 小结 | 病理状态下，由于酸碱负荷过重、严重不足或调节机制障碍而造成体内酸碱度稳态的破坏，称之为酸碱平衡紊乱。体内酸主要来源于挥发性酸——碳酸，碱主要来源于食物。酸碱平衡的调节机制主要包括血液缓冲系统、肺呼吸、肾排泄和重吸收以及细胞内外离子交换等。反映酸碱平衡的常用指标有：pH、$PaCO_2$、SB 和 AB、BB、BE、AG。

代谢性酸中毒可分为 AG 增高型和 AG 正常型两类。主要见于严重腹泻等引起 HCO_3^- 直接丢失，或乳酸、酮症、水杨酸等酸中毒时使 HCO_3^- 缓冲丢失等。代谢性酸中毒患者 AB、SB、BB、$PaCO_2$ 下降，AB < SB。

呼吸性酸中毒主要见于各种原因引起的肺通气不足。组织细胞缓冲是急性呼吸性酸中毒时机体的主要代偿方式，肾代偿是慢性呼吸性酸中毒时机体的主要代偿方式。通常有 $PaCO_2$ 增高，pH 减低，AB、SB、BB 增高，AB > SB，BE 正值加大。

代谢性碱中毒主要见于剧烈呕吐、盐皮质激素过多和有效循环血量不足引起的 H^+ 丢失过多。患者 pH、$PaCO_2$、AB、SB 和 BB 都升高，BE 正值增大，AB < SB。 |

（张丽艳）

第四章 缺 氧

氧是正常生命活动不可缺少的物质，其获得和利用是一个复杂的过程，分为四个阶段：通过外呼吸获得氧、血液携带氧、循环运输氧和组织利用氧。以上任何一个环节发生障碍，使组织供氧不足或利用障碍，导致组织、细胞的代谢、功能和形态结构发生异常变化，称为缺氧。

临床案例

患者，女，50岁，冬季用煤炉取暖，门窗紧闭，被人发现已昏迷，随后打开门窗，将患者置于通风处，稍后救护车赶到现场。检查：瞳孔等大，对光反射减弱；唇微红，无发绀；颈略有抵抗感，四肢张力较高；腱反射、腹壁反射减弱。经在救护车上吸氧等抢救，患者清醒，感头晕、乏力、耳鸣、恶心。

思考：患者昏迷的原因是什么？

第一节 临床常用的血氧指标

一、血氧分压（PO_2）

指物理状态溶解于血浆内的氧分子所产生的张力。动脉血氧分压（PaO_2）正常值约为13.3kPa（100mmHg），静脉血氧分压（PvO_2）约为5.33kPa（40mmHg）（图4-1）。PaO_2取决于吸入气氧分压、外呼吸功能状态；PvO_2取决于PaO_2和内呼吸功能状态。

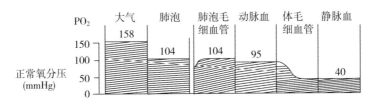

图4-1 正常氧分压成梯度分布

二、血氧容量（CO_2 max）

是指在 38℃、氧分压为 20.0kPa（150mmHg）、二氧化碳分压为 5.33 kPa（40mmHg）的条件下，100ml 血液中的 Hb 充分饱和时最大携氧量。正常值约为 20ml/dl，它取决于血液中 Hb 的质和量，反映血液携氧的能力。

三、血氧含量（CO_2）

指 100ml 血液实际所含的氧量。正常动脉血氧含量为 19ml/dl，静脉血氧含量为 14ml/dl，主要取决于血液氧分压的高低和与血红蛋白的质和量（血氧容量的大小）。

四、血氧饱和度（SO_2）

是指 Hb 实际结合的氧与最大结合的氧的百分比。

SO_2 =（氧含量 - 溶解的氧）/ 血氧容量 ×100%

动脉血氧饱和度（SaO_2）约为 95%，静脉血氧饱和度（SvO_2）约为 70%。血氧饱和度主要取决于血氧分压的高低。

五、氧离曲线与 P_{50}

将 SaO_2 随 PaO_2 值变化的情况绘制成曲线，即氧离曲线，呈"S"型，可分为上、中、下三段（见图 4-2）。

上段：相当于氧分压在 60 ～ 100mmHg 范围，较平坦。可认为是 Hb 与氧结合的部分。意义：此段较为平坦，说明血氧分压对 SaO_2 影响不大。

中段：相当于 PaO_2 在 40 ～ 60mmHg 范围，是 Hb 释放的部分（线粒体中的氧分压为 6 ～ 40mmHg）意义：曲线陡峭，SaO_2 随 PaO_2 变化大，有利于 Hb 释放氧供组织利用。

下段：PaO_2 小于 40mmHg，表示 Hb 与氧离解的部分。反应氧的储备代偿能力。正常情况下，这部分氧不会释放。而当机体缺氧时，组织中的氧分压极度降低，这部分氧就可以代偿性释放，供组织利用。

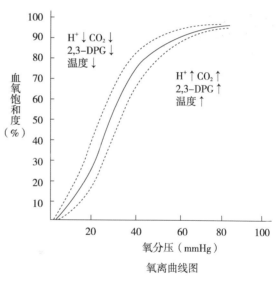

图 4-2　氧离曲线图

P_{50} 是指血红蛋白氧饱和度为 50% 时的血氧分压，可以反映 Hb 与 O_2 的亲和力。正常为 26 ～ 27mmHg（3.47 ～ 3.6kPa）。P_{50} 增大，氧离曲线右移，表示 Hb 与 O_2 的亲和力小，P_{50} 减小，氧离曲线左移，说明亲和力大。

第二节　缺氧的原因和类型

根据缺氧的原因及血氧变化的特点不同，将缺氧分为乏氧性缺氧、血液性缺氧、循环性缺氧、组织性缺氧四种类型（见图 4-3）。

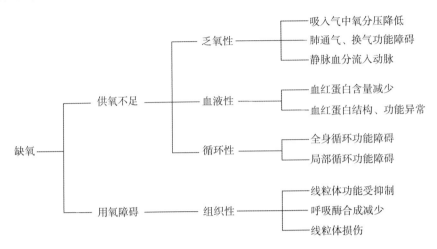

图 4-3　缺氧的原因及分类

一、乏氧性缺氧

是由于各种原因使动脉血氧含量减少，动脉血氧分压降低，而致组织供氧不足，又称低张性低氧血症。

（一）原因

1．吸入气体中氧分压过低　在海拔 3000m 以上的高原，通风不良的矿井、坑道内作业，或吸入低氧的混合气体（如高浓度的氮、氢或笑气），使肺泡氧分压下降，致血氧来源不足而缺氧，又称大气性缺氧。

2．外呼吸功能障碍　由于肺的通气和（或）换气功能障碍，如呼衰、呼吸道肿瘤、异物堵塞等，导致动脉血氧分压和血氧含量降低而发生缺氧，又称呼吸性缺氧。

3．静脉血分流入动脉　多见于某些先天性心脏病，如房间隔或室间隔缺损伴有肺动脉狭窄或肺动脉高压，或法洛四联症等，由于右心的压力高于左心，出现右向左的分流，静脉血掺入左心的动脉血中。

（二）血氧变化特点

1．血氧容量的变化　急性乏氧性缺氧中，血红蛋白的质和量都无改变，血氧容量不变；而慢性乏氧性缺氧，单位容积血液内红细胞数和血红蛋白量增多，氧容量增加。

2．动脉血氧分压、血氧饱和度和血氧含量的变化　因动脉氧分压降低，血氧含量和氧饱和度随之降低。但是当氧分压在 8kPa（60mmHg）以上时，氧离曲线接近水平线，SaO_2 及 CaO_2 变化不明显；在低于 8kPa 时，随着 PaO_2 的下降，曲线坡度由平坦转为陡直，使 SaO_2 及 CaO_2 显著下降。

3．动 - 静脉血氧含量差　乏氧性缺氧时，组织从血液中摄取氧增多，由同量血液弥散到组织的氧量减少，故动 - 静脉血氧含量差减少。如慢性缺氧使组织利用氧的能力代偿性增强，则动 - 静脉血氧含量差也可接近于正常。

4．脱氧血红蛋白浓度增高　低张性缺氧时，血液中氧合 Hb 减少，而脱氧 Hb 增加。

5．发绀　正常毛细血管血液中脱氧血红蛋白浓度约为 26g/L。乏氧性缺氧时，动、静脉血中的脱氧血红蛋白浓度增高，如果达到或超过 50g/L 时，可使皮肤和黏膜呈青紫色，称为发绀（cyanosis）。但血红蛋白过多或过少时，发绀与缺氧常不一致，缺氧的患者不一定都有发绀。例如重度贫血患者，血红蛋白可降至 50g/L 以下，出现严重缺氧，但不会发生发绀。红细胞增多症患者，血中脱氧血红蛋白超过 50g/L，出现发绀，但可无缺氧症状。

二、血液性缺氧

由于血红蛋白含量减少或性质改变，使血液携氧能力降低，或与血红蛋白结合的氧不易释放以致血氧含量减少所引起的缺氧。因动脉血氧分压和氧饱和度均正常，故又称为等张性低氧血症。

（一）原因

1. 贫血　见于各种原因引起的严重贫血。血红蛋白是体内携带氧的主要载体，严重贫血，使得血红蛋白携带氧的能力下降，从而导致组织缺氧。

2. 一氧化碳中毒　CO 与 Hb 的亲和力是氧的 210 倍，当 CO 中毒时，血内 CO 与 Hb 结合形成碳氧血红蛋白（HbCO）而使 Hb 丧失携氧能力，血氧含量和血氧容量降低。此外，CO 还能抑制红细胞内糖酵解，使 2，3-DPG 生成减少，氧离曲线左移，HbO_2 中的 O_2 不易释放，而加重组织缺氧。血液中的 HbCO 增至 10% ~ 20% 时，可出现头痛、乏力、眩晕、恶心和呕吐等症状，其皮肤、黏膜呈 HbCO 的樱桃红色；增至 50% 时，可迅速出现痉挛、呼吸困难、昏迷，甚至死亡。

3. 高铁血红蛋白血症　某些化学物质，如亚硝酸盐、过氯酸盐及磺胺衍生物等可使血红素中二价铁（Fe^{2+}）氧化成三价铁（Fe^{3+}），形成高铁血红蛋白。高铁血红蛋白的三价铁因与羟基牢固结合，使其失去携氧能力，而且氧离曲线左移，加重组织缺氧。临床上常见大量食用含硝酸盐的腌菜或变质的剩菜后，硝酸盐在肠道细菌作用下还原为亚硝酸盐，大量吸收入血后，导致高铁血红蛋白血症。由于高铁血红蛋白呈咖啡色，患者皮肤、黏膜呈咖啡色，类似发绀。这种情况称为肠源性发绀。

4. 碱血症　当大量输入库存血或碱性药物后，血液中血红蛋白值升高，氧离曲线左移，导致血红蛋白与氧的亲和力异常增强，引起组织缺氧。

（二）血氧变化特点

1. 动脉血氧分压、血氧饱和度正常　由于外呼吸功能和吸入气氧分压正常，故动脉血氧分压、血氧饱和度正常。

2. 氧容量和动脉血氧含量减少　由于 Hb 数量减少或性质改变引起氧容量减少，进而导致血氧含量减少。

3. 动 - 静脉血氧含量差减小　因动脉血氧含量下降，流经毛细血管的血氧分压下降比正常情况快，使毛细血管中的平均氧分压与组织细胞的氧分压差变小，导致氧向组织弥散的速度也很快减慢，故动 - 静脉血氧含量差小于正常。

4. 皮肤色泽　血液性缺氧患者，当毛细血管中脱氧血红蛋白浓度小于 50g/L 时，可无发绀出现。严重贫血患者因血红蛋白量减少，皮肤、黏膜呈苍白色；一氧化碳中毒时因 HbCO 增多引起皮肤和黏膜呈樱桃红色；高铁血红蛋白血症患者皮肤、黏膜呈咖啡色或青石板色。

三、循环性缺氧

因组织血流量减少导致组织供氧量不足引起的缺氧，又称为低血流性缺氧或低动力性缺氧。在循环性缺氧中，因动脉血灌流不足引起的缺氧称为缺血性缺氧，因静脉血回流障碍引起的缺氧称为淤血性缺氧。

（一）原因

1. 全身性血液循环障碍　见于休克和心力衰竭。因心输出量减少、微循环障碍，导致有效循环血量降低，组织灌流量不足引起的全身循环性缺氧。

2. 局部性血循环障碍　见于动脉硬化、血栓形成和栓塞、血管痉挛或受压等。因静脉回流受阻而致局部组织缺血性或淤血性缺氧。

（二）血氧变化特点

1. 动脉血氧分压、血氧饱和度、血氧含量及血氧容量均可以正常。

2. 动-静脉血氧含量差增大　因血流缓慢，单位时间内流过毛细血管的血量减少、时间延长，组织摄取的氧增多，同时因血流淤滞，二氧化碳含量增加，氧离曲线右移，促使静脉血氧分压、氧饱和度和氧含量降低，动-静脉血氧差别加大。

如果休克时，微循环动静脉吻合支开放，或细胞利用氧的能力降低，动、静脉血氧差也可以变小。

3. 组织内脱氧血红蛋白增多　循环性缺氧时，毛细血管中脱氧血红蛋白浓度超过 50g/L 时，皮肤、黏膜可出现发绀。

由于组织内代谢产物不能及时运出，所以低血流性缺氧比乏氧性缺氧对组织细胞损害更为严重。

四、组织性缺氧

因各种原因组织、细胞利用氧的能力下降而引起的缺氧。又称氧利用障碍性缺氧。

（一）原因

1. 组织中毒　氰化物、硫化物、磷、砷和巴比妥类等都可引起组织中毒性缺氧。例如氰化物中毒，CN^- 可通过消化道、呼吸道或皮肤进入机体内，迅速与细胞色素氧化酶的三价铁结合为氰化高铁细胞色素氧化酶，使之不能被还原成带二价铁的还原型细胞色素氧化酶，因失去传递电子的功能，致呼吸链中断，组织利用氧障碍。0.06g HCN 即可致人死亡。

2. 维生素缺乏　维生素 B_1、维生素 PP（烟酰胺）、维生素 B_2 和泛酸等维生素是生物氧化相关酶的辅酶组成部分，当其缺乏时，影响氧化磷酸化过程，生物氧化过程出现障碍。

3. 线粒体损伤　大量放射线照射、重症感染，使细胞线粒体遭受损伤，其结构发生破坏，引起功能障碍，ATP 生成减少，从而影响细胞的氧化过程。

（二）血氧变化特点

1. 动脉血氧分压、血氧含量、血氧容量和血氧饱和度均可正常。

2. 静脉血氧分压、血氧含量和氧饱和度可高于正常，动、静脉血氧含量差降低。因内呼吸功能障碍，组织不能充分利用氧。

3. 皮肤色泽 因组织利用氧障碍，使毛细血管中氧合血红蛋白高于正常，故组织中毒性缺氧患者皮肤、黏膜呈玫瑰红色。

尽管缺氧分为上述四种类型，但临床常见的缺氧多为两种或多种缺氧混合存在，如失血性休克患者，既有循环性缺氧，又可因大量失血加上复苏过程中大量输液使血液过度稀释，引起血液性缺氧，若并发肺功能障碍，则又可出现乏氧性缺氧。各型缺氧的血氧变化的特点见表 4-1。

考点：缺氧的类型以及各型缺氧的原因和血氧变化特点。

表 4-1　各型缺氧的血氧变化特点

类　型	动脉血氧分压	动脉血氧饱和度	血氧容量	动脉血氧含量	动 - 静脉氧差
乏氧性缺氧	↓	↓	—	↓	↓
血液性缺氧	—	—	↓	↓	↓
循环性缺氧	—	—	—	—	↑
组织性缺氧	—	—	—	—	↓

注：↓降低　↑升高　—正常

第三节　缺氧对机体的影响

缺氧时，机体的代谢变化会因缺氧的程度不同而异。各种类型的缺氧所引起的变化既有相似之处，又各有特点。

一、呼吸系统的变化

（一）代偿性反应

代偿性反应因缺氧类型和程度不同，呼吸系统的变化也有不同。当动脉血氧分压低于8.0kPa（60mmHg）以下时，可使颈动脉体和主动脉体化学感受器受刺激，呼吸中枢反射性兴奋，呼吸加快加深，通气量增加，使 PaO_2 升高。同时，呼吸加深致胸腔负压加大，促使静脉血回流，心输出量提高，增加肺血流量，促进氧摄取和运输。但过度通气可使二氧化碳分压下降，从而降低二氧化碳对呼吸中枢的兴奋作用，抑制通气，以免呼吸过深过快。长期慢性缺氧患者、久居高原的人，由于颈动脉体化学感受器对缺氧的敏感性下降，呼吸运动代偿性增强相对不明显。

血液性缺氧和组织性缺氧因 PaO_2 正常，故呼吸运动增强不明显；循环性缺氧如使肺循环受累，如心力衰竭引起肺淤血、水肿时，可因 PaO_2 下降使呼吸加快。

（二）呼吸功能障碍

急性乏氧性缺氧，如快速登上海拔 4000m 以上的高原时，可导致高原肺水肿。表现为呼吸困难、咳嗽、血性泡沫痰、肺部有湿性啰音，皮肤、黏膜发绀等。肺水肿的发生机制为：

（1）缺氧引起外周血管收缩，肺血流阻力增加，导致肺动脉高压。

（2）肺血管收缩强度不一，使肺血流分布不均，肺泡毛细血管血流增加、流体静压增高，引起压力性肺水肿。

（3）肺的微血管壁通透性增高。

二、循环系统的变化

（一）代偿反应

1．心输出量增加　心输出量增加使全身组织的供氧量提高，对急性缺氧具有一定的代偿意义。心输出量增加机制：

（1）心率加快：心率加快很可能是通气增加所至肺膨胀对肺牵张感受器的刺激，反射性抑制迷走神经对心脏的效应引起的。但呼吸运动过深反而通过反射使心率减慢，外周血管扩张和血压下降。

（2）心肌收缩性增强：缺氧作为一种应激原，可引起交感神经兴奋、儿茶酚胺释放增多，作用于心脏 β- 肾上腺素能受体，使心肌收缩性增强。

（3）静脉回流量增加：胸廓呼吸运动及心脏活动增强，致静脉回流量增加及心输出量增多。

2．血流重分布　急性缺氧时，皮肤、腹腔内脏交感神经兴奋，缩血管作用占优势，致血管收缩；而心、脑血管受局部组织代谢产物的扩血管作用为主，故血管扩张，血流增加。这种血流重分布显然对于保证生命重要器官氧的供应是有利的。

3．肺血管收缩　肺血管对缺氧的反应与体血管相反。肺泡缺氧及混合静脉血的氧分压降低都引起肺小动脉收缩，使缺氧的肺泡的血流量减少。当缺氧引起肺血管广泛收缩，导致肺动脉压升高时，有利于气体交换。

4．毛细血管增生　慢性缺氧可引起毛细血管增生。尤其是心脏、脑和骨骼肌的毛细血管增生更显著。毛细血管的密度增加可利于氧向细胞的弥散，增加对细胞的供氧量。

（二）循环功能障碍

慢性缺氧使肺小动脉平滑肌肥大，管壁增厚，肺动脉高压，最终可引发肺源性心脏病。缺氧导致的心肌供能不足、酸中毒和高血钾，使心肌舒缩功能降低，严重缺氧会发生心肌细胞变性坏死，导致心力衰竭。

三、中枢神经系统的变化

脑对缺氧十分敏感，脑重量仅为体重的 2%，而脑血流占心输出量 15%，脑耗氧量占总耗氧量 23%，临床上脑完全缺氧 5 ～ 8 分钟后可发生不可逆的损伤。

（1）急性缺氧：头痛、乏力、动作不协调、思维能力减退、多语好动、烦躁或欣快、判断能力和自主能力减弱、情绪激动和精神错乱等。

（2）慢性缺氧：精神症状较为缓和，可表现出精力不集中，容易疲劳，轻度精神抑郁等。

（3）严重缺氧：中枢神经系统功能抑制，表现为表情淡漠、反应迟钝、嗜睡、意识丧失，甚至死亡。

中枢神经系统功能障碍的发生机制，主要与缺氧引起脑能量生成不足、脑水肿、脑细胞损伤有关。

知识链接

高原脑水肿是人急速进入高海拔地区时，以及久居高原者在某些因素（如过劳、上感、剧烈运动、精神剧变等）的诱发下，导致机体对高原低压性缺氧环境不适应，由于脑缺氧而引起的严重脑功能障碍。临床表现以严重头痛、呕吐、共济失调、进行性意识障碍为特征，属急性高原病中最严重的之一。若治疗不当，常危及生命。国内以往多称为高山（原）昏迷、脑性高山病、急性高原病脑病和高原脑缺氧综合征等。

四、血液系统的变化

（一）红细胞增多

急性缺氧时，交感神经兴奋，脾等储血器官收缩，将储存的血液释放入体循环，可使循环血中的红细胞数目增多；慢性缺氧时红细胞增多主要是由骨髓造血增强所致。

（二）氧合血红蛋白解离曲线右移

缺氧时，红细胞内 2，3-DPG 增加，促使氧合血红蛋白解离，导致氧离曲线右移，即血红蛋白与氧的亲和力降低，易于将结合的氧释出供组织利用。但是，如果 PaO_2 低于 8kPa，则氧离曲线的右移将使血液通过肺泡时结合的氧量减少，使之失去代偿意义。

五、组织细胞的变化

（一）代偿性反应

1. 细胞利用氧的能力增强 慢性缺氧时，细胞内线粒体的数目和膜的表面积均增加，呼吸链中的酶如琥珀酸脱氢酶、细胞色素氧化酶可增加，使细胞的内呼吸功能增强。

2. 无氧酵解增强 严重缺氧时，ATP 生成减少，ATP/ADP 比值下降，以致磷酸果糖激酶活性增强，促使糖酵解过程加强，在一定的程度上可补偿能量的不足。

3. 肌红蛋白增加 慢性缺氧可使肌肉中肌红蛋白含量增多。肌红蛋白增加可自血液中摄取更多的氧，具有储存氧的作用。另外，肌红蛋白增多还可加快氧在组织中的弥散。当氧分压进一步降低时，肌红蛋白可释放出大量的氧供细胞利用。

（二）缺氧性细胞损伤

1. 线粒体的改变 慢性缺氧使线粒体数量增多，表面积增大，有利于氧的弥散，起一定代偿作用。但严重缺氧可引起线粒体变形、肿胀、嵴断裂，甚至外膜破裂，基质外溢，加之线粒体内 Ca^{2+} 聚集，使 ATP 产生进一步减少。

2. 细胞膜的变化 缺氧时由于 ATP 生成减少，细胞膜通透性升高，细胞内渗透压升高，可发生细胞水肿；还可导致细胞功能障碍。严重缺氧时，细胞膜对 Ca^{2+} 的通透性增高，Ca^{2+} 内流增多，同时由于 ATP 减少影响 Ca^{2+} 的外流和摄取，使胞浆 Ca^{2+} 浓度增加。Ca^{2+} 可抑制线粒体的呼吸功能，激活磷脂酶，使膜磷脂分解。此外，Ca^{2+} 还可激活蛋白酶，促使黄嘌呤脱氢酶转变为黄嘌呤氧化酶，从而增加氧自由基的形成，加重细胞的损伤。

3. 溶酶体的变化 缺氧导致酸中毒，分解膜磷脂，使溶酶体膜的稳定性降低，通透性增高，严重时溶酶体膜可以破裂，溶酶体内蛋白水解酶逸出引起细胞自溶；溶酶体酶进入血液循环可破坏多种组织，造成广泛的细胞损伤。

第四节　缺氧的防治和护理原则

一、氧疗

氧疗的治疗原则主要是针对病因治疗和纠正缺氧。

吸入氧分压较高的空气或高浓度氧对各种类型的缺氧均有一定的疗效，这种方法称为氧疗。氧疗的效果因缺氧的类型而异，对乏氧性缺氧的效果最好。吸氧可提高肺泡气氧分压，使 PaO_2、SaO_2 增高，血氧含量增多，因而对组织的供氧增加。但由静脉血分流入动脉引起的乏氧性缺氧，因分流的血液未经肺泡直接掺入动脉血，故吸氧对改善缺氧的作用不大。

血液性缺氧、循环性缺氧和组织性缺氧者 PaO_2 及 SaO_2 正常，可结合氧的血红蛋白达95% 左右的饱和度，故吸氧虽然可明显提高 PaO_2，而 SaO_2 的增加却很有限，但吸氧可增加血浆内溶解的氧。CO 中毒，吸入纯氧特别是高压氧可使血液氧分压增高，因氧与 CO 竞争与血红蛋白的结合，可促使碳氧血红蛋白解离，因而治疗效果较好。

二、氧中毒

氧是生命所必需的，但吸入气氧分压过高（超过 0.5 个大气压的纯氧），则可引起细胞损害、器官功能障碍，即氧中毒。

氧中毒的发生取决于吸入气氧分压。

（一）脑型氧中毒

吸入 2 ~ 3 个大气压以上的氧，在短时间（6 个大气压的氧数分钟，4 个大气压数十分钟）内可引起氧中毒，主要表现为面色苍白、出汗、恶心、眩晕、幻视、幻听，抽搐、晕厥等神经症状，严重者可昏迷、死亡。此型氧中毒以脑功能障碍为主。

（二）肺性氧中毒

发生于吸入 1 个大气压左右的氧 8 小时以后，表现为胸骨后不适、烧灼或刺激感，胸痛，不能控制的咳嗽，呼吸困难，肺活量减小。肺部呈炎性病变，有炎细胞浸润、充血、出血，肺不张，两肺干、湿啰音。此型氧中毒以肺的损害为主。

小结	缺氧是许多疾病所共有的一个基本病理过程，也是很多疾病引起死亡的重要原因。可对机体的功能和代谢产生一系列的影响，其影响的程度和结果，取决于缺氧的原因、缺氧发生的速度、程度、部位、持续的时间以及机体的功能代谢状态。轻度缺氧主要引起机体代偿性反应，严重缺氧而机体代偿不全时，可导致组织代谢障碍和各系统功能紊乱，甚至引起死亡。

（张　薇）

第五章 发 热

学习目标

1. 解释发热的概念，比较发热与过热的区别，并举例加以说明。
2. 列出发热的分类及常见原因；概述发热的时期、热代谢特点及常见热型的特点。
3. 叙述发热时机体的功能和代谢的变化。
4. 说出发热的处理原则。

发热是临床上常见的症状之一，但不是独立的疾病，而是多种疾病的重要病理过程和首发的或突出的症状。大多数发热性疾病，体温升高与体内病变有依赖关系，也是疾病发生的重要信号，甚至是潜在恶性病灶（如肿瘤）的信号。因此，观察发热病人的体温变化并进行相应的处理，是临床护理工作的一项重要内容。

护理案例

患儿，女性，3 岁，高热 3 天，抽搐 3 小时为主诉入院。3 天前因受凉及食不洁食物而发热。初为低热（37.8℃），6 小时后体温升到 39℃，近 3 小时出现双眼上翻，四肢强直，伴口周青紫，口吐白沫及大小便失禁。病后出现呕吐，排无脓血黏液稀便，色黄，每日 6 ～ 8 次，1 小时内连续抽搐。

体检：发育正常，营养中等，嗜睡，体温 39℃，脉搏 130 次 / 分，呼吸 30 次 / 分，双肺呼吸音略粗，未闻及干、湿啰音，心律齐，肝、脾未触及，神经系统未见明显异常。

实验室检查：WBC 4.3×10^9/L，中性粒细胞 83%，淋巴细胞 16%。

入院后立即物理降温、输液、镇静处理及抗生素治疗，住院 5 天后病愈出院。

问题：1. 试分析引起患儿发热的原因及抽搐的机制？
2. 患儿的治疗措施是否正确？在治疗过程中应采取哪些护理措施。

正常情况下，人、鸟类和哺乳动物都具有相对恒定的体温，以适应正常的新陈代谢和生命活动的需要。体温的相对恒定是在下丘脑体温调节中枢的调控下实现的。正常成人腋窝温度 36℃ ～ 37.4℃（平均 36.5℃），口腔温度 36.7℃ ～ 37.7℃（平均 37℃），直肠温度 36.9℃ ～ 37.9℃（平均 37.5℃）。正常成人体温随昼夜呈周期性波动，清晨 2 ～ 6 时最低，午后 1 ～ 6 时最高，但昼夜波动幅度一般不超过 1℃。当体温上升超过正常值 0.5℃时，称为体温升高。

体温升高不一定都是发热。发热是指在致热原的作用下，人体体温调节中枢的调定点上移而引起的调节性体温升高（超过正常 0.5℃）。

体温升高包括两大类：一类是生理性体温升高，如剧烈运动、应激、月经前期、妊娠等出现的体温升高；另一类是病理性体温升高，包括发热和过热。过热是由于体温调节障碍（如体温中枢下丘脑受损）或散热障碍（如皮肤鱼鳞病、中暑、严重烧伤等）及产热器官功能异常（如甲状腺功能亢进、癫痫发作）等引起的体温升高。此时体温调定点并未改变，但由于体温调节障碍，不能将体温控制在与调定点相适应的水平上。所以，过热属于被动的非调节性体温升高。体温升高分类归纳见图 5-1。

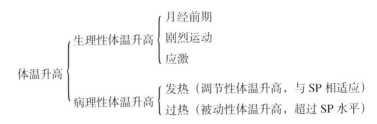

图 5-1 体温升高的分类（SP：调定点）

考点：发热的概念。

第一节 发热的原因和机制

一、致热原和发热激活物

通常把能引起人体和实验动物发热的物质称为致热原。致热原有外致热原和内生致热原两种。凡能刺激机体产致热原细胞，使其产生、释放内生致热原（EP）的物质称为发热激活物。发热激活物是引起发热的原因，可来自于体外外致热原（病原微生物及其产物），也可来自于体内的非微生物发热激活物。

（一）病原微生物及其产物

人类大多数发热性疾病都是由病原微生物及其产物引起的，包括细菌、病毒、真菌、立克次体、螺旋体、疟原虫等。这种由病原微生物引起的发热称为感染性发热，在所有的发热中，感染性发热可占 50% ~ 60%，其中由细菌感染引起的发热约占 43%。革兰阴性杆菌的内毒素是最常见外致热原，其耐热性高（干热 160℃，2 小时才能灭活），一般灭菌方法不能清除，在临床输液或输血过程中，患者出现寒战、高热等反应，多因输入的液体和输液器具被内毒素污染所致。

（二）体内产生的非微生物发热激活物

由病原微生物以外的致热物质引起的发热称为非感染性发热。常见有：

1. 抗原 - 抗体复合物　许多免疫性疾病如风湿热、血清病、药物热、系统性红斑狼疮等都有顽固的发热，已证明，患者循环系统中抗原 - 抗体复合物可能是其主要的发热激活物。

2. 致热性类固醇产物　肾上腺、睾丸的某些代谢产物给人体注射能引起发热，本胆烷醇酮是睾丸酮的一种中间代谢物，对人体有较强的致热作用。

3. 致炎物和炎症灶激活物　有些致炎物如硅酸盐结晶、尿酸盐结晶等，在体内可引起炎症反应，还可刺激单核吞噬细胞分泌致热原；组织无菌性坏死，如大手术后、组织梗死、严重挤压伤等，恶性肿瘤、急性溶血反应所致组织、细胞破坏，都可导致机体发热，这可能与组织坏死引起无菌性炎症并释放激活物有关。

发热激活物由于相对分子量大，不易通过血 - 脑屏障，它不直接作用于下丘脑体温调节中枢，而是通过产内生致热原细胞产生和释放内生致热原，间接引起发热。

知识链接 发热病人临床上一定要使用抗生素治疗吗？

发热病人不需要都用抗生素。因为发热的病因有两大类：①病原微生物：有细菌、病毒及寄生虫等；②非病原微生物：包括抗原 - 抗体复合物、致炎物、某些代谢产物等。只有因细菌引起的发热，用抗生素才有效。滥用抗生素还可能导致细菌对抗生素产生耐药，并产生一定的不良反应。

二、内生致热原及其致热机制

（一）内生致热原

内生致热原（EP）是指在发热激活物作用下，由体内产内生致热原细胞产生和释放的能引起体温升高的物质。所有能产生和释放 EP 的细胞都称为产 EP 细胞，包括单核细胞、巨噬细胞、内皮细胞、淋巴细胞、成纤维细胞以及某些肿瘤细胞等。已经证实的较重要的 EP 主要包括：

1．白细胞介素 -1（IL-1） 由单核细胞、巨噬细胞、内皮细胞及肿瘤细胞等多种细胞在发热激活物的作用下产生的多肽类物质，给动物静脉或脑室内注射可引起典型的发热反应，该反应可被水杨酸钠（解热药）阻断。

2．肿瘤坏死因子（TNF） 是一种由巨噬细胞、淋巴细胞等产生和释放的小分子蛋白质，许多外致热原如内毒素、葡萄球菌等均可诱导其产生。TNF 具有许多与 IL-1 类似的生物学活性。将 TNF 给动物脑室内注射同样可以引起明显的发热反应，同时伴有脑室内前列腺素 E 含量的升高。另外，TNF 在体内、外均能刺激 IL-1 的产生。

3．干扰素（IFN） 是一种具有抗病毒、抗肿瘤作用的蛋白质，主要由 T 淋巴细胞、成纤维细胞等分泌。它所引起的发热具有剂量依赖性，可被前列腺素合成抑制剂阻断。与 IL-1 和 TNF 不同，INF 反复注射可产生耐受性。

4．白细胞介素 -6（IL-6） 由单核细胞、成纤维细胞和内皮细胞等分泌的细胞因子，能引起各种动物的发热反应，但作用弱于 IL-1 和 TNF。

内生致热原相对分子量小，可以通过血 - 脑屏障直接作用于体温调节中枢，引起中枢发热介质的释放，继而引起调定点的上移，通过效应器调温反应引起发热。

知识链接 发热中枢调节介质

大量的研究证明：内生致热原无论以何种方式入脑，它们仍然不是引起调定点上升的最终物质，内生致热原可能是首先作用于体温调节中枢，引起发热中枢介质的释放，继而引起调定点的改变。发热中枢介质可分为两类：正调节介质和负调节介质。正调节介质包括：前列腺素 E（PGE）、Na^+/Ca^{2+} 比值、环磷酸腺苷（cAMP）、促肾上腺皮质激素释放素

（CRH）、一氧化氮（NO），它们的作用是使调定点上移。临床和研究实验表明，发热时的体温升高极少超过41℃，即使大大增加致热原的剂量也难越此热限。现已证实，体内存在着对抗体温升高或降低体温的物质，主要包括精氨酸加压素（AVP）、黑素细胞刺激素（α-MSH）及膜联蛋白A1（脂皮质蛋白-1），将这些物质称为负调节介质。

（二）发热的发生机制

发热的发生机制比较复杂，有些环节尚未完全阐明。包括三个基本环节（图5-2）：

（1）信息传递：产内生致热原细胞在发热激活物作用下被激活，产生和释放内生致热原，经血液循环传递到下丘脑体温调节中枢。

（2）中枢调节：内生致热原到达体温调节中枢，通过改变中枢发热介质（正调节介质和负调节介质）的数量，引起调定点上移。

（3）效应器调温反应：由于调定点上移，正常的血液温度变为冷刺激，体温调节中枢发出冲动，引起效应器的体温调节反应。

来自体温调节中枢的信号，一方面经交感神经使皮肤血管收缩，使散热减少，另一方面经运动神经引起骨骼肌收缩，使产热增加，导致体温逐渐升高，直到达到新的调定点水平。

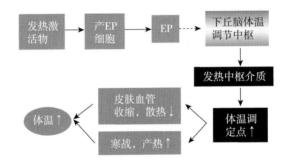

图 5-2　发热的机制基本环节示意图

考点：发热的原因和机制。

第二节　发热的分期和热型

护理案例

患儿，女，2岁，因发热，咽痛3天，惊厥30分钟入院。3天前上午，患儿畏寒，诉"冷"，出现"鸡皮疙瘩"和寒战，皮肤苍白。当晚发热，烦躁，不能入睡，哭诉头痛、喉痛。次日，患儿思睡，偶有恶心、呕吐。入院前半小时突起惊厥而急送入院。尿少，色深。

查体：体温41.4℃，心率116次/分，呼吸24次/分，血压100/60 mmHg。疲乏，嗜睡，重病容，面红。口唇干燥，咽部明显充血，双侧扁桃体Ⅱ°肿大。颈软。心律整齐。双肺呼吸音粗。

实验室检查：WBC17.4×10^9/L，中性粒细胞0.80，淋巴细胞0.16。CO_2CP17.94mmol/L（正常23mmol/L～31mmol/L）。

入院后立即物理降温、输液、纠酸及抗生素治疗。1小时后大量出汗，体温降至38.4℃，住院4天病愈出院。

问题：

1. 该患儿的体温变化表现出那几个时相变化特点？

2. 患儿各时相有何临床表现？

发热过程大致可分为三个时期，每个时期都有各自的临床表现和热代谢特点（图5-3，表5-1）。

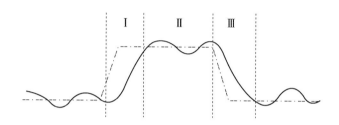

图 5-3 典型发热过程的三个时相

Ⅰ体温上升期；Ⅱ高温持续期；Ⅲ体温下降期

虚线代表调定点动态曲线；实线代表体温曲线

表 5-1 发热各时相临床特点及其机制

	主要临床表现	产生机制	热代谢特点
体温上升期	畏寒	皮肤血管收缩，皮肤血流↓，皮温↓	产热大于散热
	皮肤苍白	皮肤血管收缩，皮肤血流↓	
	寒战	骨骼肌不随意节律性收缩	
	"鸡皮疙瘩"	竖毛肌收缩	
高温持续期	皮肤发红	皮肤血管由收缩转为舒张，皮肤血流↑	产热散热较高水平保持平衡
	自觉酷热	热血灌注，皮温↑	
	皮肤干燥	水分经皮肤蒸发较多	
体温下降期	皮肤潮湿	皮肤血管扩张，大量出汗	散热大于产热

考点： 发热的过程及表现。

一、分期

1. **体温上升期** 发热的开始阶段体温不断上升，称为体温上升期。因体温调定点上移，原正常体温低于调定点水平变成了冷刺激，体温调节中枢发出指令到达散热器官，使皮肤血管收缩和血流减少，皮肤温度降低，散热减少；同时指令到达产热器官，引起寒战和物质代谢增强，产热随之增加。此期的热代谢特点为产热增加、散热减少，产热大于散热，体温因而升高。由于血管收缩，皮肤温度下降，血流减少，因而患者皮肤苍白并感觉发冷或畏寒；因竖毛肌收缩，皮肤出现"鸡皮疙瘩"。由于寒战中枢兴奋，骨骼肌不随意的节律性收缩，出现寒战。

2. 高热持续期 当体温上升到与新的调定点水平相适应的高度，便不再继续上升，而是在这个与新的体温调定点相适应的高水平上波动。由于此期体温与调定点相适应，所以寒战停止并出现散热反应。此期的热代谢特点是产热和散热在较高水平上保持相对平衡。因散热反应皮肤血管扩张，血流量增加，皮肤温度上升畏寒停止，而且由于皮温高于正常，患者反而自觉酷热。由于皮肤温度升高加强了水分蒸发，因而皮肤和口唇比较干燥。

3. 体温下降期 由于发热激活物、内生致热原和中枢发热介质被清除，此期上升的体温调定点回降到正常水平，这时由于血液温度高于调定点水平，热代谢表现为散热增多，产热减少，体温下降，直至恢复到与回降的调定点相适应的水平。此期由于高血温及皮肤温度感受器传来的热信息对发汗中枢的刺激，患者出汗较多，严重者可致脱水。

 护考链接 A₂ **型题**

患者，26 岁，男性。因受雨淋而发热就诊，患者主诉畏寒、寒战、面色苍白，体温 38.5℃，患者在体温上升阶段的特点是（　　）

A. 散热大而产热少　　B. 产热多于散热　　C. 散热增加和产热趋于正常

D. 产热和散热趋于平衡　　E. 散热和产热在较高水平上平衡

点评：本题考点是发热的时相，体温上升期热代谢特点。此期的热代谢特点为产热增加、散热减少，产热大于散热，体温因而升高。本题答案应是 B。

二、热型

将患者的体温按一定时间记录，互相连接，绘制成曲线图即所谓热型。许多疾病的发热具有其特殊的热型，了解这些热型，有助于鉴别疾病、评估疗效和预后。常见的热型有以下类型（图 5-4）。

1. 稽留热 体温持续在较高水平（39℃～40℃）达数天甚至数周。每天波动幅度不超过 1℃。临床常见于大叶性肺炎、伤寒等。

2. 弛张热 持续高热，每天体温波动大于 1℃，24 小时内体温差可达 2℃～3℃，但最低温度仍在正常体温以上。临床常见于败血症、化脓性炎症、风湿热等。

3. 间歇热 体温骤升达 39℃以上，经几个小时后体温又恢复正常，间歇数小时或 1～2 日体温又突然升高，反复发作。临床常见于疟疾等。

4. 不规则热 发热持续时间不定，热型变化不规则，为无定型发热。临床常见于系统性红斑狼疮、结核病等。

5. 周期热 体温在数天内逐渐上升至高峰，然后逐渐降至常温状态，数天后又复发，

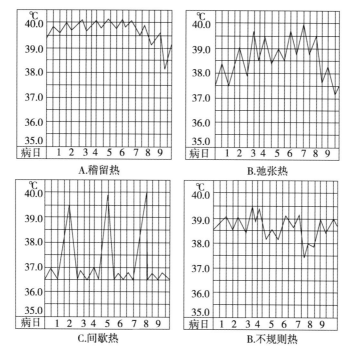

图 5-4 常见热型

呈波浪起伏，故又称波浪热。临床常见于布鲁杆菌病、回归热等。

考点：常见热型及典型表现。

第三节　发热时机体的代谢和功能变化

护理案例

患者，女，19 岁。因近 3 天自感发热、头痛、全身肌肉酸痛来医院急诊检查，并以发热待查收治入院。

查体：体温 39.6℃，脉搏 110 次 / 分，呼吸 24 次 / 分，血压 112/76 mmHg。咽部充血，两肺呼吸音略粗糙。心律整齐，腹软，肝、脾未及。X 线胸透未见异常。

实验室检查：WBC 19.4×10^9/L，中性粒细胞 0.88。

入院后给予抗生素治疗及输液治疗，在输液过程中出现寒战、烦躁不安。体温达 40.8℃，心率达 118 次 / 分，呼吸浅快。停止输液，肌肉注射异丙嗪 25mg，给予物理降温。次日，体温渐降，出汗较多，继续输液及抗生素治疗，3 天后体温退至 37℃，住院 7 天后治愈出院。

问题：

1. 患者为什么会出现下述一系列临床表现：头痛、烦躁不安、食欲缺乏、呼吸及心率加快？

2. 为什么对患者采用物理降温？常用的物理降温方法有哪些？

除了各原发病所引起的各种改变以外，发热时的体温升高、内生致热原以及体温调节效应可引起一系列代谢和功能变化。

一、代谢变化

体温升高时物质分解代谢加快，这是体温升高的物质基础。一般认为，体温每升高 $1℃$，基础代谢率提高 13%，所以发热患者的物质消耗明显增多。如果持久发热，而营养物质没有得到相应的补充，患者就会消耗自身的物质，导致体重下降和负氮平衡。

1. 糖代谢　发热时由于产热的需要，能量消耗大大增加，因而对糖的需求增多，肝糖原和肌糖原分解及糖异生作用增强，可引起血糖增高，患者出现糖尿，糖原储备减少。由于葡萄糖分解加强，氧相对不足，使无氧酵解增加，血中乳酸增多。

2. 脂肪代谢　正常情况下脂肪分解供能只占总能量的 20% ~ 25%。发热时由于糖原储备减少，糖类摄入不足，机体动员脂肪贮备，脂肪分解明显增加，可占总能量的 60% ~ 80%。大量脂肪分解氧化不全，患者可出现酮血症和酮尿。长期发热，体内脂肪消耗，患者日渐消瘦。

3. 蛋白质代谢　发热时蛋白质分解代谢增加，可以是正常人的 3 ~ 4 倍，血浆蛋白减少并出现氮质血症，尿氮增加。此时如未及时补充足够的蛋白质，机体呈负氮平衡，患者抵抗力下降，组织修复能力降低。

4. 维生素代谢　发热尤其是长期发热患者，由于糖、脂肪和蛋白质分解代谢增强，各种维生素特别是水溶性维生素消耗增多，出现维生素 C 和 B 族维生素缺乏。

5. 水与电解质代谢　体温上升期尿量明显减少，水、Na^+ 和 Cl^- 潴留于体内。在高热持续期，皮肤和呼吸道水分蒸发增加，水大量丢失，严重可导致脱水；在退热期，大量出汗及尿量增多，Na^+ 和 Cl^- 排出增加，可加重脱水。而发热时分解代谢增强，使 K^+ 从细胞内释出，可导致细胞外液钾浓度升高。代谢紊乱又使乳酸、酮体等酸性代谢产物增多，可出现代谢性酸中毒。

二、功能变化

1. 中枢神经系统　发热使中枢神经系统兴奋性增高，可出现头痛、头晕、烦躁、失眠、谵妄和幻觉，机制尚不清楚。6 个月至 3 岁幼儿高热时可出现热惊厥（全身或局部肌肉抽搐），可能与小儿中枢神经系统尚未发育成熟，皮质下中枢兴奋性易增强有关。

2. 心血管系统　发热时心率加快，体温每上升 $1℃$，心率平均增加 18 次 / 分。心率加快主要是由于交感 - 肾上腺髓质系统活动增强及血温升高对窦房结的直接作用。心率加快可增加心输出量，但对有心肌劳损或原心功能低下者，则加重心脏负荷，可诱发心力衰竭的发生。在体温上升期，心率加快和外周血管收缩，可使血压轻度升高；高热持续期和体温下降期则因外周血管舒张，血压可轻度下降。少数患者可出大汗而致虚脱，甚至发生休克，应注意防止发生外周循环衰竭。

3. 呼吸系统　发热时，血温升高可刺激呼吸中枢并提高呼吸中枢对 CO_2 的敏感性，加上代谢增强、酸性物质及 CO_2 生成增多，共同促使呼吸加深加快，利于更多的热量从呼吸道散发。但通气过度，CO_2 排出过多，可造成呼吸性碱中毒。

4. 消化系统　发热时交感神经活动增强，消化液分泌减少，胃肠蠕动减弱，患者可出现口干、食欲减退、恶心、呕吐。同时由于食糜在肠内滞留，发酵和腐败作用增强，产气增多，可引起腹胀及便秘等症状。

5. 泌尿系统　发热时的体温上升期和高热持续期，由于肾血管收缩，可出现尿量减少、尿比重增高。持续高热可引起肾小管上皮细胞损伤，出现轻度蛋白尿和管型尿。体温下降期肾血管扩张，尿量增多，尿比重逐渐降至正常。

第四节　发热的生物学意义和防治原则与临床护理

一、发热的生物学意义

发热是疾病的一个重要信号，热型及其演变对病因诊断、疗效评价和预后判断都有重要的参考意义。大量临床观察和实验证明，一定程度的发热可以唤起各种防御反应，有利于机体抵抗感染，增强抵御致炎因子的能力。在有些急性传染性疾病中，一定程度的发热常表示机体良好的反应能力；对病情严重而发热不显著的患者，常表示机体缺乏反应能力。但过高过久发热，因机体能量消耗过多，对机体不利，可引起一些组织细胞的形态改变，如脑细胞变性坏死、心脏过度负荷、脱水、负营养平衡，以及水、电解质和酸碱平衡紊乱，严重者可致器官功能障碍等。

二、发热的防治原则与临床护理

临床上对于发热患者的处理原则主要是：积极治疗原发疾病，对于一些原因不明的发热，不主张急于退热，对于高热或持久发热患者应加强护理，包括采取适宜的解热措施。

1. 积极治疗原发病　积极治疗引起发热的原发疾病，根除致热源的作用。

2. 一般性发热的处理　对热度不高且发热原因不明者，通常不主张急于退热，以免掩盖病情，降低机体抵抗力，延误原发病的诊断和治疗。因此，对于一般发热的病例，主要针对物质分解代谢的加强和大汗脱水等情况，予以补充足够的营养物质、维生素和水分。

3. 应及时退热的病例　体温过高如成人 > 39℃，引起患者明显不适；小儿因为高热引起惊厥；有心肌梗死或心肌劳损者、妊娠期妇女以及恶性肿瘤患者，这些患者，发热能够加重病情或促进疾病的发展，或威胁生命，应尽早解热。

4. 解热措施

(1) 药物解热：主要有水杨酸类、类固醇类解热药，针对发热机制不同环节，干扰或阻止 EP 的合成和释放，阻断或拮抗发热介质的作用。也可用中药解热，如柴胡、生石膏等。

(2) 物理降温：可用冰帽或冰袋冷敷头部、四肢，用乙醇擦浴增加散热等，也可置患者于较低温度的环境中，加强空气流通，以增加对流散热。

5. 对发热患者的护理

(1) 密切观察体温、呼吸、血压、脉搏、神志的变化，做好详细记录。

(2) 注意纠正水、电解质和酸碱平衡紊乱，及时补充水分，预防脱水，对退热期间用解热药致大量出汗者，要防止虚脱发生。

(3) 安慰患者稳定情绪，嘱咐患者卧床休息，减少活动。

(4) 饮食护理：发热期间应进食易消化的清淡流质或半流质，低脂、高蛋白、高维生素饮食，少量多餐。

(5) 对原有心肌损害或心肌梗死患者，高热期间应进行心血管监护。

考点： 发热患者的护理。

 知识链接

物理降温法

1. 冷湿敷法　用温水浸湿毛巾或纱布，敷于患者前额、后颈部、双侧腹股沟、双侧腋下及膝关节后，每 3～5 分钟换一次。

2. 乙醇擦浴　用 30%～50% 乙醇溶液重点擦抹上述湿敷部位及四肢皮肤。

3. 冷盐水灌肠　婴幼儿用 20℃左右冷盐水 150～300ml，儿童用 300～500ml 进行灌肠。

4. 温水浴　适应四肢循环不好的患者，水温保持在 37℃～38℃，用大毛巾浸湿后，包裹或让患者置于温水中 15～20 分钟，或根据体温情况延长时间，完后擦干全身。

采用以上方法降温，应每隔 20～30 分钟测量体温，同时注意呼吸、脉搏及皮肤颜色的变化。

小 结	发热是多种疾病的重要病理过程，也是机体抵抗致病因子侵袭的防御反应之一。发热是体温调节中枢的调定点上移而引起的调节型体温升高。引起发热的原因是发热激活物，它包括来自体外的致热物质和体内自身某些产物。发热的机制包括信息传递、中枢调节、体温效应器反应 3 个基本环节。发热的经过大致可分为体温上升期、高温持续期和体温下降期。发热时，体内物质代谢加快，糖、脂肪和蛋白质的分解增强，水、无机盐及维生素消耗增多。发热时，心血管系统、呼吸系统和免疫系统功能增强，消化系统功能降低，并造成重要器官功能损伤，如心负荷加重，小儿高热易出现热惊厥等。

（王　红）

第六章 弥散性血管内凝血（DIC）

<table>
<tr><td rowspan="3">学习目标</td><td>1. 掌握弥散性血管内凝血（DIC）的概念、原因、发病机制以及临床表现。</td></tr>
<tr><td>2. 熟悉 DIC 的诱发因素、分期及主要特点。</td></tr>
<tr><td>3. 了解 DIC 的护理原则。</td></tr>
</table>

护理案例

患者陈某，女性，30 岁。因胎盘早期剥离急诊入院。体检：患者昏迷，牙关紧闭，手足强直，眼球结膜有出血斑，身体多处有淤点、瘀斑，消化道出血，血尿，血压 80/50mmHg（10.64/6.65kPa），脉搏 93 次/分、细数，尿少。

实验室检查（括号内是正常值）：血红蛋白 68g/L（110 ~ 150 g/L），红细胞 $2.5×10^{12}$/L（$3.5 ~ 5.0×10^{12}$/L），外周血见裂体细胞，血小板 $82×10^9$/L（$100 ~ 300×10^9$/L），纤维蛋白原 1.68g/L（2 ~ 4g/L），凝血酶原时间 21.5 秒（12 ~ 14 秒），鱼精蛋白副凝试验（3P 试验）阳性，尿蛋白 +++，RBC++。4 小时后复查血小板 $72×10^9$/L，纤维蛋白原 1.58g/L。

思考：

1. 该患者发生 DIC 的机制是什么？诱发因素是什么？
2. 患者属 DIC 哪个时期？
3. 相应的护理措施有哪些？

弥散性血管内凝血（disseminated intravascular coagulation，DIC）是一种继发的、以广泛微血栓形成而引发的以凝血功能障碍为主要特征的全身性病理过程。由于某些致病因子的作用，凝血因子和血小板被激活，大量促凝物质入血，凝血酶增加，微循环中形成广泛的微血栓，由此消耗了大量凝血因子和血小板，同时因继发性纤维蛋白溶解亢进，导致患者出现出血、休克、器官功能障碍和溶血性贫血等危重的临床综合征，病势凶险，死亡率高。

考点：DIC 的概念。

第一节　DIC 的原因和发病机制

一、DIC 的原因

引起 DIC 的原因有很多，最常见的是严重感染性疾病，严重创伤、产科意外、恶性肿瘤和严重肝病等也常见（表 6-1）。

表 6-1　引起 DIC 的常见原因

类型	常见疾病
感染性疾病	病毒性肝炎、流行性出血热、病毒性心肌炎等
恶性肿瘤	消化、泌尿生殖系统恶性肿瘤及白血病等
妇产科疾病	流产、死胎滞留、羊水栓塞、胎盘早剥等
创伤及手术	严重软组织创伤、挤压综合征、大面积烧伤和大手术等

二、DIC 的发病机制

正常机体存在凝血、抗凝血及纤维蛋白溶解系统，三者保持动态平衡。各种病因通过不同途径激活机体的内源性或外源性凝血系统而引起血液凝固性障碍，导致 DIC 发生（图 6-1）。

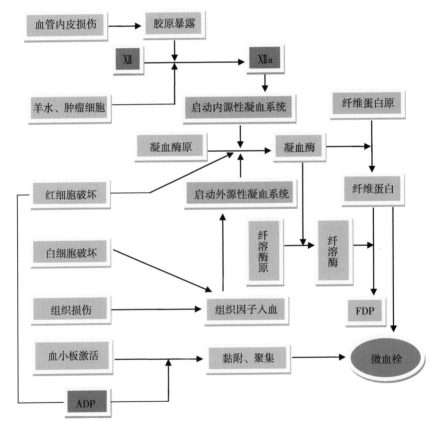

图 6-1　DIC 的发生机制示意图

（一）组织严重损伤

组织因子（因子Ⅲ）在体内分布很广，脑、肺、胎盘和恶性肿瘤组织中含量丰富，在肝、白细胞、大血管的内膜、小血管内皮细胞等组织中也含有组织因子。当这些组织严重破坏时，如严重创伤、挤压综合征、大面积烧伤、外科大手术及产科意外（胎盘早期剥离、宫内死胎滞留等）、恶性肿瘤（前列腺癌、胃癌等）或实质脏器坏死等，大量组织因子释放入血，启动外源性凝血系统引起 DIC。近年来研究证明，以组织因子为始动的外源性凝血系统的激活，在启动凝血过程中有重要作用。

（二）血管内皮细胞广泛损伤

细菌及其内毒素、病毒、螺旋体、抗原 - 抗体复合物、持续的缺血、缺氧、酸中毒和高热等均可使血管内皮细胞损伤，其后果是：①受损的血管内皮细胞释放组织因子，启动外源性凝血系统；②血管内皮细胞受损可引起血小板黏附、聚集和释放反应；③血管内皮细胞受损，使带负电荷的胶原纤维暴露，与血液中凝血因子Ⅻ接触后，因子Ⅻ被激活成为Ⅻa，启动内源性凝血系统。同时，Ⅻa可使激肽释放酶原（PK）转变为激肽释放酶（K），后者又反过来水解因子Ⅻ，生成具有Ⅻa活性的Ⅻf，从而使内源性凝血系统的反应加速。Ⅻa和Ⅻf还可相继激活纤溶、激肽和补体系统，进一步促进 DIC 发展。

（三）血细胞破坏和血小板被激活

1．红细胞破坏　当异型输血、蚕豆病、恶性疟疾、急性溶血性贫血时，红细胞被大量破坏，一方面可释放出 ADP，激活血小板，释放出血小板因子（PF），促进血小板黏附、聚集等，导致凝血；另一方面，急性溶血时，大量红细胞膜磷脂的释放有直接的促凝作用，可促进血凝过程。

2．白细胞破坏　正常中性粒细胞和单核细胞内含有较丰富的促凝物质。在严重感染或早幼粒细胞性白血病的化疗过程中，可引起这类细胞的大量破坏，释放出大量促凝物质（如因子Ⅲ）启动外源性凝血系统，促进 DIC 发生。

3．血小板被激活　血小板在 DIC 的发生、发展中起着重要作用。内毒素、免疫复合物、凝血酶等皆可激活血小板，促进血小板黏附在受损血管内皮表面，进而相互聚集。血小板聚集后释放多种血小板因子，加速凝血反应。

（四）其他促凝物质入血

某些蛋白酶入血，如急性坏死性胰腺炎时，大量胰蛋白酶入血可促使凝血酶原转变成凝血酶；某些蛇毒能使凝血酶原转变为凝血酶，或使纤维蛋白原转变为纤维蛋白而发生 DIC。

恶性肿瘤血行转移、菌血症、脂肪栓塞及静脉误输中、高分子右旋糖酐等，这些大分子物质在血液中可通过表面接触作用激活Ⅻ因子，启动内源性凝血系统而引起 DIC。

第二节　DIC 的诱发因素

除上述原因外，还有很多因素可以诱发 DIC，并影响其进展速度及严重程度。常见的诱因有：

一、单核吞噬细胞系统功能障碍

单核吞噬细胞系统具有吞噬、清除血液中已活化的凝血因子和其他促凝物质的功能。感染性休克、创伤时，由于该系统大量吞噬细菌、内毒素或坏死组织，使其功能处于"封闭"状态，可促进 DIC 发生。长期大量使用肾上腺糖皮质激素或严重的酮症酸中毒时，单核吞噬细胞系统的功能可被抑制，也可诱发 DIC。

二、严重肝功能障碍

正常肝细胞既能生成也能清除凝血与抗凝物质，对维持正常的凝血与抗凝机制起重要作用。肝功能严重障碍时（如肝硬化、急性重型肝炎等），不仅凝血物质（如凝血酶原、纤维蛋白原、因子Ⅴ、Ⅶ、Ⅸ、Ⅹ等）、抗凝物质（如蛋白C、抗凝血酶Ⅲ等）及纤溶物质（如纤溶酶原）生成不足，而且对活化的凝血因子的灭活减少，容易诱发DIC。

三、血液呈高凝状态

在某些生理或病理情况下，血液中的凝血因子及血小板含量或活性升高，可同时伴有抗凝血系统活性降低，此现象称为血液的高凝状态。孕妇从妊娠的第3周开始，其血液中的血小板和一些凝血因子（Ⅰ、Ⅱ、Ⅴ、Ⅶ、Ⅸ、Ⅹ等）的数量开始逐渐增多，妊娠末期达到最高水平，而抗凝血酶Ⅲ和纤溶酶原激活物却相应减少。同时，来自胎盘的纤溶酶原激活物抑制物也增多，使孕妇血液处于高凝状态，到妊娠末期最为明显。因此，当发生宫内死胎、胎盘早期剥离、羊水栓塞等产科意外时，因促凝物质释放入血和血液处于高凝状态，较易发生DIC。

酸中毒可损伤血管内皮细胞，启动内源性凝血系统，引起DIC的发生。另一方面，由于血液pH降低，使凝血酶活性升高、肝素的抗凝活性减弱、血小板聚集性加强，也可使血液处于高凝状态，易引起DIC。

四、微循环障碍

休克等原因导致微循环障碍时，因缺氧、酸中毒而致毛细血管内皮细胞损伤，启动内源性凝血系统。同时因血流缓慢，血液浓缩，血液黏度增加，这些均有利于DIC的发生。低血容量时，由于肝、肾血液灌流量减少，使其清除凝血及纤溶产物的功能降低，也可促进DIC的发生。休克患者一旦发生DIC，微循环障碍将进一步加重。

第三节　DIC的分期和分型

一、DIC的分期

按照DIC发展过程中血液凝固性变化的特点，可分以下三期（表6-2）。

（一）高凝期

发病初期，因各种病因的作用使血液中凝血因子被激活，凝血酶产生增多，血液处于高凝状态。本期是血管内微血栓大量形成的时期，发生、发展快，患者可无明显临床症状，不易察觉。重度DIC由于广泛微血栓形成，可出现器官功能障碍。

实验室检查：①凝血时间和复钙时间缩短；②血小板黏附性增强。

（二）消耗性低凝期

继高凝期之后，因广泛微血栓的形成消耗了大量的凝血因子和血小板，使血液转入低凝状态，患者可有出血或出血倾向。

实验室检查：①凝血时间及复钙时间均延长；②血小板计数减少；③血浆纤维蛋白原含量减少；④出血时间、凝血酶原时间均延长。

（三）继发性纤溶亢进期

凝血酶及Ⅻa等可激活纤溶系统，产生大量纤溶酶，继而使纤维蛋白（原）降解为纤维蛋白（原）降解产物（FDP），由于FDP有很强的抗凝作用，所以此期患者出现十分明显的出血现象。

实验室检查：①血小板计数、纤维蛋白原和纤溶酶原含量减少；②优球蛋白溶解时间缩短；③凝血酶原时间延长；④血浆鱼精蛋白副凝试验（3P 试验）阳性。

表 6-2 DIC 分期及其特点

分期	血液状况	临床特点	实验室检查
高凝期	高凝状态 凝血酶含量↑	微血栓形成 无明显临床症状	凝血时间缩短； 血小板黏附性增强
消耗性低凝期	低凝状态	程度不等的出血症状	凝血时间延长；出血时间延长 血小板计数↓
继发性纤溶亢进期	低凝状态 纤溶酶↑ FDP 形成	广泛、严重的出血，出血不止	血小板计数↓ 纤维蛋白原↓ 3P 试验阳性

知识链接

3P 试验全称为鱼精蛋白副凝试验（plasma protamine paracoagulation test），因英文三个单词的首个字母均为 P，故名 3P 试验。在继发性纤溶亢进期，患者血浆中存在大量 FDP，其中 X 碎片能与纤维蛋白单体（FM）结合形成可溶性纤维蛋白单体复合物（X-FX），从而阻断了 FX 之间的聚集。当这种血浆在体外试验时加入硫酸鱼精蛋白后，可使 X-FX 解离，被游离的 FX 重新发生聚集，血浆自动凝固，形成絮状沉淀物。此种不需要凝血酶的“凝固”现象，称为“副凝”。因此，根据血浆絮状沉淀物的多少，可记作 3P 试验（+）~（+++），表明 X-FX 的多少及继发性纤溶亢进的程度。正常人因无 FDP 的存在，所以 3P 试验是阴性的。

二、DIC 的分型

1. 按 DIC 发生速度分型

（1）急性型：DIC 可在几小时或 1~2 天内发生，常见于各种严重感染（特别是革兰阴性菌感染引起的感染性休克）、异型输血、严重创伤、组织器官移植后的急性排异反应等。临床表现明显，病情迅速恶化，常以休克和出血为主，病死率高。实验室检查显著异常。

（2）亚急性型：DIC 在数天内逐渐形成，常见于恶性肿瘤转移、宫内死胎等患者。临床表现介于急性型和慢性型之间。

（3）慢性型：常见于恶性肿瘤、自身免疫性疾病、慢性溶血性贫血等。此型病程较长，由于机体有一定的代偿能力，单核吞噬细胞系统的功能也较健全，所以 DIC 的表现不明显，常以某器官功能不全的表现为主，有时仅有实验室检查异常，故临床诊断较困难。此型 DIC 多在尸解后作组织病理学检查时才被发现，在一定条件下可转化为急性型。

2. 按机体的代偿情况分型

（1）失代偿型：常见于急性型 DIC。特点是凝血因子和血小板的消耗超过机体的代偿，血小板、纤维蛋白原等凝血因子明显减少，患者常有明显的出血和休克。

（2）代偿型：常见于轻度 DIC。特点是凝血因子和血小板的消耗与机体的代偿基本保持平衡，实验室检查无明显异常，患者无明显出血现象，易被忽视。此型也可转为失代偿型。

（3）过度代偿型：见于部分慢性及恢复期 DIC。特点是凝血因子和血小板代偿性生成迅速，甚至超过其消耗，可出现纤维蛋白原等凝血因子暂时性升高，患者出血症状不明显。此型也可转为失代偿型。

第四节　DIC 的病理临床联系

DIC 的发生过程是以血管内凝血因子的激活，凝血酶产生增多为基本变化。因血液处于高凝状态，血管内微血栓大量生成，并消耗大量的凝血因子和血小板，伴有纤溶活性增高。其中出血和栓塞是主要的基本病理变化。

一、出血

出血是 DIC 最常见的表现，常在 DIC 的初期就出现。据统计有 85% 以上的 DIC 患者有不同程度的出血。表现为皮肤、黏膜出血，伤口可渗血不止，注射部位渗血不止甚至呈大片瘀斑。严重者可有胃肠道、肺及泌尿生殖道等内脏器官出血，甚至颅内出血。

DIC 的出血有以下特点：

（1）多部位同时出血，且无法用原发性疾病进行解释。

（2）出血常比较突然，可同时伴有 DIC 其他临床表现。

（3）用一般止血药无效。

出血的发生机制主要是（图 6-2）：

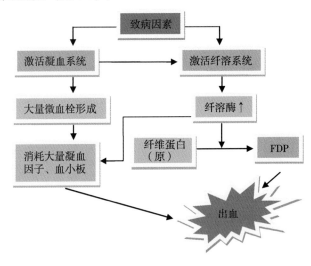

图 6-2　DIC 时出血的发生机制示意图

1. 凝血物质大量消耗　由于广泛微血栓形成，大量凝血因子和血小板被消耗，如果肝和骨髓的代偿功能不足以补充所消耗的凝血物质，则血液转入低凝状态而引起出血。

2. 继发性纤溶功能亢进　DIC 后期，由于纤溶系统被激活，致使纤溶酶大量的生成。纤溶酶不仅使纤维蛋白降解，而且可水解多种凝血因子，导致凝血过程障碍而引起出血。

3. 纤维蛋白（原）降解产物（FDP）形成　由于继发性纤溶亢进，纤维蛋白（原）在纤溶酶作用下降解形成各种多肽片段，统称为纤维蛋白降解产物（FDP）。FDP 具有强大的抗凝作用可引起出血。它是 DIC 患者后期发生严重出血的重要因素之一。

考点：DIC 出血的机制。

二、休克

急性 DIC 常伴有休克，重度及晚期休克又可促进 DIC 的形成。二者互为因果，形成恶性循环。DIC 引起休克的主要机制如下（图 6-3）：

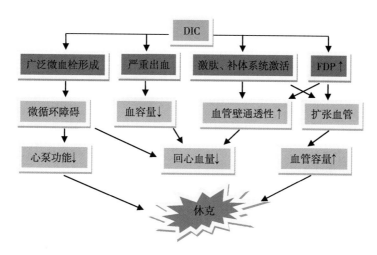

图 6-3　DIC 时休克的发生机制

（1）广泛微血栓形成，造成回心血量不足。

（2）严重出血导致血容量明显减少。

（3）激肽、补体系统激活和 FDP 增多，具有强烈扩血管及增加微血管通透性的作用，引起血压下降。

（4）心肌毛细血管内微血栓形成造成心肌缺血，心肌收缩力减弱，心泵功能下降。

以上因素使血容量和回心血量减少、血管容量扩大、心泵功能下降，最终引起休克的发生。

三、器官功能障碍

DIC 时，由于广泛微血栓形成，使微循环障碍，引起多器官组织细胞的缺血缺氧，从而导致多器官功能障碍甚至衰竭。轻者表现为个别脏器功能异常，重者则形成多器官功能衰竭（MODS），MODS 是 DIC 患者重要的死因。

肾是最易受损的器官，由于微血栓形成可发生双侧肾皮质和肾小管坏死，出现少尿或无尿、血尿、蛋白尿和氮质血症等，引起急性肾衰竭；肺血管广泛微血栓形成可出现呼吸困难、肺水肿、肺出血，严重时引起呼吸衰竭；消化系统出现 DIC，可表现为恶心、呕吐、腹泻、消化道出血；心脏发生 DIC，可导致心肌细胞坏死，心肌收缩性减弱，心输出量下降，引起心功能衰竭；肾上腺皮质受累可出现急性肾上腺皮质出血性坏死及急性肾上腺皮质功能衰竭（华 - 弗综合征），表现为血压下降、脉搏细数、休克等；垂体缺血坏死可出现"席 - 汉综合征"，表现为消瘦、乏力、脱发、畏寒、性功能减退、生殖器萎缩、闭经、乳房萎缩等。

四、微血管病性溶血性贫血

DIC 时可伴有一种特殊类型的贫血，即微血管病性溶血性贫血。患者除具有一般溶血性贫血的特点外，外周血涂片中可见一些形态异常的红细胞及红细胞碎片，外形呈盔形、星形、新月形等，称为裂体细胞（图 6-4、6-5）。裂体细胞脆性很大，易发生溶血。由于这种溶血性贫血多因微血管病变所致，故称为微血管病性溶血性贫血。

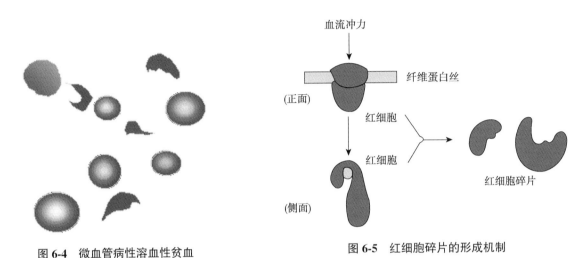

图 6-4　微血管病性溶血性贫血
患者血片中的裂体细胞

图 6-5　红细胞碎片的形成机制

裂体细胞形成的原因：DIC 时，纤维蛋白丝在微血管内形成细网，当血流中的红细胞通过网孔时，可黏附、滞留或挂在纤维蛋白丝上，在血流不断冲击下挤压、切割、破裂形成红细胞碎片。周围血裂体细胞大于 2% 对 DIC 有辅助诊断意义。

考点：DIC 的临床表现及病理生理学基础。

第五节　护理原则

1. 密切观察病情，在临床工作中对容易发生 DIC 的疾病如感染性或创伤性休克、急性早幼粒细胞性白血病、晚期恶性肿瘤、产科意外、异型输血等，均应密切观察病情，定期测量血压、脉搏和尿量，严密观察患者的皮肤、黏膜或内脏出血情况，如有可疑必须及时做好相关的实验室检查，争取早期诊断并及早治疗。

2. 出血的护理　出血是 DIC 最常见、最重要的临床表现，轻者伤口、注射部位渗血，皮肤、黏膜瘀斑，重者可有广泛自发性出血，如呕血、便血等。因此，护理中应尽量减少创伤性检查与治疗。静脉注射时，止血带不宜扎得过紧，争取一针见血，操作后用干棉球压迫穿刺部位 5 分钟。

小结	DIC是由于某些致病因子的作用，凝血因子和血小板被激活，大量促凝物质入血，在微循环中形成广泛的微血栓。由此消耗了大量凝血因子和血小板，同时继发性纤维蛋白溶解亢进，导致患者出现出血、休克、器官功能障碍和溶血性贫血等危重的临床综合征。主要有四大病因：严重感染、恶性肿瘤、产科意外、重度创伤与大手术。各种病因通过不同途径激活机体的内源性和（或）外源性凝血系统而引起血液凝固障碍，导致DIC发生。其凝血功能紊乱表现为先高凝后低凝。典型DIC可分三期：高凝期、低凝期和继发性纤溶亢进期。患者有四大临床表现：出血、休克、器官功能障碍和溶血性贫血，因为微血栓肉眼看不见，所以出血是最早、最常见的临床表现。出血广泛、出血不止是DIC出血的特点。急性DIC病势凶险，死亡率高，应以预防为主。

（杨少芬）

第七章　休　克

护理案例

患者张某，男性，45 岁，因车祸送医院急诊，体检：患者面色苍白，口唇发绀，呼吸急促，脉搏细速，四肢湿冷，血压 50/0mmHg，脉搏 120 次 / 分，腹胀，压痛，腹肌紧张，叩诊呈浊音。

思考：

1. 该患者应属何种休克？
2. 该患者送医院时处于休克哪一阶段？此阶段微循环变化的特点是什么？

休克（shock）一词的原意是震荡或打击。1731 年，法国医师 Le Dran 首次将法语 secousseuc 译成英语 shock 并用于医学领域，描述患者因创伤而引起的临床危重状态。1895年，Waren 对休克时外部表现作过详细而生动的描述，把机体受到强烈"打击"后，面色苍白、四肢厥冷、出冷汗、脉搏快而微弱、表情淡漠或神志不清等综合现象称为休克。

对于休克的研究从整体水平到器官水平、组织水平，再到细胞、分子水平，人们对休克的认识经历了一个由浅入深、从现象到本质的过程。目前认为：休克是指各种强烈致病因素作用于机体引起的急性循环功能障碍，以致有效循环血量急剧减少，组织器官微循环血液灌流量严重不足，导致重要器官功能代谢发生严重障碍的全身性病理过程。

考点： 休克的概念。

第一节　休克的病因及分类

一、休克的病因

（一）失血与失液

1. **失血**　大量失血可引起失血性休克，见于外伤、胃溃疡出血、食管下段静脉丛曲张出血及产后大出血等。休克的发生与否取决于失血量和失血速度。若 15 分钟内失血量少于全身总血量的 10% 时，机体可通过代偿调节使血压和组织灌流量保持基本正常；若快速失血量超过总血量的 20%，即可引起休克；若失血量超过总血量的 50%，则往往迅速导致患者死亡。

2．失液 剧烈呕吐、腹泻、肠梗阻、大汗淋漓等导致失液。体液丢失引起有效循环血量的锐减而导致失液性休克。

（二）烧伤

大面积烧伤，因伴有血浆大量丢失，可引起循环血量的减少，引起烧伤性休克。烧伤性休克的发生早期与疼痛及低血容量有关，晚期可能因继发感染，发展为感染性休克。

（三）严重创伤

严重创伤如车祸、严重挤压伤、撞伤、骨折等可导致严重的失血和失液，使循环血量减少，加上剧烈的疼痛从而引起创伤性休克的发生。

（四）感染

严重感染特别是革兰阴性细菌感染常可引起感染性休克，常伴有毒血症和败血症。由于细菌内毒素在休克发生中起重要作用，故又称内毒素休克或中毒性休克。

（五）过敏

给过敏体质的患者注射了某些药物（如青霉素）、血清制剂或疫苗，可引起过敏性休克。

（六）心脏病变

大面积急性心肌梗死、急性心肌炎、心包填塞及严重的心律紊乱，导致心输出量明显减少，有效循环血量和灌流量下降，引起心源性休克。

（七）强烈神经刺激

剧烈疼痛、高位脊髓麻醉意外或损伤，可使血管舒张、外周阻力降低、回心血量减少、血压下降，可引起神经源性休克。

二、休克的分类

（一）按病因分类

可分为失血性休克、失液性休克、感染性休克、过敏性休克、心源性休克、神经源性休克等。

（二）按休克发生的始动环节分类

尽管导致休克的原因很多，但休克发生的共同基础是通过血容量减少、血管床容积增大和心输出量急剧降低这三个始动环节，使机体有效循环血量减少而引起休克。

1．低血容量性休克 由于血容量减少而引起，见于失血、失液、烧伤等。大量的体液丧失使血容量急剧减少，静脉回流不足，心输出量减少，血压下降，微循环灌流量减少。

2．血管源性休克 正常时，20% 的毛细血管交替开放，80% 的毛细血管处于关闭状态，毛细血管网中的血量仅占总血量的 6% 左右。由于某些病因作用，使一些血管活性物质大量释放，导致外周小血管扩张，血管床容积增大，大量血液淤积于扩张的小血管内，使有效循环血量减少而引起的休克，见于过敏性、感染性及神经源性休克。

3．心源性休克 由于心脏泵血功能减弱，心输出量急剧减少，导致有效循环血量下降而引起的休克，见于各种原因引起的急性心功能衰竭（图 7-1）。

（三）按休克时血流动力学特点分类

1．低动力型休克（低排高阻型休克） 其血流动力学特点是心输出量降低，总血管外周阻力增高。血压降低可不明显，但脉压明显缩小，皮肤血管收缩，血流量减少，使皮肤温度

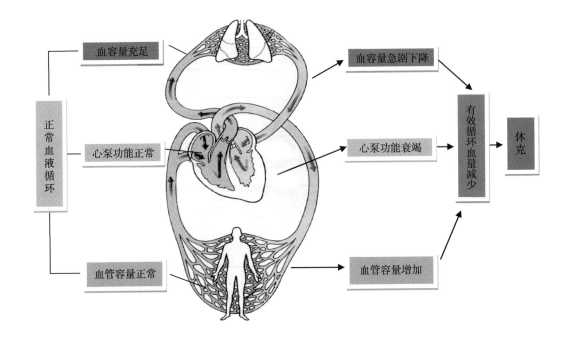

图 7-1 休克发生的始动环节

降低，又称为"冷休克"。见于心源性、低血容量性、创伤性、感染性休克等，临床较为多见。

2. 高动力型休克（高排低阻型休克） 其血流动力学特点是心输出量增多，总血管外周阻力降低。由于皮肤血管扩张，血流量增多，脉压增大，使皮肤温度升高，又称为"暖休克"。见于部分感染性休克，临床较为少见。

第二节 休克的发展过程及发病机制

虽然休克的病因和始动环节不同，但微循环障碍依然认为是休克发生的共同环节。微循环是指微动脉和微静脉之间的血液循环，是血液与组织细胞进行物质交换的场所。典型的微循环一般由微动脉、后微动脉、毛细血管前括约肌、真毛细血管、通血毛细血管、动—静脉吻合支和微静脉等共同组成（图 7-2）。

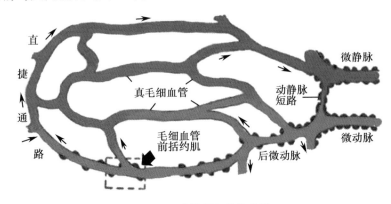

图 7-2 正常微循环的结构图

尽管休克的发生原因不同，但在多数休克的发展过程中，微循环呈规律性变化。以典型的失血性休克为例，微循环的改变大致可分为以下三期：

一、微循环缺血缺氧期（又称休克早期、代偿期）

（一）微循环的变化

微循环表现见图 7-3。

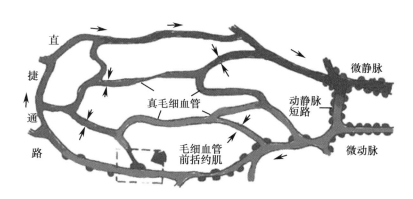

图 7-3 微循环缺血缺氧期微循环变化示意图

1．微动脉、后微动脉、毛细血管前括约肌、微静脉等微血管收缩。

2．真毛细血管网关闭。

3．动 - 静脉吻合支开放。

特点：微循环缺血、缺氧，血液灌流量减少，呈"少灌少流，灌少于流"状态。

（二）微循环变化的发生机制

此期的微循环变化发生机制主要是由于交感 - 肾上腺髓质系统强烈兴奋以及缩血管物质的增多所致。当失血引起血容量急剧减少，使交感 - 肾上腺髓质系统强烈兴奋，儿茶酚胺大量释放入血，可为正常的几十甚至几百倍。使 α 受体丰富的皮肤、内脏和肾小血管强烈收缩，毛细血管前阻力明显增加，微循环的灌流量急剧减少。而 β 受体受刺激则使动 - 静脉短路开放，血液绕过真毛细血管网直接进入微静脉，使微循环的灌流量减少，组织发生缺血、缺氧。

此外，肾素 - 血管紧张素 - 醛固酮系统活性增强，血管紧张素 Ⅱ 等体液因子增多，也促使全身小血管（心、脑除外）强烈收缩。

（三）微循环变化的代偿意义

上述微循环的变化一方面引起皮肤、腹腔内脏和肾等器官局部组织缺血、缺氧，另一方面对于保证重要器官——心、脑血管的血液供应却具有一定的代偿意义：

1．回心血量增加

（1）"自我输血"：由于交感神经兴奋和儿茶酚胺增多，皮肤及肝、脾等容量血管中的微小血管收缩，可短暂、快速的增加回心血量，这种代偿起到"自身输血"作用，是休克时增加回心血量的"第一道防线"。

（2）"自我输液"：由于微动脉、后微动脉和毛细血管比微静脉对儿茶酚胺更敏感，导致毛细血管前阻力比后阻力更大，毛细血管流体静压下降，使组织液回流进入血管，补充了血容量，是休克时增加回心血量的"第二道防线"。

2．血液重新分布 由于不同脏器的血管对儿茶酚胺反应不一，皮肤、内脏、骨骼肌、肾的血管 α 受体密度高，对儿茶酚胺的敏感性较高，收缩更甚；而脑动脉和冠状动脉血管因 α 受体密度低而血管口径无明显改变，其中冠状动脉可因 β 受体的作用而出现舒张反应，使心、脑血流量正常或增加，保证了心、脑的血液供应。

3．维持动脉血压 由于交感神经兴奋和儿茶酚胺增多，全身小动脉痉挛收缩，可使外周阻力增高，在回心血量增加和心输出量增加的共同作用下，减少血压的下降程度，使血压维持正常甚至轻微升高，以保证心、脑的血液供应。

微循环变化的代偿意义主要表现在保证心、脑重要器官的血液供应（图 7-4）。

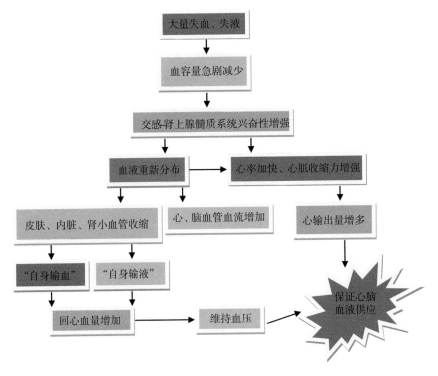

图 7-4　微循环缺血缺氧期微循环变化的代偿意义

（四）临床表现

此期患者主要临床表现：面色苍白、四肢湿冷、尿量减少、脉搏细速、心率加快、血压可正常，脉压减少等。由于心、脑血液灌流量仍可正常，故此期患者神志一般是清醒的，因应激可有烦躁不安（图 7-5）。

若此期能及时消除病因，补充足够血容量，改善组织灌流量，恢复循环血量，可使患者脱离危险；若此期患者未得到及时治疗，则休克可进入微循环淤血缺氧期。

二、微循环淤血缺氧期（又称休克期、失代偿期）

（一）微循环的变化

此期微循环的表现（图 7-6）：

1．微动脉、后微动脉、毛细血管前括约肌等前阻力血管舒张，微静脉等后阻力血管

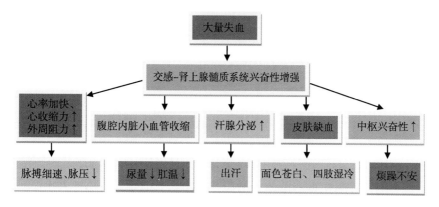

图 7-5 微循环缺血缺氧期主要临床表现

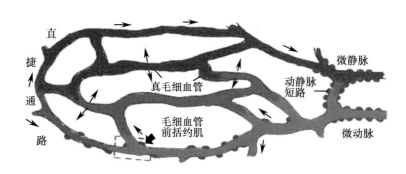

图 7-6 微循环淤血缺氧期微循环变化示意图

收缩。

2. 真毛细血管网大量开放。

3. 血流速度显著减慢，红细胞和血小板聚集，白细胞滚动、贴壁、嵌塞，血液黏度增加，微循环淤血，组织灌流量进一步减少，缺氧更为严重。

特点：微循环淤血缺氧，呈"灌多于流"状态，回心血量减少，有效循环血量急剧下降。

（二）微循环变化的发生机制

进入休克期，交感 - 肾上腺髓质系统更加兴奋，其他缩血管物质也可能进一步增加。但由于：

1. 酸中毒 休克早期微循环持续的缺血、缺氧，无氧酵解增强，产生乳酸等酸性产物堆积而引起酸中毒。在酸性环境中，微动脉和毛细血管前括约肌对酸性产物的耐受性较差，对儿茶酚胺的缩血管反应性降低，前阻力血管表现为扩张，毛细血管大量开放，血管容量大大增加；而微静脉对酸性产物的耐受性较强，在儿茶酚胺的作用下继续收缩。因此微循环呈现"灌多于流"，淤血缺氧的状态。

2. 局部扩血管代谢产物增多 持续的缺血、缺氧、酸中毒刺激肥大细胞释放组胺，以及无氧代谢产生的代谢产物如激肽、腺苷等物质增多，可使小血管扩张，毛细血管通透性增加，血浆外渗。

3. 血液流变学改变 因微循环淤血缺氧，毛细血管通透性增加，组织液生成增多，使血液浓缩，红细胞和血小板聚集，白细胞滚动、贴壁、嵌塞，血液黏度增加。这些因素进一步引起血流缓慢，加重血液泥化（泥浆样）淤滞。

综上所述，微循环淤血的根本原因是缺氧和酸中毒，而二者又可互为因果，使微循环障碍进一步发展，患者由代偿期进入失代偿期。

（三）对机体的影响

1. 回心血量急剧减少

（1）"自身输血"停止：进入微循环淤血缺氧期，微动脉、后微动脉、毛细血管前括约肌等前阻力血管扩张，真毛细血管网大量开放，微静脉等后阻力血管收缩，大量的血液淤积在毛细血管内，不仅"自身输血"停止且血管容量明显增加，回心血量减少。

（2）"自身输液"停止：进入微循环淤血缺氧期，毛细血管后阻力大于前阻力，血管内流体静压升高，不仅"自身输液"停止且组织液生成增多，血液浓缩，红细胞和血小板聚集，白细胞滚动、贴壁、嵌塞，血液黏度增加，血流缓慢。

2. 血压进行性下降 由于血管床大量开放，血管容量增加，回心血量急剧减少，导致动脉血压进行性下降，最终心脑血管的血流量严重减少（图 7-7）。

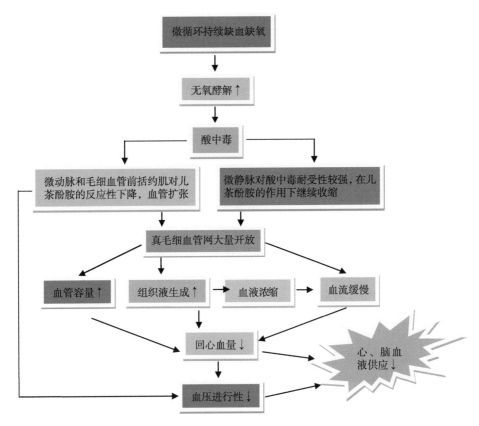

图 7-7 微循环淤血缺氧期失代偿对机体的影响示意图

（四）临床表现

此期患者主要临床表现：因微循环淤血，回心血量减少、心输出量减少、血压下降，引起脑缺血，患者表现为神志淡漠、意识模糊甚至昏迷；因皮肤淤血出现发绀、花斑现象；血压明显下降、脉压缩小、脉搏细速、心率加快；少尿或无尿（图 7-8）。

此期若采取补充足够血容量，改善组织灌流量，纠正酸中毒等措施，仍可使患者脱离危

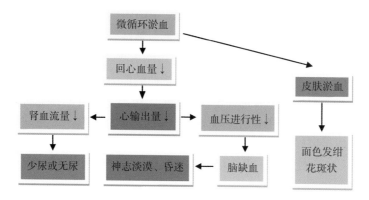

图 7-8　微循环淤血缺氧期主要临床表现示意图

险；若此期治疗不当，则休克可进入 DIC 期。

三、微循环衰竭期（又称休克晚期、难治期、DIC 期）

（一）微循环的变化

此期是休克发展的晚期，亦称休克晚期。微循环淤滞更加严重，微血管平滑肌麻痹，并可发生 DIC，故亦称 DIC 期（图 7-9）。

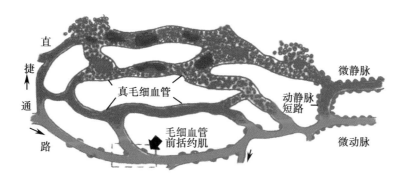

图 7-9　微循环衰竭期微循环变化示意图

1. 微血管麻痹、扩张。
2. 真毛细血管内血液淤滞。
3. 微血管内广泛微血栓形成。

特点：微循环呈"不灌不流"状态，出现 DIC 和重要器官功能障碍和衰竭。

（二）微循环变化的发生机制

1. 微循环衰竭　在严重的缺氧和酸中毒的作用下，微血管对血管活性物质失去反应，导致血管平滑肌麻痹，微血管扩张，微循环淤滞更加严重，微循环不灌不流，处于衰竭状态。

2. DIC 的发生

（1）由于血液进一步浓缩，血流速度缓慢，血液黏滞度增加，血液处于高凝状态，促进 DIC 的发生。

（2）缺氧、酸中毒和内毒素损伤血管内皮细胞，内皮下胶原纤维暴露，从而激活内源性凝血系统。

（3）烧伤、创伤性休克可由于组织大量破坏，组织因子释放入血。此外内毒素可促使中性粒细胞合成、释放组织因子，从而激活外源性凝血系统。

（4）血液灌流量减少，使单核吞噬细胞系统功能下降；感染性休克时，内毒素还可封闭单核吞噬细胞系统致清除激活的凝血因子、纤维蛋白的能力下降，从而促使DIC发生。

应当指出，并非所有休克患者都一定发生DIC，也不是所有的休克必须从缺血缺氧期开始，至淤血缺氧期再至微循环衰竭期。如失血、失液性休克，常从缺血缺氧期开始，逐步发展，若抢救及时，患者可转危为安，并不发生DIC；过敏性休克，常从淤血缺氧期开始；而严重的感染性休克、创伤性休克，可直接进入微循环衰竭期，发生DIC和多器官功能衰竭。

（三）临床表现

1. 循环衰竭 血压进行性下降，升压药难以恢复；脉搏快且细弱，中心静脉压低，静脉塌陷。

2. 重要器官功能障碍甚至衰竭等表现 微循环微血栓形成，微循环灌流严重不足，细胞受损乃至细胞死亡。重要器官如心、脑、肺、肾等脏器发生功能障碍或衰竭。

休克一旦发生，DIC微循环障碍将进一步加重，形成恶性循环。大量的微血栓形成使回心血量减少；DIC的出血使循环血量进一步减少；凝血与纤溶过程的产物，如纤维蛋白降解产物（FDP）增加血管壁通透性；微血栓使心等重要器官发生梗死，出现心及其他重要器官功能衰竭。以上多因素共同作用下，使得微循环障碍进一步恶化，因此休克晚期治疗极其困难（图7-10）。

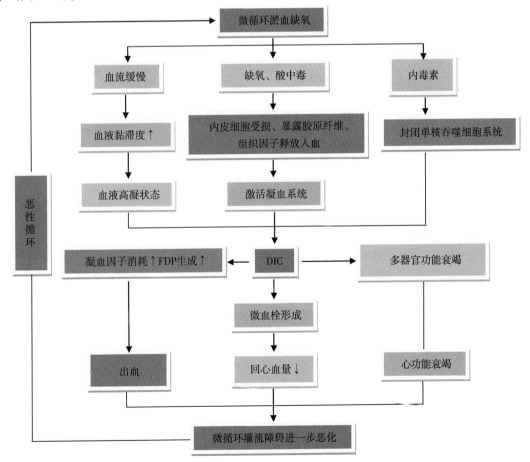

图7-10 微循环衰竭期微循环变化发生机制示意图

考点：休克时各期微循环变化特点、发生机制及临床表现。

第三节　休克时机体的代谢和功能改变

一、机体代谢变化及细胞损伤

休克时，由于微循环灌流障碍，能量生成减少，神经内分泌功能紊乱，使机体代谢与功能发生多方面的紊乱。

（一）代谢障碍

1. 能量代谢障碍　严重的组织缺氧，使细胞的有氧氧化受到抑制，无氧酵解增强，ATP生成显著减少，蛋白质和酶合成减少，不能维持细胞的正常结构和功能。

2. 代谢性酸中毒　休克时的微循环障碍及组织缺氧，使葡萄糖无氧酵解增强，乳酸生成增多。同时，由于肝功能受损，乳酸的转化和利用减弱；肾功能受损不能将乳酸排除等，导致代谢性酸中毒的产生。

（二）细胞损伤

1. 细胞膜损伤　细胞膜是休克时细胞最早发生损伤的部位。主要表现为细胞膜离子泵功能障碍、细胞膜通透性增加、膜受体功能障碍。其结果是细胞内外离子分布异常：Na^+内流增加、K^+外流增加、Ca^{2+}内流增加，膜电位下降，细胞水肿等。因此，在治疗休克的过程中必须注意保护细胞膜。

2. 线粒体损伤　休克时线粒体肿胀、致密结构和嵴消失等形态改变，钙盐沉积，最后崩解破坏。线粒体是能量产生的重要部位，线粒体受损氧化磷酸化障碍，ATP生成减少，进一步影响细胞功能，最终导致细胞死亡。

3. 溶酶体损伤　休克时缺血、缺氧、酸中毒引起溶酶体破裂，释放溶酶体酶，引起细胞自溶；消化基底膜，使血管壁通透性增加；激活激肽系统、补体系统，促进炎症介质的释放；形成心肌抑制因子，使心肌收缩性下降，抑制单核 - 吞噬细胞系统功能，引起腹腔小血管收缩。因此，溶酶体膜的损伤、溶酶体酶的大量释放，在休克的发生、发展与恶化中起着重要作用（图 7-11）。

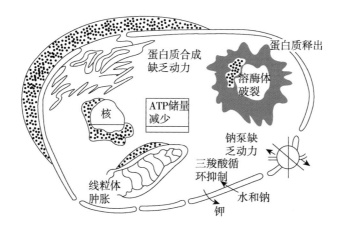

图 7-11　休克时细胞损伤示意图

二、休克时主要器官的功能改变

（一）肾功能变化

休克时肾是最早且最易受到损伤的器官，常出现急性肾衰竭，称为休克肾。临床表现为少尿、无尿、高钾血症、代谢性酸中毒、氮质血症等。休克早期因交感-肾上腺髓质系统强烈兴奋，导致肾血管收缩，肾血流量不足，肾小球滤过率下降；同时因醛固酮、抗利尿激素水平增加，肾小管重吸收增加，出现少尿、无尿。此时若及时恢复有效循环血量，肾血流量得以恢复，肾功能即可恢复，称为功能性肾衰竭。而休克中、晚期，由于肾缺血时间过长，肾小管出现缺血性坏死，即使恢复肾血流量仍不能在短时间内恢复肾功能，称为器质性肾衰竭。

（二）肺功能变化

休克早期呼吸中枢兴奋使呼吸加快，甚至通气过度，可引起低碳酸血症和呼吸性碱中毒。如果病情恶化，损伤较严重，可导致休克肺（或称成人呼吸窘迫综合征，ARDS），病理变化有肺淤血、水肿、出血、局灶性肺不张、微血栓和肺泡透明膜形成等（透明膜是指覆盖在肺泡膜表面由毛细血管逸出的蛋白和细胞碎片等凝成的一层膜状物），主要表现为进行性呼吸困难、进行性低氧血症、发绀等。

（三）心脏功能变化

除心源性休克外，休克早期由于交感-肾上腺髓质系统强烈兴奋，心功能代偿作用增强，表现为心率加快、心肌收缩性增强。随着休克的发展，多种有害因素作用于心脏，心功能下降，心输出量减少，重者出现心力衰竭。

（四）脑功能障碍

休克早期脑供血无明显改变，患者表现为烦躁不安；休克中、晚期血压进行性下降，DIC的出现，脑组织严重缺血、缺氧，患者出现神志淡漠甚至昏迷。严重者可出现脑水肿、脑疝，导致患者死亡。

（五）消化道和肝功能障碍

1. **胃肠功能障碍**　休克时胃肠因缺血、淤血及DIC形成，使消化液分泌减少及胃肠蠕动减弱，消化功能明显障碍；持续的缺血，可致胃黏膜糜烂和应激性溃疡。另外，由于肠道屏障功能的削弱，肠道内细菌产生的内毒素甚至细菌大量入血使休克恶化。

2. **肝功能障碍**　休克时肝缺血、淤血，可发生肝功能障碍，由于不能将乳酸转化为葡萄糖，可加重酸中毒；另外肝解毒能力降低，来自肠道的内毒素可直接损伤肝细胞。肝功能障碍凝血因子的合成与清除能力下降可出现凝血功能障碍，从而促进休克的发展。

（六）多器官功能衰竭综合征

休克过程中常出现肾、肺、心、脑、肝、胃肠等器官功能受损。急性肾衰竭、急性肺功能衰竭曾经是休克患者主要的死亡原因。随着对休克认识的深入和治疗水平的不断提高，单个器官功能衰竭的危重患者抢救的成功率提高。然而，多器官功能衰竭仍是目前休克患者死亡的最主要原因。多器官功能衰竭综合征（mulitiple organ dysfunction syndrome，MODS）是指严重的休克，原无器官功能障碍的患者同时或在短时间内相继出现两个或两个以上器官系统的功能障碍的综合征。多器官功能衰竭（mulitiple organ failure，MOF）指器官功能已经达到衰竭的程度。晚期，患者常因MOF而导致死亡。

小结	休克是常见的严重威胁生命的全身性病理过程。在各种强烈致病因素作用下引起的急性循环功能衰竭，以组织器官微循环血液灌流量严重障碍为特征。休克起病急，进展快，早期若得到及时合理治疗，效果明显；若病情严重、治疗不及时或治疗不当，进入休克晚期则可因多器官功能衰竭最终导致患者死亡。因此，休克的抢救必须争分夺秒，要根据病情及时做出正确的判断，采取相应的治疗措施。

（杨少芬）

第八章 呼吸功能不全

<table>
<tr><td rowspan="4">学习目标</td><td>1. 归纳呼吸功能不全及呼吸衰竭的概念、病因；呼吸衰竭的发病机制和血气变化特点。</td></tr>
<tr><td>2. 说出呼吸衰竭时机体的功能、代谢变化。</td></tr>
<tr><td>3. 知道呼吸衰竭的防治原则。</td></tr>
</table>

呼吸是机体摄取氧并排出二氧化碳的过程，其全过程包括三个相互联系着的环节：外呼吸（包括肺通气和肺换气）、气体在血液中运输、内呼吸。

呼吸功能不全是因外呼吸功能的障碍，导致动脉血氧分压降低，或伴有二氧化碳分压增高的病理过程。呼吸衰竭是呼吸功能不全的严重阶段。呼吸中枢至外周肺泡的各种病变，都可严重阻碍呼吸运动和肺内气体交换者，均可致呼吸衰竭。

呼吸衰竭是呼吸功能不全的严重阶段，外呼吸功能严重障碍，致机体在静息状态时，动脉血氧分压（PaO_2）低于 60mmHg（8kPa），或伴有二氧化碳分压（$PaCO_2$）高于 50mmHg（6.67kPa）的病理过程。

呼吸衰竭的分类：

（1）按血气变化特点分为 Ⅰ 型（仅有低氧血症）和 Ⅱ 型（低氧血症伴高碳酸血症）呼吸衰竭。

（2）按原发病变部位不同分为中枢性和外周性呼吸衰竭。

（3）按发病缓急不同分为急性和慢性呼吸衰竭。

（4）按发病机制不同分为通气性和换气性呼吸衰竭。

案例讨论

患者，男，60 岁，因肺不张呼吸困难急诊入院，其血气分析为 PaO_2 6.65kPa（50mmHg），PaO_2 7.5kPa（56mmHg），手术治疗后呼吸困难和血气分析正常。

思考：

1. 该患者发生哪型呼吸衰竭？发生呼吸衰竭的机理如何？

2. 患者为什么发生呼吸困难？

考点： 呼吸功能不全及呼吸衰竭的概念。

第一节 呼吸衰竭的病因和发生机制

一、病因

（一）呼吸道梗阻

上呼吸道梗阻以婴幼儿多见。喉部狭窄，是上呼吸道发生梗阻的主要部位，可因感染、神经体液因素（喉痉挛）、异物及先天因素（喉软骨软化）等引起。下呼吸道梗阻主要因哮喘、毛细支气管炎等引起。此外，重症肺部感染时的分泌物、腺病毒肺炎的坏死物，均可阻塞细支气管，造成下呼吸道梗阻。

（二）肺实质疾患

1．一般性肺实质疾患 包括各种肺部感染、毛细支气管炎、间质性肺疾患、肺水肿等。

2．新生儿呼吸窘迫综合征 主要由于早产儿肺发育不成熟，肺表面活性物质缺乏，引起广泛肺不张所致。

3．成人型呼吸窘迫综合征（ARDS） 常在严重感染、外伤、大手术或其他严重疾患时出现，以严重肺损伤为特征。肺间质水肿、肺不张和肺微血管栓塞为其病理特点。

（三）呼吸泵异常

呼吸泵异常包括从呼吸中枢、脊髓到呼吸肌和胸廓各部位的病变。共同特点是引起通气不足。神经系统的病变可以是软性麻痹，如急性感染性多神经根炎；也可是强直性痉挛，如破伤风。呼吸泵异常还可导致排痰无力，造成呼吸道梗阻、肺不张和感染，使原有的呼吸衰竭加重。胸部手术后引起的呼吸衰竭也常属此类。

二、发生机制

肺通气和肺换气是外呼吸的两个基本环节。呼吸衰竭由肺通气功能障碍或（和）肺换气功能障碍所致。而肺换气功能障碍又包括弥散障碍、肺泡通气与血流比例失调和解剖分流增加。

（一）肺通气功能障碍

肺通气量即有效通气量，正常成人静息时约为 6L/min。除死腔通气量增加可直接减少肺泡通气量外，凡能减弱呼吸的动力、增加胸壁与肺的弹性阻力或非弹性阻力的任何原因，都可引起肺泡通气不足而导致呼吸衰竭。

1．限制性通气不足 在吸气时肺泡扩张受限引起的肺泡通气不足称为限制性通气不足，其发生机制有：

（1）呼吸肌活动障碍：各种原因使呼吸中枢受损或抑制，如脑部病变或安眠药、麻醉药过量等；神经肌肉疾患累及呼吸肌，因呼吸肌收缩减弱或膈肌活动受限，以致肺泡不能正常扩张而发生通气不足。呼吸肌的病变往往需同时累及肋间肌和膈肌时才会引起明显的血气变化。

（2）胸壁的顺应性降低：呼吸肌收缩使胸廓与肺扩张时，需克服组织的弹性阻力，肺的弹性回缩力使肺趋向萎陷。胸廓的弹性在静息呼气末时是使胸廓扩大的力量，但当吸气至肺活量的 75% 以上时，胸廓对吸气也构成弹性阻力。故弹性阻力的大小直接影响肺与胸廓在吸气时是否易于扩张。肺与胸廓扩张的难易程度通常以顺应性表示，它是弹性阻力的倒数。主要见于胸廓畸形、胸膜纤维化、胸腔积液、气胸等。

（3）肺的顺应性降低：肺顺应性除直接与肺容量有关（肺容量小，肺顺应性也低）外，主要取决于其弹性回缩力。肺淤血、水肿、纤维化等均可降低肺的顺应性，增加吸气时的弹性阻力。肺泡表面张力有使肺泡回缩，降低肺泡回缩力，提高肺顺应性，维持肺泡膨胀的稳定性的作用。Ⅱ型肺泡上皮受损（如循环灌流不足、脂肪栓塞）或发育不全（婴儿呼吸窘迫综合征）以致表面活性物质的合成与分泌不足，或者表面活性物质被大量破坏或消耗（如急性胰腺炎、肺水肿、过度通气）时，均可使肺泡表面活性物质减少，肺泡表面张力增加而降低肺顺应性，从而使肺泡不易扩张而发生限制性通气不足。

2．阻塞性通气不足　因气道狭窄或阻塞引起的肺泡通气不足称为阻塞性通气不足。气道阻力是通气过程中主要的非弹性阻力，正常为 0.1 ~ 0.3kPa，呼气时略高于吸气时，其中80% 以上发生于直径＞ 2mm 的支气管与气管，直径＜ 2mm 的外周小气道的阻力仅占总阻力的 20% 以下。

气道阻力的影响因素有气道内径、长度和形态、气流速度和形式（层流、湍流）、气体的密度和黏度，其中最主要的是气道内径。只要能引起气道内径变窄或不规则的因素，如气道内外压力的改变，管壁痉挛、肿胀或纤维化，异物或肿瘤等，均可导致阻塞性通气不足。气道阻塞有中央性和外周性两种类型：

（1）中央性气道阻塞：指气管分叉处以上的气道阻塞。胸外和胸内的中央气道阻塞在吸气与呼气时气道变化特征是不同的。若阻塞位于胸外（如喉头水肿、炎症、异物、肿瘤压迫等）时，吸气时气道内压小于大气压，故可使气道阻塞加重；呼气时因气道内压力大于大气压而使阻塞减轻，表现为吸气性呼吸困难（图 8-1）。若阻塞位于中央气道的胸内部位，吸气时由于胸内压降低使气道内压大于胸内压（胸内压为负压），气道扩张，使阻塞减轻；呼气时由于胸内压上升大于气道内压而压迫气管，使气道阻塞加重，患者表现为呼气性呼吸困难。

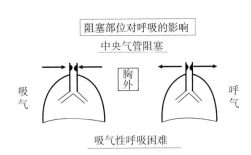

图 8-1　中央气道（胸外）阻塞呼气与吸气时气道阻力变化

（2）外周气道阻塞：内径＜ 2mm 的细支气管无软骨支撑，管壁薄，因此吸气时胸内压降低，随着肺泡的扩张，细支气管受到周围弹性组织的牵拉，其口径可变大，管道伸长。呼气时则相反，小气道缩短变窄。慢性阻塞性肺疾患主要侵犯小气道，因分泌物潴留、肺泡壁损伤，对细支气管周围的弹性牵引力减弱，导致管腔狭窄，气道阻力增加。尤其是在呼气时，由于胸内压增高，小气道内压力因肺泡弹性回缩力减弱而降低，当气流通过狭窄部位时，气道内压降低明显，甚至低于胸内压，因而小气道被压，故患者常发生呼气性呼吸困难（图 8-2）。

肺通气功能障碍时，肺泡通气量减少，肺泡气氧分压下降、二氧化碳分压升高，导致 PaO_2 降低和 $PaCO_2$ 升高，均属Ⅱ型呼吸衰竭。

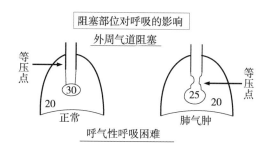

图 8-2　外周气道阻塞呼气与吸气时气道阻力变化

（二）弥散障碍

弥散障碍主要是指肺泡膜弥散面积减少或肺泡膜厚度增加和弥散时间缩短而引起的气体（主要是氧）交换障碍。

1．肺泡膜面积减少　正常成人肺泡总面积约为 $80m^2$，静息呼吸时参与换气的肺泡表面积仅 $35\sim40m^2$。因为储备量大只有当肺泡膜面积极度减少时，才会引起换气功能障碍，肺泡膜面积减少可见于肺实变、肺不胀、肺叶切除等时。

2．肺泡膜厚度增加　肺泡膜是由肺泡上皮、毛细血管内皮及二者共有的基底膜所构成，其厚度 $<1\mu m$。虽然气体从肺泡腔到达红细胞内还需经过肺泡表面的液体层、管内血浆层和红细胞膜，但总厚度不到 $5\mu m$。所以正常气体交换是很快的。当肺水肿、肺泡透明膜形成、肺纤维化、肺泡毛细血管扩张导致肺泡膜厚度增加时，气体弥散距离增宽使弥散速度减慢。

3．血液与肺泡接触时间过短　正常静息状态时，血液流经肺泡毛细血管的时间约为 0.75 秒，由于肺泡膜很薄，与血液的接触面广，血红蛋白完全氧合只需 0.25 秒。当血液流经肺泡毛细血管的时间过短时，气体弥散量下降。肺泡膜面积减少和厚度增加的患者，虽然弥散速度减慢，但在静息时肺内气体交换仍可达到平衡，而不致产生低氧血症，只是在体力负荷增大时，因为血流加快，血液和肺泡接触时间缩短而发生明显的弥散障碍，从而引起低氧血症。目前认为肺泡膜病变时发生呼吸衰竭，主要还是因为存在着肺泡通气血流比例失调的缘故。

（三）肺泡通气与血流比例失调

正常人在静息状态下，肺泡每分通气量（VA）约为 4L，肺血流量（Q）约为每分 5L，二者的比率（VA/Q）约为 0.8。但肺的各部分通气与血流的分布不均匀，部分肺泡通气与血流比例失调，使患者不能进行有效的换气，这是肺部疾病引起呼吸衰竭最常见的机制。

1．部分肺泡通气不足　如慢性支气管炎、阻塞性肺气肿等引起的气道阻塞或狭窄，以及肺与胸廓顺应性降低在肺的各个部分所造成的影响，都可导致肺泡通气分布的严重不均。如肺泡通气明显降低而血流无相应减少，使 VA/Q 比率降低，导致流经这部分肺泡的静脉血未经充分氧合便掺入动脉血内。这种情况类似动 - 静脉短路，故称功能性分流，又称静脉血掺杂（图 8-3C）。

2．部分肺泡血流不足　某些肺部疾患，如肺动脉压降低、肺动脉栓塞、肺血管受压扭曲等，患部肺泡血流少而通气多，VA/Q 比率增高，此时肺泡通气不能被充分利用，形成死腔样通气（图 8-3D）。

总之，无论是功能性分流，还是死腔样通气，均可导致 PaO_2 降低，而 $PaCO_2$ 的高低则

取决于 PaO_2 降低时反射性地引起肺组织代偿通气的程度。如果代偿性通气强，CO_2 排出过多，则 $PaCO_2$ 可低于正常，属 I 型呼吸衰竭；如果肺组织病变广泛，代偿不足，则会因气体交换障碍而致 $PaCO_2$ 升高，属 II 型呼吸衰竭。

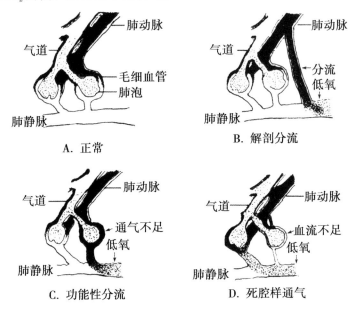

图 8-3　肺泡通气与血流比例失调模式图

（四）解剖分流增加

生理情况下，肺内有一小部分静脉血经支气管静脉和极少数的肺内动 - 静脉交通支直接流入肺静脉，这些都属解剖分流，其血流量占心输出量的 2% ~ 3%。因为静脉血未经动脉化即掺入动脉血中，故又称静脉血掺杂。支气管扩张、先天性肺动脉瘘、肺内动静脉短路开放等病变，可增加解剖分流，使静脉血掺杂显著增多。

肺严重病变（如肺不张和肺实变等）时，部分肺泡的通气完全停止，但仍有血液流经病变肺泡，不能氧合便流入动脉血，类似解剖分流。有人把这种完全未经气体交换的血液分流和解剖分流称为真性分流。真性分流时，吸入纯 O_2 并不能显著提高 PaO_2。而功能性分流时，吸入纯 O_2 可提高 PaO_2，使低氧血症得到显著改善，用这种方法可鉴定功能性分流和真性分流。

在呼吸衰竭发病机制中，单纯由弥散障碍、肺内分流增加以及单纯死腔增加较少见，往往是多种因素同时存在或相继发生作用。如慢性阻塞性肺气肿所致的呼吸衰竭，虽然阻塞性通气功能障碍是重要因素，但肺泡弥散面积减少，肺泡壁毛细血管床减少等亦使换气功能障碍。因此，对不同疾病引起呼吸衰竭的机制必须进行具体分析。

急性呼吸窘迫综合征（ARDS）是指以肺毛细血管弥漫性损伤、通透性增强为基础，以肺水肿、透明膜形成和肺不张为主要病理变化，以进行性呼吸窘迫和难治性低氧血症为临床特征的急性呼吸衰竭综合征。患者通常发生 I 型呼吸衰竭。本病主要继发于严重的全身感染、创伤、休克和肺的直接损伤，如败血症，大面积烧伤、溺水、药物中毒、大量输血或输液、体外循环、透析及弥漫性肺感染、肺挫伤、吸入性肺炎等，该病起病急骤，发展迅猛，预后极差，死亡率高。

考点：呼吸衰竭的发病机制。

第二节 呼吸衰竭时机体的代谢和功能变化

呼吸衰竭可引起机体各系统代谢和功能出现一系列改变，首先是引起一系列代偿适应性反应，若代偿失调，则引起各系统代谢和功能紊乱。主要由低氧血症和高碳酸血症以及由此引起的酸碱平衡紊乱所致。

一、酸碱平衡及电解质代谢紊乱

（一）呼吸性酸中毒

Ⅱ型呼吸衰竭时，因大量 CO_2 潴留，而出现呼吸性酸中毒。此时血液电解质主要有如下的变化。

1. 血清钾浓度增高 急性呼吸性酸中毒时，主要是由于细胞内外离子分布改变，细胞内钾外移而引起血清钾浓度增高；慢性呼吸性酸中毒时，则是由于肾小管上皮细胞泌氢和重吸收碳酸氢钠增多而排钾减少，故也可导致血清钾浓度增高。

2. 血清氯浓度降低，碳酸氢根增多 当血液中二氧化碳潴留时，红细胞中生成碳酸氢根增多，因而进入血浆的碳酸氢根也增多，同时发生氯转移，因此血清 Cl^- 减少而碳酸氢根增加。此外，由于肾小管泌氢增加，碳酸氢钠重吸收和再生增多，而较多 Cl^- 则以氯化钠和氯化铵的形式随尿排出，因而也可引起血清 Cl^- 减少和碳酸氢根增多。

（二）代谢性酸中毒

因缺氧严重，无氧代谢增强，酸性代谢产物增多，引起代谢性酸中毒。如患者合并肾功能不全或感染、休克等，则因肾排酸保碱功能障碍或体内固定酸产生增多，加重代谢性酸中毒。此时血清钾浓度增高可更明显。

（三）呼吸性碱中毒

Ⅰ型呼吸衰竭时，PaO_2 下降明显，可因原发性碳酸过低而发生呼吸性碱中毒。此时因细胞外钾离子进入细胞内，可发生血清钾浓度降低。由于二氧化碳排出过多，血浆中碳酸氢根移入红细胞增多，氯离子则转移至红细胞外，加之肾排出氯也减少，故血清氯浓度增高。

二、呼吸系统的变化

呼吸衰竭在临床上最先出现的症状往往是呼吸困难，主要表现呼吸频率和节律的改变。外呼吸障碍造成的低氧血症和高碳酸血症，可进一步影响呼吸功能，当 PaO_2 下降至 4.0kPa（30mmHg）以下，使呼吸中枢受抑制。同时，CO_2 潴留主要作用于中枢化学感受器，使呼吸中枢兴奋，增强呼吸运动，当 $PaCO_2$ 超过 10.7kPa（80mmHg）时将损害并抑制呼吸中枢。引起呼吸功能改变的原发病变，无论是中枢性的还是外周性的均会导致呼吸运动的改变。

在呼吸中枢功能障碍引起呼吸衰竭时，多发生呼吸节律的紊乱，可出现各种异常的呼吸形式，如潮式呼吸、间歇呼吸、抽泣样呼吸、叹气样呼吸等，其中以潮式呼吸最为常见。其机制可能由于呼吸中枢兴奋性下降，对正常 CO_2 浓度刺激不起反应，须依赖 $PaCO_2$ 升高到一定程度才引起短时间周期性呼吸兴奋的结果。

在限制性通气障碍疾病中，若肺顺应性下降，刺激牵张感受器、肺毛细血管旁感受器，反射性引起呼吸运动变浅变快。当发生阻塞性通气障碍时，由于气流阻力增大，呼吸运动变深，根据阻塞部位的不同，表现为吸气性呼吸困难或呼气性呼吸困难。若是呼吸肌疲劳引起的病变，使呼吸肌收缩力下降，呼吸变浅变快。

三、循环系统的变化

呼吸衰竭早期，由于存在一定程度的缺氧和二氧化碳潴留，通过交感神经和心血管运动中枢的兴奋作用，使心率加快，心肌收缩力加强，外周血管收缩，同时呼吸运动加强，增加静脉回心血量，使心输出量增加。加之体内血流重新分配，对维持动脉血压，保证心脑血供有一定的代偿作用。严重的缺氧和二氧化碳潴留可直接抑制并损害心血管运动中枢，使心率减慢，心肌收缩力下降，以及心律失常等严重后果。缺氧尤其是肺泡气氧分压降低可使肺小动脉收缩，这是呼吸衰竭时引起肺动脉高压与右心衰竭的主要原因。

四、中枢神经系统的变化

二氧化碳潴留发生迅速而严重时，也能引起严重的中枢神经系统功能障碍，称为二氧化碳麻醉。一般认为，当 $PaCO_2$ 超过 10.7kPa（80mmHg）时，可引起头痛、头晕、烦躁不安、言语不清、扑翼样震颤、精神错乱、嗜睡、昏迷、抽搐等。其可能的产生机制如下：

（一）CO_2 潴留与酸中毒

CO_2 潴留不仅抑制中枢神经系统功能，而且还可直接扩张脑血管，使毛细血管壁通透性增高，导致脑血管充血、脑间质水肿，甚至脑疝形成。同时 CO_2 潴留使脑脊液内碳酸含量增加，可降低脑组织和脑脊液的酸碱度，酸中毒使脑细胞的损害进一步加重。

（二）缺氧与酸中毒

正常脑脊液的缓冲作用较血液为弱，其 pH 也较低（7.33 ～ 7.40），而 $PaCO_2$ 却比动脉血高，血液中的碳酸氢根离子及氢离子又不易进出脑脊液，故后者的酸碱调节需时较长。Ⅱ型呼吸衰竭患者的脑脊液中二氧化碳也增多，但因脑脊液缓冲能力差，故氢离子浓度增高的程度大于血液，继而又可加重细胞内酸中毒，使神经细胞的功能发生障碍，细胞膜结构受损，通透性增高。这些变化一方面改变神经细胞内外离子分布，另一方面使溶酶体膜稳定性降低，释出的各种水解酶，能促使蛋白分解与细胞死亡。细胞内外离子分布的改变和细胞内蛋白分解又可使细胞内渗透压升高，促使脑细胞肿胀，颅内压升高。

目前国内已普遍将呼吸衰竭时由于中枢神经功能障碍而出现一系列神经精神症状的病理过程称为肺性脑病。

知识链接

肺性脑病 (PE) 又称肺气肿脑病、二氧化碳麻醉或高碳酸血症，一般是指因各种慢性肺胸疾病伴发呼吸功能衰竭，导致低氧血症和高碳酸血症而出现的各种神经精神症状的一种临床综合征。发病机制尚未完全阐明，但目前认为主要由低氧血症、CO_2 潴留和酸中毒三个因素共同损伤脑血管和脑细胞导致。临床可出现头痛、躁动不安及不同程度的意识障碍等神经精神障碍症状群，属中医"痰迷心窍"、"昏谵"、"神昏"范畴。

五、其他变化

（一）胃肠道变化

严重缺氧可使胃壁血管收缩，因而能降低胃黏膜的屏障作用。二氧化碳潴留可增强胃壁细胞碳酸酐酶活性，使胃酸分泌增多，而且有的患者还可合并弥散性血管内凝血、休克等，故呼吸衰竭时可出现胃肠道黏膜糜烂、坏死、出血与溃疡形成等变化。

（二）肾功能变化

呼吸衰竭时肾功能也可遭到损害，轻者尿中出现蛋白、红细胞、白细胞及管型等。严重时可发生急性肾衰竭，出现少尿、氮质血症和代谢性酸中毒等变化。此时肾结构往往无明显变化，故常为功能性肾衰竭。只要外呼吸功能好转，肾功能就可较快恢复。肾衰竭的基本发病机制在于缺氧与高碳酸血症反射性引起肾血管收缩，从而使肾血流量严重减少。若患者并发心力衰竭、弥散性血管内凝血或休克，则肾的血液循环障碍将更严重，而且肾功能障碍也将加重。

> **考点：** 呼吸衰竭时机体的功能和代谢变化。

第三节　呼吸衰竭的防治与护理原则

一、防治原发病

呼吸衰竭的病因很多，应针对原发病进行治疗。呼吸系统感染引起分泌物增多，阻塞呼吸道，是呼吸衰竭的常见诱因，应积极抗感染，及时消除引起呼吸衰竭的原因和诱因。

二、保持气道通畅　改善肺通气

1．及时清除呼吸道异物、分泌物，解除支气管痉挛，控制呼吸道感染。
2．必要时使用呼吸兴奋剂、建立人工气道和给予机械通气等。

三、氧疗　合理提高氧分压

低氧血症型的患者只有缺氧而无 CO_2 潴留，可吸入较高浓度氧，但浓度一般不超过 50%，可以尽快提高 PaO_2，低氧血症伴有高碳酸血症的患者应低流量（1 ~ 2L/min）、低浓度（30%）持续给氧，使 PaO_2 上升到 60mmHg（8kPa）即可。给氧过程中如呼吸困难缓解，心率减慢，表示给氧有效。若呼吸过缓或意识障碍加深，须警惕 CO_2 潴留加重，应给予呼吸兴奋剂或辅助呼吸。此外，慢性阻塞性肺部疾病患者采用长期氧疗（每天吸氧时间超过 15 小时），能减低肺动脉压，减轻右心负荷，改善生命质量，提高生存率。

小结	呼吸功能不全涵盖了外呼吸功能障碍的全过程，而呼吸衰竭是呼吸功能不全的严重阶段。临床上可出现酸碱平衡紊乱、吸气性或呼气性呼吸困难、肺动脉高压与肺心病以及因二氧化碳严重升高所致的肺性脑病。呼吸衰竭的防治要点是在积极防治原发病的基础上，保持呼吸道通畅，提高肺通气，针对不同原因以及是否伴有动脉血二氧化碳分压的升高、采取低浓度或较高浓度的吸氧治疗。

（张　薇）

第九章　心功能不全

学习目标	1. 解释心力衰竭的概念，心功能不全机体的代偿反应，心力衰竭的发生机制。
	2. 说出心力衰竭的病因、诱因与分类，心力衰竭时机体功能代谢的变化。
	3. 知道心力衰竭的防治原则及护理措施。

临床案例

患者，女，65 岁。风湿性心脏病史 15 年。近日感冒后出现胸闷、气促、夜间不能平卧，腹胀，双下肢水肿。查体：R36 次 / 分，P130 次 / 分，BP110/80mmHg，重病容，半坐卧位，颈静脉怒张，肝颈静脉回流征阳性。双肺可闻及湿性啰音。心界向两侧扩大。肝大，肋下 5 厘米，有压痛。请问：

1. 患者出现了什么病理过程？都有哪些临床表现？
2. 试述该患者的发病原因及机制？

心脏的泵血功能包括收缩期射血和舒张期充盈。生理条件下，心脏的泵血功能能够广泛适应机体的代谢需求，表现为心输出量（cardiac output，CO）可随机体代谢率的增强而增加。在各种致病因素的作用下，心脏的收缩和（或）舒张功能发生障碍，使心输出量绝对或相对不足，不能充分满足机体代谢需要的病理过程或综合征称为心力衰竭（heart failure）。

心功能不全包括代偿和失代偿阶段。在泵血功能发生障碍的早期，机体能够通过心脏本身的代偿机制以及心外的代偿措施，使心输出量保持在正常范围，患者无明显的临床症状和体征，此为心功能不全的代偿阶段。心力衰竭一般是指心功能不全的晚期，心功能不全的失代偿阶段，此时，心排出量减少，肺循环和体循环淤血，患者表现出明显的症状和体征。

心力衰竭呈慢性经过时，由于心输出量和静脉回流量不相适应，导致钠、水潴留和血容量增多，使静脉淤血及组织间液增多，出现明显组织水肿，心腔通常扩大，称为充血性心力衰竭（congestive heart failure）。

考点： 心力衰竭、充血性心力衰竭的概念。

第一节　心力衰竭的病因、诱因和分类

一、病因

心力衰竭的根本问题是心脏泵血功能下降。引起心脏泵血功能下降的原因主要包括心肌

收缩和（或）舒张功能障碍、心脏负荷长期过重和心室充盈受限。

（一）原发性心肌舒缩功能障碍

一般把由心肌本身的结构和代谢发生损害引起心肌舒缩功能障碍所导致的心力衰竭称为心肌衰竭。这是导致心力衰竭的最主要病因。

1. 心肌病变　常见于心肌炎、心肌病、严重心肌梗死等弥漫性心肌病变。各种病因，如病毒、细菌、毒性物质、严重持续的缺血等可直接导致心肌细胞的变性、坏死和纤维化。由于心肌结构的完整性遭到破坏，使心肌收缩的物质基础受到损害，导致心肌舒缩功能原发性降低。

2. 心肌代谢障碍　糖尿病、冠心病、肺心病、严重贫血等，由于心肌缺血、缺氧、维生素 B_1 缺乏使 ATP 生成减少，心肌能量代谢障碍，久之还可合并结构异常，导致心肌舒缩功能障碍。

（二）心脏负荷长期过重

1. 压力负荷过重　压力负荷又称后负荷，是指心肌收缩时所承受的阻力负荷。左心室压力负荷过重见于高血压、主动脉缩窄、主动脉瓣狭窄等；右心室压力负荷过重见于肺动脉高压、肺动脉瓣狭窄、肺栓塞和慢性阻塞性肺部疾病等。

2. 容量负荷过重　容量负荷又称前负荷，是指心脏收缩前所承受的负荷。左心室前负荷过重见于主动脉瓣或二尖瓣关闭不全；右心室前负荷过重见于肺动脉瓣或三尖瓣关闭不全，室间隔或房间隔缺损伴有左向右分流及高动力循环状态，如甲状腺功能亢进、贫血、动 - 静脉瘘等。

心脏负荷过重时，并不能立即引起心力衰竭。通常机体先通过心肌肥大、心腔扩大等进行功能和结构上的代偿，这种代偿可使心输出量在相当长的时期内维持在正常的范围内，以保证机体正常代谢需求，而只有在长期过度负荷超过心脏的代偿能力时，才能导致心力衰竭。

3. 心室充盈受限　见于缩窄性心包炎、心包填塞等心包疾病。因心脏活动受限，心室充盈不良而导致心输出量下降。

二、诱因

虽然各种病因可导致心功能不全，但是，许多慢性心功能不全的患者可通过机体的多种代偿措施，使心功能维持在相对正常状态而不表现出明显的心力衰竭症状和体征。而只有在某些因素作用下，心脏负荷加重，才发生心力衰竭。临床上把可在心力衰竭基本病因的基础上诱发心力衰竭的这些因素称为心力衰竭的诱因。

（一）感染

各种感染尤其是呼吸道感染是诱发心力衰竭的重要因素。感染发热时，代谢增加，加重心脏负荷；心率加快，使心肌耗氧量增加，心室舒张期缩短，冠脉灌流量减少，心肌缺血、缺氧；感染时内毒素可直接损伤心肌细胞，尤其是肺部感染，因肺通气换气功能障碍，可进一步加重心肌缺氧，同时肺血管阻力升高，加重右心负荷。

（二）酸碱平衡及电解质代谢紊乱

酸中毒和高钾血症可直接或间接影响心肌舒缩功能，同时造成心律失常，诱发心力衰竭的发生。

（三）心律失常

心律失常既是心力衰竭的原因，也是心力衰竭的诱因，尤其以心房纤颤、室性心动过速、心室纤颤等快速型心律失常为多见。心率加快，舒张期缩短，既可导致心室充盈不足，射血功能障碍，又可导致冠脉血流不足，心肌缺血、缺氧；心率加快还可使心肌耗氧量增加，加剧心肌缺氧。

（四）妊娠与分娩

妊娠期血容量增多，可比妊娠前增加 20%，使机体处于高动力循环状态，使心脏负荷加重。分娩时由于精神紧张和疼痛的刺激，使交感-肾上腺髓质系统兴奋，回心血量增多，容量负荷增加，外周小血管收缩，心脏压力负荷也加重，加上心率加快使心肌耗氧量增加、冠脉血流不足，导致心力衰竭的发生。

（五）治疗不当

如不恰当停用利尿药物或降血压药等。另外，洋地黄中毒，过多、过快输液也会诱发心力衰竭的产生。

三、分类

（一）按心力衰竭起病及病程发展速度分

1. 急性心力衰竭　发病急骤，心输出量在短时间内急剧减少，机体来不及充分发挥代偿功能，动脉血压进行性降低，常伴有心源性休克。见于急性心肌梗塞、严重心肌炎，也可由慢性心衰演变而来。

2. 慢性心力衰竭　临床常见，发病缓慢，病程较长，多经过较长的代偿期后发生，心输出量逐渐下降，伴有水、钠潴留及静脉淤血、水肿，常表现为充血性心力衰竭。常见于瓣膜病、高血压病及肺动脉高压等。

（二）按心输出量高低分

1. 低输出量性心力衰竭　心输出量绝对下降，低于一般人群的正常水平。见于冠心病、心脏瓣膜病、高血压病、心肌病等。

2. 高输出量性心力衰竭　心输出量相对下降，心力衰竭发生时，心输出量较发生前有所下降，但其值仍属于正常水平，或高于正常水平，故称为高输出量性心力衰竭。见于甲状腺功能亢进、严重贫血、脚气病和动-静脉瘘等高动力循环状态患者。其主要原因是心力衰竭发生前，机体即处于高动力循环状态，即各种原因引起血容量增大，静脉回流增加，心脏过度充盈，心输出量相应增加。

（三）按发病的部位分

1. 左心衰竭　主要由于左心室受损或负荷过重，导致左室泵血功能下降。临床主要表现为在心输出量下降的基础上，出现肺淤血和肺水肿。多见于冠心病、高血压病、主动脉瓣狭窄或关闭不全、二尖瓣关闭不全等。

2. 右心衰竭　主要由于右心室受损或负荷过重，导致右室泵血功能下降，不能将体循环回流的血液充分排至肺循环，右心室压力增加，临床主要表现为体静脉淤血。主要见于肺心病、三尖瓣闭锁不全、肺动脉瓣狭窄等，也常继发于左心衰。

3. 全心衰竭　全心衰竭是临床上常见的一类心力衰竭。如果病变同时累及两心室，此时两心室泵血功能均受损，即全心衰竭，见于心肌炎、心肌病或严重贫血等。全心衰竭也可以继发于一侧心力衰竭，如左心衰竭导致肺循环淤血、阻力增加，最终导致右心衰竭。

（四）按心肌收缩/舒张功能障碍分

1. 收缩性心力衰竭　因心室收缩功能障碍所致泵血量减少，常见于冠心病、心肌病和心肌炎等。临床特点是心脏扩大和射血分数降低。

2. 舒张性心力衰竭　由心室顺应性降低、舒张功能受损和充盈受限所引起，常见于高血压伴左室肥厚、肥厚型心肌病、主动脉瓣狭窄、缩窄性心包炎等。临床特点是心肌显著肥厚，心脏大小正常，射血分数正常和左室舒张期充盈减少。

收缩性心力衰竭是临床最常见的形式，舒张性心力衰竭常与收缩性心力衰竭同时存在，亦可单独出现。

考点：心力衰竭的病因、诱因；高输出量性心力衰竭。

第二节　心力衰竭时机体的代偿反应

当心力衰竭发生时，机体可通过代偿反应来防止心输出量进一步下降。机体代偿反应包括完全代偿、不完全代偿和失代偿三个阶段，其强度与心力衰竭是否发生、发生速度以及严重程度密切相关。急性心力衰竭发生时，由于机体的代偿反应不能及时启动，患者常在短时间内即可出现严重的心力衰竭状态。反之，慢性心力衰竭发生时，机体的代偿反应充分发挥，可使患者在相当长的时间内维持相对正常的生命活动。机体代偿反应分为心脏本身的代偿和心外代偿两部分，而这两部分基本上都是在神经-体液的调控下进行的。

知识链接

神经-体液调节机制的代偿性激活

心脏泵血功能受损时，心输出量减少可通过多种途径，激活内源性神经-体液调节机制。其中最为重要的是交感-肾上腺髓质系统和肾素-血管紧张素-醛固酮系统。激活的这些神经体液因子可以引起心脏本身以及心外组织器官的一系列代偿适应性变化，既有迅速启动的功能性代偿，又有缓慢持久的结构性代偿，对于维持心脏泵血功能、血流动力学稳态和重要器官的血流灌注起着十分重要的作用。

（一）交感-肾上腺髓质系统激活

心输出量的降低可反射性地引起交感神经系统兴奋。心衰患者血中去甲肾上腺素浓度增加，可使心率加快、心肌收缩力加强及外周血管收缩，导致心输出量增加，并维持血压。

（二）肾素-血管紧张素-醛固酮系统激活

心衰时肾血流灌注减低及肾小球旁器中 β_1 交感受体的刺激可激活肾素-血管紧张素-醛固酮系统。患者血浆肾素活性、血管紧张素Ⅱ及醛固醇水平均升高。血管紧张素Ⅱ升高对外周血管具有收缩作用，并与去甲肾上腺素有协同作用。另外，血管紧张素Ⅱ还可促进肾上腺皮质产生和释放醛固酮，引起水、钠潴留。

（三）其他体液因子

心衰时心房钠尿肽、抗利尿激素、肿瘤坏死因子、内皮素和一氧化氮等分泌增加。心房钠尿肽可产生扩张血管、排钠和利尿及抑制肾素和醛固酮作用。抗利尿激素可增加水的重吸收，引起细胞外液潴留，以及外周围血管收缩。这些体液因子在不同程度上参与了心功能不全的代偿。

这些神经-体液因子在心功能不全的最初阶段，对机体能起到代偿和保护的作用，可维持机体的心输出量和血压，保证重要脏器的血流灌注。但长期、持久的兴奋和激活反而加重心肌损伤，促使心脏泵血功能降低及心力衰竭的发生。如长期过度地激活交感神经，外周血管阻力增加会加重心脏后负荷；血管紧张素Ⅱ可直接促进心肌细胞肥大，导致心室重塑；醛固酮可促进心脏胶原合成，也可导致心室重塑。

一、心脏本身的代偿反应

心脏本身的代偿反应方式包括心率加快、心脏紧张源性扩张、心肌收缩力增强和心肌肥大。

（一）心率加快

心衰时心输出量减少可反射性地使交感神经系统兴奋性增高，心率加快，这是一种快速的功能性代偿反应。在一定的范围内，心率加快可提高心输出量，并可通过提高舒张压，促进冠脉的血液灌流。但这种代偿方式有限，当心率过快时（成年人 > 180 次 / 分），因心肌耗氧量增加、舒张期缩短及心脏充盈不足，心输出量反而减少。

（二）心脏紧张源性扩张 Frank-Starling 定律

该定律认为，在一定范围内，心肌收缩力与心脏前负荷（心肌纤维初长度）成正比。当心功能不全时，心输出量下降，导致心室舒张末期容积增加，前负荷增加，导致心肌纤维初长度增大，故心肌收缩力增强，心输出量增加。这是急性心力衰竭时的一种重要代偿方式。这种伴有心肌收缩力增强的心腔扩大称为紧张源性扩张。但此种代偿能力是有限的，当心室舒张期末压力过大，肌节长度超过最适长度时，心肌收缩力反而下降，心搏出量减少。

（三）心肌收缩性增强

心肌收缩性是指心脏不依赖于前、后负荷而改变其力学活动的一种内在特性。心肌收缩性主要受神经 - 体液因素的调节，如交感神经、儿茶酚胺等。当心输出量减少时，交感神经兴奋，从而使血中儿茶酚胺浓度增加，通过激活 β- 肾上腺素受体等发挥心肌正性肌力作用。

（四）心肌肥大

心肌肥大是指心肌细胞体积增大，重量增加。心肌肥大是对室壁应力增加产生的适应性变化，是慢性心功能不全时的重要代偿方式。一定程度的心肌肥大可增强心肌收缩力，提高心输出量，具有代偿意义，过度的心肌肥大可因缺氧、能量代谢障碍、心肌收缩性减弱而失代偿。

心肌肥大类型：根据心室舒张末期容量及心室厚度的变化，心肌肥大可分为两种：离心性肥大和向心性肥大。

（1）离心性肥大：多由心脏长期容量负荷过度，使心室舒张末期容量增加，室壁应力增加，肌节呈串联性增生所致。此时，心室腔扩大，室壁稍厚。

（2）向心性肥大：多由心脏长期压力负荷过度，使收缩期室壁应力增加，肌节呈并联性增生所致。此时，心腔容积稍大或正常，室壁增厚。

二、心脏以外的代偿

心力衰竭时，除上述心脏本身及神经 - 体液代偿机制外，为适应心力衰竭时血液动力学的变化，机体还通过以下环节进行代偿和适应性变化。

（一）血容量增加

慢性心功能不全时，血容量增加是其主要代偿方式之一。由肾小球滤过率降低和肾小管重吸收增加引发的钠、水潴留所致。血容量增加，有利于提高心输出量和维持动脉血压，但长期过度的血容量增加可加重心脏负担，使心输出量下降。

（二）全身血流重分布

心功能不全时，交感-肾上腺髓质系统兴奋可通过外周血管选择性收缩而导致血流重新分布，其中肾、皮肤和内脏器官血管收缩明显，血流量显著减少，而心、脑血管不收缩。血流重新分布既有利于维持动脉血压，又有利于保障心、脑等重要器官的供血。但外周血管长期收缩，也会导致心脏后负荷增大，心输出量下降。

（三）红细胞增多

心功能不全时，循环淤血可引起缺氧，而缺氧可刺激肾合成和分泌促红细胞生成素增加，促进骨髓造血功能，使红细胞数增加，有利于改善周围组织的供氧。但红细胞过多，可增大血液黏滞性，加重心脏负荷。

（四）组织细胞利用氧的能力增强

心功能不全时，周围组织供氧不足，组织细胞可发生一系列代谢、功能与结构的改变，以使细胞利用氧的能力增强，改善缺氧状态。如慢性心力衰竭时，细胞线粒体中呼吸链酶的活性增强，而且线粒体的数量也增多，所以组织利用氧的能力也增强。

> **考点：** 心力衰竭的心内、心外代偿反应。

第三节　心力衰竭的基本发生机制

心力衰竭的发病机制较为复杂，目前尚未完全阐明。无论是何种原因引起的心力衰竭，还是心力衰竭的不同发展阶段，其基本机制都是心脏收缩和（或）舒张功能障碍，导致心脏的射血不能满足机体的需要。

一、心肌收缩性减弱

原发或继发的心肌收缩性下降，是绝大多数心力衰竭发生的基础，其直接后果是心输出量减少。

（一）心肌细胞坏死和凋亡

当严重的心肌缺血缺氧、心肌炎、感染、中毒以及心肌病等，造成心肌纤维变性、坏死、纤维化，使心肌收缩蛋白大量破坏时，必然引起心肌的收缩性减弱而发生心力衰竭。

另外，心肌细胞凋亡在心力衰竭发生过程中也起着重要作用，一些病理因素如氧化应激、心脏负荷增加、细胞因子、缺血、缺氧、神经-内分泌失调等都可诱导心肌细胞凋亡。细胞凋亡可导致室壁变薄，心室进行性扩大。

（二）心肌能量代谢障碍

心肌的收缩活动是主动耗能过程，Ca^{2+} 的转运和肌丝滑行等都需要能量。因此，心肌能量代谢的任何环节发生障碍，均可导致心肌收缩性减弱。

1. 能量生成障碍　缺血、缺氧、贫血可引起有氧氧化障碍而使 ATP 生成减少；维生素 B_1 缺乏导致丙酮酸氧化脱羧障碍，也可使 ATP 生成减少，最终心肌收缩性减弱。另外，心肌肥大时，毛细血管的数量增加不足，导致供氧障碍；线粒体含量也相对不足，加上氧化磷酸化水平降低，导致能量产生减少。

2．能量利用障碍　在心肌肥大时，由于肌球蛋白 ATP 同工酶的转换而使 ATP 酶活性降低，心肌能量利用减少，心肌收缩力下降。

（三）兴奋 - 收缩耦联障碍

Ca^{2+} 的正常转运是心肌兴奋 - 收缩耦联的关键。各种原因造成 Ca^{2+} 的转运和分布失常，均可导致心肌兴奋 - 收缩耦联障碍，继而导致心肌收缩性减弱。

1．肌浆网摄取、储存和释放 Ca^{2+} 障碍　在心力衰竭和肥大的心肌中，心肌缺血、缺氧，ATP 供能减少，使肌浆网 Ca^{2+}-ATP 酶的活性降低，致使在复极化时，肌浆网摄取和贮存 Ca^{2+} 量均减少，故心肌兴奋时，肌浆网向胞浆中释放的 Ca^{2+} 减少。在肌浆网释放 Ca^{2+} 减少的同时，线粒体摄取 Ca^{2+} 增多，生物氧化过程发生障碍，导致能量生成不足。另外，酸中毒时，因 Ca^{2+} 与肌浆网中钙储存蛋白结合牢固，不易解离，使肌浆网对 Ca^{2+} 的释放减少。

2．细胞外的 Ca^{2+} 内流障碍　β 肾上腺素能受体兴奋引起心肌细胞膜上的 L 型钙通道开放，Ca^{2+} 内流。心力衰竭时，虽然血中的儿茶酚胺增高，但心肌中的去甲肾上腺素由于合成减少及消耗增多导致含量减少，而且由于过度肥大的心肌 β 肾上腺素能受体密度相对减少、对去甲肾上腺素的敏感性降低而使作用减弱，导致 Ca^{2+} 内流减少。此外，由于细胞外液的 K^+ 与 Ca^{2+} 在心肌细胞膜上具有竞争作用，高钾血症时，K^+ 阻止 Ca^{2+} 内流。

3．肌钙蛋白与 Ca^{2+} 结合障碍　当心肌缺血、缺氧导致 ATP 生成不足和酸中毒时，由于 H^+ 与 Ca^{2+} 具有竞争性与肌钙蛋白结合的特性，Ca^{2+} 无法与肌钙蛋白充分结合；同时，酸中毒引起的 Ca^{2+} 内流减少、肌浆网对 Ca^{2+} 亲和力增强及干扰心肌能量代谢，甚至破坏心肌细胞，导致心肌收缩力下降。

知识链接

肥大心肌的不平衡生长方式

心肌肥大是心脏维持心功能的重要代偿方式，但过度肥大的心肌可因其不平衡生长使心肌收缩性减弱而发生衰竭，其机制是：

（1）肥大的心肌中交感神经分布密度下降，加上去甲肾上腺素合成减少，消耗增多，导致心肌收缩性减弱。

（2）肥大心肌细胞的线粒体数量相对减少，且线粒体氧化磷酸化水平下降，导致能量生成不足。

（3）肥大心肌中毛细血管数量增加不足，心肌缺血、缺氧。

（4）肥大心肌的肌球蛋白 ATP 酶活性下降，心肌能量利用障碍。

（5）肥大心肌细胞膜面积相对减少，细胞外 Ca^{2+} 内流相对减少。

二、心室舒张功能障碍和顺应性降低

心输出量不仅取决于心肌的收缩性，还受心室舒张功能的影响，如果心室舒张功能障碍，心室则得不到足够血液充盈，心输出量必然下降而发生心力衰竭。

（一）心肌舒张功能下降

心力衰竭时，由于心肌能量供应不足，①使肌浆网和心肌细胞膜上的 Ca^{2+} 泵功能降低，心肌复极化时胞浆内的 Ca^{2+} 浓度不能迅速恢复至"舒张阈值"，即 Ca^{2+} 复位延缓，Ca^{2+} 与肌钙蛋白仍处于结合状态；②使耗能的肌球 - 肌动蛋白复合体解离障碍，均可导致心肌舒张功能障碍而引发心力衰竭。

（二）心室舒张势能减少

正常情况下，心室收缩末期由于心肌几何结构的改变可产生一种促进心室复位的舒张势能，即心室收缩愈好，这种势能就越大，对心室舒张越有力。因此，心肌收缩力下降，心脏收缩期的几何构型变化不大，则可使舒张势能减少，心室不能充分舒张。

（三）心室顺应性下降

心室顺应性是指心室在单位压力变化下所产生的容积改变。一般而言，心室顺应性越好，僵硬度越低；顺应性越差，僵硬度越高。心肌肥大引起的心室增厚、心肌炎、纤维化及心包填塞都可使心室顺应性降低，心室扩张充盈受限，导致心输出量减少。

三、心室各部舒缩活动不协调

正常心脏各部如左 - 右心之间、房 - 室之间、心室本身各区域的舒缩活动处于高度协调的工作状态。各种类型的心律失常或冠心病、心肌炎导致病变呈区域性分布，均可破坏心脏各部舒缩活动的协调性，引起心脏泵血功能紊乱，致使心输出量下降而发生心力衰竭。

考点：心力衰竭时，心肌收缩功能、舒张功能降低的机制。

第四节　心力衰竭时机体的代谢和功能变化

心力衰竭时，由于心脏泵血功能降低，不能将回心血液完全排出，导致心输出量减少，各器官组织血液灌流不足，缺血、缺氧，同时静脉回流受阻，发生淤血和水肿。患者明显的临床症状和体征均由心输出量减少、肺循环淤血和体循环淤血所致。

一、心输出量减少

（一）心脏泵血功能降低

心力衰竭是心脏泵血功能障碍所致的心输出量绝对或相对不足。心功能降低是心力衰竭时最根本的变化。

1．心力贮备降低　心输出量随机体代谢需要而增长的能力，称为心力贮备，是心功能降低时最早发生降低的指标。

2．心输出量和心脏指数降低　心输出量是反映心泵功能的重要指标之一，成人正常值为 3.5 ～ 5.5L/min。因受体表面积影响大，临床常采用心脏指数。心脏指数是指单位体表面积的每分心输出量，成人正常值为 2.5 ～ 3.5L/（min·m^2）。

3．射血分数　射血分数是指每搏输出量与心室舒张末期容积之比值，是反映心室收缩功能的常用指标，正常值为 0.56 ～ 0.78。心力衰竭时，因每搏心输出量减少，结果心室舒张末期容积增大，导致射血分数降低。

4．肺动脉楔压　肺动脉楔压反映的是左心房压和左心室舒张末期压，在左心衰竭时明显升高。

5．中心静脉压　中心静脉压（CVP）反映的是右心房压和右心室舒张末期压，在右心衰竭或输液过多、过快，超过心脏容量负荷最大限度时升高。

（二）动脉血压的变化

当急性心肌梗塞等原因引起急性心力衰竭时，由于心输出量原发性急剧减少，动脉血压在早期即进行性降低，严重者导致心源性休克。当心力衰竭呈慢性经过时，由于血容量增加、外周血管收缩和心率加快等代偿反应的发挥，可将动脉血压维持在正常范围。

（三）器官血流量重新分配

心功能不全时，交感-肾上腺髓质系统兴奋可通过外周血管选择性收缩而导致器官血流重新分配。心力衰竭较轻时，心、脑血流量可维持在正常范围，而肾、皮肤、骨骼肌及其他内脏血流量明显减少。当心力衰竭发展到严重阶段，心、脑血流量也减少。

心输出量减少、器官血流重新分配可导致部分器官血液灌注不足，临床出现一系列症状和体征。骨骼肌血流量减少，患者易疲劳，对体力活动的耐受力降低，是心力衰竭的早期症状之一；皮肤血流量减少，表现为皮肤苍白、皮肤温度降低；如果合并缺氧，可出现发绀；肾血流量减少，患者尿量减少、钠水潴留；心衰严重时，脑供血不足可引起头晕、头痛、失眠、记忆力减退、烦躁不安等表现。

二、肺循环淤血

肺循环淤血主要见于左心衰竭患者，严重者可出现肺水肿。肺淤血和肺水肿的主要表现为呼吸困难。

（一）呼吸困难

呼吸困难是指患者主观感到呼吸费力或"喘不过气"的感觉，并伴有呼吸幅度、频率等的变化。

其发生的基本机制是：①肺淤血和肺水肿时，肺的顺应性降低，患者为保证正常通气量而使呼吸肌做功增加，因而感到呼吸费力；②肺淤血和肺水肿时，常伴有支气管黏膜淤血、水肿，呼吸道阻力增大，患者感到呼吸费力；③肺淤血和肺水肿时，肺的顺应性降低，患者需用力吸气，过度牵拉牵张感受器，引起肺扩张反射，使呼吸变浅变快。④肺间质水肿时，刺激肺 J 感受器，反射性引起浅快呼吸。

1．劳力性呼吸困难　是左心衰竭的最早表现之一，其特征是患者在体力活动后出现呼吸困难，休息后可缓解。

其发生机制为：①体力活动时，回心血量增多，肺淤血加重；②体力活动时，心率加快，心室舒张期变短，左心室充盈受限，加重肺淤血；③体力活动时，机体对氧的需求量增加，但衰竭的左心不能提供与之相适应的心输出量，导致机体缺氧和二氧化碳潴留，呼吸中枢受到刺激，出现呼吸困难。

2．夜间阵发性呼吸困难　是左心衰竭的特征性表现，患者入睡后因呼吸困难而突然惊醒、坐起、咳嗽、喘气，症状随坐起后逐渐缓解。

其发生机制：①平卧位入睡后下半身静脉血回流增多，且下肢水肿液吸收入血液循环，使肺淤血、水肿加重；②平卧位时，膈肌上移，胸腔容积变小，肺活量下降；③入睡后迷走神经兴奋性相对增高，支气管痉挛，气道阻力增大；④入睡后中枢神经系统敏感性降低，只有当肺淤血较为严重，氧分压降低到一定程度时方足以刺激呼吸中枢，使通气增强，患者也随之被憋醒，出现咳嗽、气促等症状。

3．端坐呼吸　是指患者为了减轻呼吸困难被迫采取端坐位或半卧位的状态。这是心衰更为严重的表现。

其机制为：①端坐时，血液由于重力作用，部分转移至下半身，使回心血量减少，从而减轻肺淤血；②端坐时，膈肌位置相对下移，胸腔容积相对增大，肺活量增加，减轻呼吸困难；③端坐呼吸减轻下半身水肿液吸收入血，减轻肺淤血。

（二）肺水肿

肺水肿是指过多的液体在肺组织间隙和肺泡内积聚的现象。重症急性心力衰竭时，由于肺毛细血管内压力升高，使毛细血管壁通透性增大，血浆渗出到肺间质和肺泡而引起急性肺水肿。患者表现为端坐呼吸、发绀、气促、咳嗽、咳粉红色泡沫痰等，听诊双肺闻及中、小水泡音。

三、体循环淤血

体循环淤血见于右心衰竭及全心衰竭，主要表现为颈静脉充盈或怒张、肝脾肿大及肝功能障碍、水肿及胸腔积液、腹水的形成等。

（一）静脉淤血和静脉压升高

由于右心衰竭，静脉回流障碍，使体循环静脉系统有大量血液淤积，充盈过度，同时，交感神经兴奋引起小静脉收缩，导致静脉压升高。临床上表现为颈静脉怒张、肝颈静脉返流征阳性等。

（二）水肿

全身性水肿是全心衰竭，特别是右心衰竭的主要表现之一，习惯上又称心性水肿。心性水肿最早出现在身体的下垂部位，严重者水肿可波及全身，并可出现胸腔积液、腹水和心包积水。水、钠潴留和毛细血管压的升高是心性水肿最主要的发病机制。

（三）肝肿大、压痛和肝功能异常

肝肿大是右心衰竭的早期表现之一。由于右房压升高和下腔静脉回流受阻，肝静脉压升高，肝小叶中央区淤血，肝窦扩张，导致肝肿大。肝肿大，肝包膜受到牵张，触摸时有明显压痛。肝淤血时间长，可因缺氧导致肝细胞变性坏死，肝功能异常。长期慢性肝淤血可引起肝小叶纤维化，造成心源性肝硬化，肝功能进一步恶化。

（四）胃肠功能改变

体循环静脉压升高，导致胃肠道淤血，可出现食欲缺乏、腹胀、恶心、呕吐等。

> **考点：** 肺循环淤血的临床表现；三种呼吸困难的概念及其产生机制；体循环淤血的临床表现。

第五节　心力衰竭的防治与护理原则

一、防治原发病，消除诱因

二、调整前负荷

对前负荷过高者，应限制钠盐摄入，也可用扩张静脉血管的药物如硝酸甘油等以减少回心血量。前负荷过低者，可适当输液使之调整到正常。不管前负荷高或低，均应慎重掌握输液的速度和总量，可以通过测定中心静脉压作为输液时的重要参考指标。

三、降低心脏后负荷

可适当、合理选用动脉血管扩张药如肼苯哒嗪降低心脏后负荷，使心肌耗氧量降低和心输出量提高；对同时伴有心室充盈压过高的心输出量降低患者，可同时应用扩张动脉和静脉的药物如硝普钠等降低心脏的前、后负荷，改善心脏功能。

四、改善心脏舒缩功能

对于因心肌收缩性减弱所致的心力衰竭，可选用正性肌力药物如洋地黄类药物来提高心肌收缩性，增加心输出量，进而缓解静脉淤血；对于因心肌舒张功能障碍所致的心力衰竭，也可合理选用钙拮抗剂，通过减少胞浆内 Ca^{2+} 浓度，改善心肌的舒缩性能。

五、控制水肿

适当限制钠盐摄入，合理使用利尿药物，能有效地减轻心脏前负荷、减轻组织水肿，改善内脏器官功能。

六、纠正水、电解质和酸碱平衡紊乱

对心力衰竭患者，在强心、利尿、减轻前后负荷的同时，还要对水、电解质和酸碱平衡紊乱进行纠正。

七、护理措施

避免感染等诱因，预防心衰发生；注意合理休息，减轻心脏负担；注意心理护理，避免过度紧张诱发急性心衰；合理饮食，其原则为低钠、低热量、清淡易消化，足量维生素、碳水化合物、无机盐，适量脂肪，禁烟、酒。合理用药，避免出现低钾、低钠、洋地黄中毒等。

小结	在各种致病因素的作用下，心脏的收缩和（或）舒张功能发生障碍，使心输出量绝对或相对下降，即心泵功能减弱，以至不能满足机体代谢需要的病理过程或综合征称为心力衰竭。 心力衰竭的病因包括原发性心肌舒缩功能障碍、心脏负荷过重和心室充盈受限。 心力衰竭发病的关键环节是心输出量的减少。心功能不全的代偿反应包括神经体液代偿、心脏本身代偿和心外代偿。心脏代偿反应包括心率加快、心脏紧张源性扩张、心肌收缩性增强、心肌肥大。心外代偿包括血流量增多、全身血流重分布、红细胞增多、组织细胞利用氧的能力增加。心力衰竭的发病机制是心肌收缩和（或）舒张功能障碍。前者由心肌细胞坏死和凋亡、心肌能量代谢紊乱、心肌兴奋-收缩耦联障碍导致。后者由心肌舒张功能降低、心室舒张势能减少、心室顺应性降低导致。 从血流动力学角度来看，心力衰竭的临床表现为肺循环淤血、体循环淤血、心输出量不足。肺循环淤血是左心衰竭的结果，表现为呼吸困难和肺水肿。

（张丽艳）

第十章 肝性脑病

护理案例

男，28岁，因右肋疼、乏力4年，呕血、便血、昏迷15小时急诊入院。患者于5年前诊断"肝炎"。1年半前因工作劳累，疲乏渐渐加重，右肋区也经常疼痛，食欲缺乏，身体日渐消瘦。1个月前继续少量呕血、解黑便。入院前一天晚8时，同事发现患者勉强呈站立状，衣服扒乱，裤子坠地，意识欠清楚。地面有一摊黑红色大便，烦躁不安，晚11时送到医院时，已昏迷。在门诊又多次呕吐咖啡色血液，解暗红色血便。查体温36.4℃，P140次/分，BP12.0/7.5kPa（90/56mmHg），R32次/分。有鼾声，深度昏迷。手背、颈部有多数蜘蛛痣。肝掌，巩膜不黄，瞳孔稍散大，角膜反射消失。眼睑浮肿。有特殊肝臭味。双肺粗湿啰音。大便潜血强阳性。肝功：GPT220，A/G=1.8/3。血氨140.3μmol/L（239μg%），凝血酶原时间23秒，NPN63.18mmol/L（88.5mg%）。

思考：1. 目前肝性脑病的发生机制是否明确？

2. 目前人们提出的主要学说有哪几个？

3. 你认为本病患者出现肝性脑病可能与哪些因素有关？

肝是人体最大的消化腺和代谢器官，不仅参与人体的消化、代谢、解毒、排泄及免疫，也承担着营养物质的合成、分解、消化、储存等多种功能。肝损害的各种病因作用于肝组织后，导致上述任何一种或数种肝细胞功能丧失，均可引起不同程度的肝细胞损伤与肝功能障碍，产生肝功能不全。肝性脑病（hepatic encephalopathy，HE）是继发于严重肝病的，以代谢紊乱为基础的中枢神经系统功能失调综合征，其主要临床表现是意识障碍、行为失常和昏迷。

慢性肝性脑病的临床表现常呈四期经过：

一期：有轻微的性格和行为改变。

二期：出现精神错乱，行为异常，定向、睡眠障碍，并具有特征性的扑翼样震颤。

三期：主要以昏睡和精神严重错乱为主。

四期：患者意识完全丧失进入深度昏迷状态，临床上称为肝昏迷。肝昏迷是肝性脑病的最后阶段，是肝功能衰竭的终末表现。

第一节 病因和分类

肝性脑病往往继发于急性肝功能衰竭和慢性实质性肝疾病，按照病因可分为内源性和外源性两类。

一、内源性肝性脑病

常由病毒性急性暴发性肝炎或严重急性中毒性肝炎引起。因肝细胞广泛坏死，残存肝细胞不能代偿生物代谢作用而致代谢失衡或代谢毒物不能被有效清除，导致中枢神经系统的功能紊乱。其特点是急性发作，无明显诱因，患者经短期兴奋、躁动和谵妄状态后很快进入深昏迷，常在数日内死亡。

二、外源性肝性脑病

常继发于严重慢性肝病（如肝硬化、原发性肝癌）和（或）门-体静脉分流术。由于门-腔静脉间有手术分流或自然形成的侧支循环，使门静脉中的毒性物质未经肝处理而进入体循环，导致中枢神经系统的功能紊乱。此型脑病的发生通常有明显的诱发因素（表10-1）。

表 10-1　内源性肝性脑病和外源性肝性脑病的比较

	内源性肝性脑病	外源性肝性脑病
原发病	暴发性肝炎、中毒性肝炎	慢性肝硬变、肝癌等
毒性物质进入体循环途径	经过肝进入体循环	绕过肝进入体循环
发病诱因	常无	常有
起病急缓、病程	起病急、病程短	起病缓慢、病程长
肝功能	差	较好
血氨水平	常正常	常升高
预后	差	较好

考点：内源性肝性脑病和外源性肝性脑病的比较。

第二节 肝性脑病的发病机制

迄今为止，肝性脑病的发病机制仍不甚明了。但动物实验和临床研究结果表明，肝功能衰竭时，许多有毒物质不能在肝内代谢解毒，或由于门-体短路绕开肝直接进入体循环，并通过通透性增高的血脑屏障，引起脑病。目前关于肝性脑病的发生机制主要有以下几种学说。

一、氨中毒学说

基本观点：当肝功能严重受损时，尿素合成发生障碍，因而血氨水平升高。升高的血氨通过血脑屏障进入脑组织，从而引起脑功能障碍。

（一）血氨升高的原因和机制

1．氨的清除不足

（1）肝清除氨的功能减弱：肝功能障碍时，肝细胞 ATP 供给不足，鸟氨酸循环的酶系统严重受损，来自肠道的氨绕过肝直接进入体循环，这些都造成肝合成尿素减少，清除氨的能力下降。

（2）氨经肌肉代谢减少：肝功能障碍时，肌肉即成为重要的氨代谢场所。肝硬化患者肌肉明显萎缩，可促进高氨血症。

（3）肾排氨减少：肝功能障碍特别是伴有碱中毒时，肾小管上皮细胞分泌氢离子减少，致使肾排氨减少。

2．产氨增加

（1）肠道产氨增加：肝硬化时，食物的消化、吸收及排空发生障碍，合并上消化道出血，使肠内积存的蛋白质等含氮成分增多；慢性肝病晚期常伴有肾功能不全，由此引起氮质血症，血液中的尿素等非蛋白氮含量增高，因而弥散到肠腔的尿素大大增加；消化道淤血、水肿致使肠道细菌生长活跃，分泌的氨基酸氧化酶及尿素酶增多。

（2）肾产氨增加：肝硬化腹水患者可发生呼吸性碱中毒或应用排钾利尿剂利尿时，可使肾小管上皮细胞排钾增加，氢离子排出减少，尿液酸度降低，因而同氨结合生成铵也减少，氨弥散入血增加。

（3）肌肉产氨增加：肝性脑病昏迷前期，患者高度不安、躁动、肌肉活动增强，腺苷酸分解代谢增强，使产氨增加。

（二）氨对中枢神经系统的毒性作用

1．干扰脑细胞的能量代谢　进入脑内的氨与 α- 酮戊二酸、谷氨酸结合生成谷氨酰胺，此过程使脑组织 ATP 生成减少、消耗增加，导致大脑能量严重不足，难以维持中枢神经系统的兴奋活动而昏迷。

2．影响脑内神经递质的平衡

（1）大量氨与 α- 酮戊二酸结合生成谷氨酸，后者与氨结合而生成谷氨酰胺，使兴奋性递质谷氨酸减少，而抑制性递质谷氨酰胺增加。

（2）氨能抑制丙酮酸脱羧酶的活性，使乙酰 CoA 生成减少，结果导致兴奋性递质乙酰胆碱合成减少。

（3）肝性脑病晚期，高浓度氨抑制 γ- 氨基丁酸转氨酶的活性，使脑内抑制性神经递质 γ- 氨基丁酸含量增加。

3．对神经元细胞膜的直接抑制作用　氨对神经细胞膜上的 Na^+-K^+-ATP 酶可能有干扰，影响 Na^+、K^+ 在神经细胞膜内、外的正常分布，从而干扰神经兴奋及传导活动（图 10-1）。

二、假性神经递质学说

该学说认为肝功能障碍是由于体内产生一类与正常神经递质结构相似而效能甚微的 FNT，积蓄于脑干网状结构的神经突触部位，并竞争性地取代正常神经递质，使神经突触部位的神经冲动传导发生障碍，从而引起脑干功能障碍而导致昏迷。

（一）假性神经递质的形成

食物蛋白中含有的芳香族氨基酸如苯丙氨酸和酪氨酸，在肠道（主要在结肠）经细菌脱羧酶的作用，生成苯乙胺和酪胺。这些单胺类物质被吸收后，绝大部分在肝内被单胺氧化酶

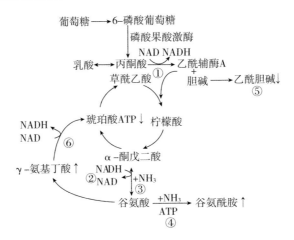

图 10-1　氨对脑组织的毒性作用示意图

①抑制丙酮酸脱羧酶，乙酰辅酶 A 减少；②消耗 NADH；③ α- 酮戊二酸消耗增多；
④谷氨酰胺生成增多；⑤乙酰胆碱减少；⑥ γ- 氨基丁酸生成增多

分解。在肝功能障碍或存在门 - 体分流时，血液中这些单胺类物质含量大大增加。爆发性肝功能衰竭和长期有门 - 体分流的患者，由于血脑屏障通透性增高，循环血液中的单胺类可大量进入脑内。在神经细胞内，苯乙胺和酪胺经非特异性 β- 羟化酶作用，在侧链 β 位置上被羟基化，形成苯乙醇胺（phenylethanolamine）和羟苯乙醇胺（octopamine）。这两种物质的化学结构与正常神经递质去甲肾上腺素和多巴胺相似，但其效能只相当于去甲肾上腺素的 1/10 左右，称为 FNT。FNT 同样可被神经末梢所摄取、贮存和释放（图 10-2）。

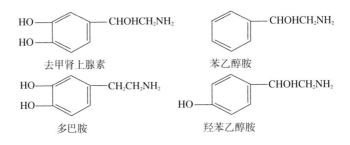

图 10-2　正常及假性神经递质

（二）FNT 的致病机制

大脑皮质和脑干网状结构在维持意识方面起着十分重要的作用，脑干网状结构上行激动系统冲动对维持大脑皮质细胞兴奋性具有决定性的意义。上行激动系统在脑干网状结构中多次更换神经元，所经过的突触很多。突触在传递信息时所需要的生理性神经递质主要有去甲肾上腺素和多巴胺。这两种正常兴奋性递质可被积蓄于网状结构神经突触部位的 FNT 取代，使上行激动系统的神经冲动传递发生障碍，因而大脑皮质不能维持兴奋状态而出现昏迷。此外，因黑质 - 纹状体中抑制性递质多巴胺被 FNT 取代，出现扑翼样震颤。

三、氨基酸代谢失衡学说

在慢性复发型肝性脑病患者发现，血浆氨基酸浓度明显异常。主要表现为：①支链氨基酸（BCAA）含量降低；②芳香族氨基酸（AAA）含量升高；③ BCAA/AAA 降至 1.0 以下，即可出现肝性脑病。

（一）支链氨基酸和芳香族氨基酸的概念和代谢特点

血浆支链氨基酸（branch chain amino acid，BCAA）是指氨基酸侧链 R 基团带有侧支的脂肪族氨基酸，包括缬氨酸、亮氨酸和异亮氨酸。血浆芳香族氨基酸（aromatic amino acid，AAA）是指氨基酸侧链 R 基团带有苯环的氨基酸，包括苯丙氨酸、酪氨酸和色氨酸。在生理情况下，芳香族氨基酸与支链氨基酸都是中性氨基酸，借同一载体转运通过血脑屏障并被脑细胞摄取。支链氨基酸的代谢主要在骨骼肌中进行，胰岛素可促进肌肉组织摄取和利用支链氨基酸。芳香族氨基酸主要在肝内代谢。正常人血浆 BCAA/ AAA 的比值接近 3 ~ 3.5，而肝性脑病患者可明显降低，仅为 0.6 ~ 1.2。

（二）肝功能障碍患者血浆氨基酸失衡的机制

肝功能障碍时，肝细胞灭活胰岛素和胰高血糖素的功能下降，两者浓度均增高，但以胰高血糖素的增多更显著，血中胰岛素 / 胰高血糖素比值降低，致使体内蛋白质处于高分解状态，大量的氨基酸释放入血。由于 BCAA 的代谢速率受胰岛素调节，肝功能障碍时，高浓度的胰岛素可增加骨骼肌对支链氨基酸的摄取和分解，故血浆 BCAA 水平大体正常；而 AAA 则因肝功能障碍致代谢速度减慢，在循环中不断堆积，造成血浆 AAA 浓度升高，从而使 BCAA/AAA 的比值变小。

（三）血浆氨基酸失衡引起肝性脑病的机制

当血浆 AAA 显著增高或 BCAA 降低时，使得 AAA 大量入脑。 AAA 中苯丙氨酸和酪氨酸与正常神经递质多巴胺和去甲肾上腺素的代谢密切相关。当脑中苯丙氨酸过多时，增多的苯丙氨酸可抑制酪氨酸羟化酶的活性，使酪氨酸不能循正常途径羟化成多巴，转而在芳香族氨基酸脱羧酶的作用下生成酪胺，进一步经 β- 羟化酶作用生成羟苯乙醇胺，而苯丙氨酸也在芳香族氨基酸脱羧酶作用下生成苯乙胺，并经 β- 羟化酶作用生成苯乙醇胺，因而，苯丙氨酸和酪氨酸大量进入脑内的结果是使脑内假性神经递质增多而正常神经递质的合成减少，最终导致肝性脑病的发生。

另外，当色氨酸大量进入脑内，可经羟化酶的作用生成 5- 羟色氨酸，再经脱羧酶的作用生成 5- 羟色胺（5-HT）。5- 羟色胺是重要的抑制性神经递质，同时又是一种假性神经递质，可被肾上腺素能神经元摄取而取代去甲肾上腺素。因此，5- 羟色胺增多时可引起中枢抑制，促进肝性脑病昏迷的发生。

> **考点：** 氨中毒学说、假性神经递质学说与氨基酸代谢失衡学说。

第三节　影响肝性脑病发生发展的因素

肝性脑病的发生常需某种诱因的作用，尤其是外源性肝性脑病。这些诱因加重了脑性毒素的潴留和蓄积，促进了毒物间的协同作用，使血 - 脑屏障通透性增高，脑的敏感性增强。

常见的诱因及其作用有：

1．不适当的蛋白饮食　慢性肝病伴有明显门 - 体分流的患者，对食物蛋白质尤其是动物蛋白耐受性差，如一次大量进食蛋白食物，蛋白质被肠菌分解，产生大量氨和芳香族氨基酸等有害物质，则可能诱发肝性脑病。

2．止痛、镇静、麻醉药使用不当　由于肝是代谢和清除这些药物的器官，长期使用这些药物的肝病患者，往往在体内已有不同程度的药物蓄积，直接抑制大脑功能活动。

3．严重肝病并发症的影响

（1）上消化道出血：肝硬化患者食管胃底部静脉曲张，食入粗糙食物或腹压升高时，曲张的静脉易破裂，大量血液进入消化道，血中的蛋白质经肠道细菌作用下生成大量氨及其他毒性物质。另外，出血还可造成低血压、低血氧，可增强脑细胞对毒物的敏感性。

（2）碱中毒：过度利尿或大量放腹水可造成低钾性碱中毒，使 pH 升高，有利于氨通过血脑屏障。

（3）感染：感染可造成缺氧和体温升高，全身各组织分解代谢增强，氨的产生增多，同时，由于脑组织的能量消耗增加，使脑对氨与其他毒性物质的敏感性增加。

（4）肾衰竭：肾衰竭时，从肾排出尿素减少是引起血氨增高的原因之一，此外，体内其他代谢物和毒性物质排出也减少，进一步影响脑的功能。

4．便秘　便秘使肠道内氨和其他含氮物质产生和吸收增加。

第四节　肝性脑病的防治和护理原则

一、去除诱因

1．减少蛋白质类食物的摄取，预防上消化道出血，清除肠道积血等可以制止肝性脑病的发生。

2．控制感染　合并感染时，肝功能恶化，可促发肝性脑病。

3．慎用止痛、镇静、麻醉等药物　警惕药物蓄积。对躁动的患者，应避免使用镇静剂，以免加重病情。

4．慎重利尿、放腹水　注意水、电解质和酸碱平衡。

二、减少肠道内氨的生成和吸收

1．导泻或灌肠　清除肠道内积食或积血，减少氨、含氮物质及其他有害物质的来源。

2．改变肠道的 pH，减少 NH_3 的形成　口服乳果糖等药物，降低肠道 pH。

3．口服抗生素　抑制肠内细菌繁殖，进而抑制毒素的形成。

三、降低血氨、减少和拮抗假性神经递质

1．使用降血氨药物　如谷氨酸及其盐类能和 NH_3 结合成谷氨酰胺，从而降低脑内 NH_3 的水平。

2．左旋多巴　能透过血脑屏障，在脑内转化为大量的多巴胺和去甲肾上腺素，对抗假性神经递质的作用。

3．BCAA　抑制并减少 AAA 进入脑内，减少假性神经递质产生。

四、加强护理

对患者的性格改变和行为异常应予重视并严密观察，协助医师及早诊断、及时处理以控制病情恶化。对第四期的昏迷患者，要加强基础护理，特别注意保持呼吸道通畅，防止感染，防止压疮的发生。注意水、电解质的平衡，正确记录出入液量。

考点： 肝性脑病的防治与护理原则。

小结	肝性脑病主要是以意识障碍为主的中枢神经功能紊乱。最根本的病因是急性、慢性肝功能障碍和（或）门 - 体分流，使从肠道来的毒性物质不能被肝解毒或清除，或通过侧支循环绕过肝直接进入体循环，透过血脑屏障到达脑组织中而引起大脑功能紊乱。常常是在急慢性肝衰竭、肝硬化、自发或人为造成的门 - 体分流基础上发生。肠道来的毒性物质有多种，包括氨、短链脂肪酸、假性神经递质、抑制性神经递质、GABA 等。治疗中要注意预防诱因，降低血氨，加强护理。

（徐万宇）

第十一章　肾功能不全

众所周知，肾是人体重要的泌尿器官，通过泌尿完成诸多生理功能：排泄出体内代谢产物、废物、药物和毒物；调节水、电解质和酸碱平衡，维持血压，从而维持内环境稳定，对正常生命活动是非常重要的。同时肾还是重要的内分泌器官，能够产生肾素、促红细胞生成素、1, 25- $(OH)_2$-D_3、前列腺素和激肽等活性物质，并灭活某些激素如：甲状旁腺激素和促胃液素等。因此，在心血管活动的调节、造血和骨代谢中起重要作用。

当各种致病因素损害到肾的功能，就会出现一系列肾泌尿及内分泌功能障碍的表现：多种代谢产物、废物、药物和毒物在体内蓄积，水、电解质和酸碱平衡紊乱，以及高血压、贫血、肾性骨营养不良、出血等临床表现，这一病理过程称作肾功能不全（renal insufficiency）或肾衰竭（renal failure）。

肾衰竭按照病程时长和发病急缓分为急性肾衰竭和慢性肾衰竭两类。急性肾衰竭若迁延不愈可转变为慢性肾衰竭，两者发展到晚期阶段会经历共同的过程——尿毒症。

第一节　急性肾衰竭

护理案例

患者，女，35 岁。听信偏方"生鱼胆能清火明目"，便口服 5kg 多重鲤鱼的鱼胆 1 枚，出现恶心、呕吐、腹痛、腹泻，伴腰痛 5 日，黄疸 2 日入院。查体：皮肤、巩膜黄染。心、肺无异常发现，腹软，肝剑下 2cm, 压触痛。实验室检查：血钾 5.0mmol/L，血糖 6.7mmol/L，血尿素氮（BUN）18.4mmol/L，血肌酐（Cr）158.6mol/L。诊断：鱼胆中毒，急性肾衰竭（ARF）。

思考：请思考该患者的护理措施及通过何机制产生少尿或无尿的。

急性肾衰竭（acute renal failure，ARF）是指各种原因引起肾泌尿功能急剧障碍（通常数小时至数天），从而机体内环境出现严重紊乱的病理过程。临床表现有水中毒、氮质血症、高钾血症和代谢性酸中毒。多数患者伴有少尿或无尿，即少尿型 ARF。少数患者尿量并不减少（24小时尿量保持在 400～1000ml），但肾排泄功能障碍，氮质血症明显，称为非少尿型 ARF。无论少尿型或非少尿型，肾小球有效滤过率（GFR）均显著降低，故 GFR 降低被认为是发生 ARF 的中心环节。

一、急性肾衰竭的原因和分类

肾是腹膜后位器官，上接肾动脉接纳血液到肾小球毛细血管网进行滤过，下接肾盂、输尿管将形成的尿液排出。根据其解剖学位置，将急性肾衰竭的原因分为肾前性、肾性和肾后性三大类。因此也将急性肾衰竭分为三类。

（一）肾前性急性肾衰竭

各种原因引起的有效循环血量减少和肾血管强烈收缩，导致肾血流量显著降低所致的 ARF。常见于失血、失液、烧伤、创伤、感染等引起的休克早期，以及错用血管收缩药和急性心力衰竭等原因。

（二）肾性急性肾衰竭

各种原因导致的肾实质发生器质性病变引起的 ARF。据报道，这些原因的比例分别为：肾缺血（50%）、肾毒物（35%）、其他（15%）。

1. 急性肾缺血 早期对肾的影响是可逆性的，虽然肾小球滤过率下降，但肾小管功能尚属正常，肾并未发生器质性病变，一旦恢复血供肾小球滤过率可以恢复正常，故称功能性急性肾衰竭。若未及时治疗而发生持续肾缺血可引起肾小管坏死。转变为器质性肾衰竭。

2. 肾毒物 重金属（汞、砷、锑、铅等），药物（新霉素、卡那霉素、庆大霉素、多黏菌素、头孢霉素、四环素、磺胺类药物、造影剂），有机化合物（氯仿、四氯化碳、甲醇、酚、甲苯等），生物毒素（杀虫药、毒草、蛇毒、生鱼胆、蜂毒）和内源性肾毒物（肌红蛋白、血红蛋白及内毒素）等均可直接损害肾小管，引起肾小管上皮细胞变性坏死。

3. 其他 肾疾病（如急性肾小球肾炎、急性肾盂肾炎），恶性高血压，两侧肾动脉血栓形成或栓塞，肾移植排斥反应亦可导致肾实质损坏。

（三）肾后性急性肾衰竭

指下泌尿道（从肾盂到尿道口）的梗阻引起的 ARF，较为少见。常见于双侧尿路结石、盆腔肿瘤、前列腺肥大、前列腺癌、尿路损伤后炎症及水肿等引起的尿路梗阻。

肾前性肾衰竭病因最常见，病死率也高。早期预防和治疗可以降低病死率。

考点：急性肾衰竭的原因分类。

二、急性肾衰竭的发病机制

不同原因所致急性肾衰竭的机制不尽相同：肾血流量显著降低以及尿路梗阻在早期并无肾实质损害，由于肾小球有效滤过压下降导致肾小球有效滤过率（GFR）降低，可出现急性肾衰竭的临床表现。若及时恢复血流或解除梗阻，肾泌尿功能可能很快恢复。若持续发展，则进展为肾实质损伤。各种肾实质的损伤是 GFR 下降的病理生理学基础，GFR 下降所致的少尿或无尿一贯被认为是急性肾衰竭发生的中心环节。这里主要讨论肾缺血、肾毒物等引起的肾性急性肾衰竭的发病机制。

（一）肾小球因素

1．肾血流减少

（1）肾动脉灌注压下降：各种病因作用下，动脉血压下降导致肾动脉灌注压低于80mmHg时，肾血管失去自身调节，肾血流量不能保持恒定而出现下降，GFR降低。

（2）肾血管收缩：①交感-肾上腺髓质系统兴奋，血中儿茶酚胺增多；②肾素-血管紧张素系统激活，血管紧张素Ⅱ水平升高；③激肽和前列腺素E_2等扩血管物质合成减少。这些因素导致入球小动脉收缩，使有效滤过压和GFR降低。

（3）肾血管内皮细胞肿胀：肾缺血使肾血管内皮细胞膜上的"钠泵"失灵；肾缺血再灌注产生大量氧自由基，损伤血管内皮细胞。这些都能造成肾血管内皮细胞肿胀和管腔狭窄。

（4）肾血管内凝血：其发生与肾衰时血液流变学的变化有关，部分患者发生肾内DIC，从而堵塞血管。

2．肾小球病变　急性肾小球肾炎、狼疮肾炎等，在病因作用下使得肾小球滤过膜受累，滤过面积减少，导致GFR降低。

（二）肾小管因素

1．肾小管阻塞　肾小管坏死时上皮细胞脱落碎片、异型输血时产生的血红蛋白、挤压综合征时的肌红蛋白，均可在肾小管内形成各种管型，阻塞肾小管管腔。使原尿不易通过，引起少尿。同时，管腔内压升高，有效滤过压降低，导致GFR减少。

2．原尿返漏　在持续肾缺血和肾毒物作用下，肾小管上皮细胞坏死、脱落，原尿可经受损肾小管返漏入周围肾间质。除直接造成尿量减少外，还引起肾间质水肿，压迫肾小管，造成管腔内压升高，使GFR减少，尿量进一步减少。

一般来说，各种病因除了部分直接导致少尿外，主要通过影响肾小球和肾小管进而影响到肾的泌尿功能，发生少尿或无尿，从而出现一系列内环境紊乱的临床表现。

考点：急性肾衰竭少尿的发生机制。

三、急性肾衰竭时机体的功能和代谢变化

少尿型急性肾衰竭可分为少尿期、多尿期和恢复期。

（一）少尿期

为病情最危重阶段。此期尿量显著减少，内环境严重紊乱。一般持续几天至两周，持续愈久，预后愈差。

1．尿变化

（1）少尿或无尿：多数患者出现少尿（成人<400ml/24h）或无尿（成人<100ml/24h）。

（2）尿成分：低比重尿，常固定于1.018～1.020，系原尿浓缩稀释功能障碍所致；尿钠高，肾小管对钠的重吸收障碍，致尿钠含量高；血尿、蛋白尿、管型尿：由于肾小球滤过障碍和肾小管受损，尿中可出现红细胞、白细胞、蛋白质等；尿沉渣检查可见透明、颗粒和细胞管型。

知识链接

成人正常尿量：1000～2000ml/24h。成人尿常规正常范围：pH多在6.0～6.5；比重（SG）1.015～1.025；蛋白质（PRO）阴性（0～80mg/24h尿）；白细胞（WBC）阴性（<5个/HP）；红细胞（RBC）阴性（<3个/HP）。尿钠量：正常成人70～90mmol/24h。成人尿肌酐水平7～8mmol/d，内生肌酐（肌肉代谢产物）清除率Ccr 80～120ml/min·1.73m^2。血肌酐Scr：男44～132μmol/L，女70～106μmol/L。血尿素（BU，体内氨基酸分解代谢的终产物）1.78～7.14mmol/L，血尿素氮（BUN）3.56～14.28mmol/L。血尿酸（核蛋白和核酸中嘌呤的代谢产物）：男150～416μmol/L，女89～357μmol/L。

功能性ARF，肾小管功能未受损，其少尿主要是由于GFR显著降低所致；而器质性ARF则同时有肾小球和肾小管功能障碍。功能性ARF与器质性ARF，不仅在少尿的发生机制上不同，而且尿液成分也有区别，主要治疗和预后也不同（表11-1）。

表11-1 功能性ARF与器质性ARF的区别

	功能性ARF	器质性ARF
尿比重	>1.020	<1.015
尿钠 mmol/L	<20	>40
尿蛋白	阴性或微量	+～++++
尿肌酐/血肌酐	>40	<20
主要治疗措施	补充血容量	严格控制补液量，量出而入
预后	早期治疗，预后较好	预后相对差，与实质损伤程度相关

2．水中毒 因泌尿功能障碍、体内分解代谢所致内生水增多、摄入或输入水分过多等原因，导致体内水潴留并引起稀释性低钠血症和细胞水肿。严重时可出现心力衰竭、肺水肿和脑水肿。因此，在少尿期应严密控制补液速度和补液量。

3．高钾血症 是ARF患者的最危险变化，常为少尿期致死原因。其主要发生原因：

（1）尿量减少致钾排出减少。

（2）组织损伤和激素水平变化等导致分解代谢增强，使细胞钾外逸。

（3）酸中毒时，由于H^+-K^+交换，细胞内钾离子向细胞外转移。

（4）输入库存血或食入含钾量高的食物或药物等。

高钾血症可引起心脏传导阻滞和心律失常，严重时可出现室颤或心搏骤停。

4．代谢性酸中毒 其原因：

（1）GFR降低，使酸性代谢产物在体内蓄积。

（2）肾泌H^+和NH_4^+能力降低，HCO_3^-重吸收减少。

（3）分解代谢增强，固定酸产生增多。

酸中毒可抑制心血管系统和中枢神经系统，使呼吸加深加快，并促进高钾血症的发生。

5．氮质血症 正常人血清尿素氮为3.56～14.28mmol/L。血中尿素、肌酐、尿酸等非蛋白氮（NPN）含量显著升高，称氮质血症。其发生主要是由于肾排泄功能障碍和体内蛋白质分解增加（如感染、中毒、组织严重创伤等）所致。

考点： 少尿期的机体功能代谢变化。

（二）多尿期

尿量增加到 400ml/d 以上时，表示进入多尿期，病情趋于好转。此期尿量可达每日 3000ml 以上。出现多尿的机制是：

（1）肾血流量和肾小球滤过功能逐渐恢复正常。

（2）新生肾小管上皮细胞功能尚不完善，钠、水重吸收功能仍低下。

（3）肾间质水肿消退以及肾小管内管型被冲走，阻塞解除。

（4）少尿期中潴留在血中的尿素等代谢产物经肾小球大量滤出，原尿溶质浓度增高，产生渗透性利尿。

多尿期早期，由于肾功能尚未彻底恢复，氮质血症、高钾血症和酸中毒并不能立即改善。后期，由于水和电解质大量排出，易发生脱水、低钾血症和低钠血症。多尿期一般持续 1～2 周，可进入恢复期。

考点： 急性肾衰竭多尿期多尿的发生机制。

（三）恢复期

尿量开始减少并逐渐恢复正常，血中非蛋白氮含量接近正常，水、电解质和酸碱平衡紊乱得到纠正。肾功能明显好转，但还需数月至一年甚至更长时间才能完全恢复。少数患者由于肾小管上皮细胞和基底膜破坏严重，病情迁延不愈而转变为慢性肾衰竭。

非少尿型急性肾衰竭：不出现少尿期，也无明显多尿期，肾内病变和临床表现较轻，病程较短，预后较好。其 24h 尿量保持在 400～1000ml，由于肾排泄功能障碍，有氮质血症和内环境紊乱的临床表现。若延误治疗，可转变为少尿型，病情恶化。

四、急性肾衰竭的防治和护理原则

1. 防治原发病　如采取有效抗体克措施，慎用对肾有损害的药物，解除尿路梗阻等。

2. 针对不同发病机制给予不同治疗措施　对功能性肾衰竭患者，积极补充血容量。对肾小管坏死者，少尿期要控制输液量。

3. 对症处理　积极处理高钾血症：

（1）静脉注射葡萄糖和胰岛素，促进细胞外钾进入细胞内。

（2）缓慢静注葡萄糖酸钙，对抗高钾血症的心脏毒性作用。

（3）严重高钾血症时，应用透析疗法，严格进行无菌操作。纠正酸中毒。控制氮质血症。抗感染。多尿期要注意补充水、钠、钾和维生素等。恢复期注意加强营养。

4. 注意患者的血压、心率、呼吸、神志状态、尿量等的变化。密切观察血钾变化。根据需要测内生肌酐清除率、血气分析，作尿常规等。限制蛋白质的摄入。

第二节　慢性肾衰竭

慢性肾衰竭（chronic renal failure，CRF）指各种慢性肾病引起的肾单位进行性破坏，健存肾单位逐渐减少，进而发生泌尿功能障碍和内分泌功能障碍，出现以各种代谢产物、废物和毒物的潴留，水、电解质和酸碱平衡紊乱，以及如肾性骨营养不良等某些内分泌功能异常为主要表现的病理过程。CRF 发展呈渐进性，病程数月至数十年不等，结局常为尿毒症导致死亡。近年来，透析疗法的广泛使用延长了患者生命，特别是肾移植的成功，可以从根本上治愈 CRF。

一、慢性肾衰竭的原因

凡能造成肾实质渐进性破坏的疾病，均可引起慢性肾衰竭。如慢性肾小球肾炎、慢性肾盂肾炎、肾结核、肾肿瘤、多囊肾、系统性红斑狼疮、高血压性肾小动脉硬化、糖尿病肾小动脉硬化、结节性动脉周围炎、尿路结石、前列腺肥大造成的尿路慢性梗阻等。既往认为，在中国慢性肾小球肾炎是慢性肾衰竭的最常见原因，在美国糖尿病和高血压是慢性肾衰竭的首要原因。

二、慢性肾衰竭的发病过程及其机制

（一）发病过程

由于肾具有强大的代偿储备能力，各种病因导致的慢性肾衰竭的病程是缓慢而渐进的过程，通常分为四期。

1．肾储备功能降低期（代偿期） 肾单位减少 25% ～ 50%，此期肾尚能维持内环境稳定，无临床症状，内生肌酐清除率在正常值的 30% 以上，血液生化指标无异常，但肾的储备能力降低。在诱因作用下，会出现内环境紊乱。

2．肾功能不全期 肾实质进一步受损，肾单位减少 50% ～ 70%，内生肌酐清除率降至正常的 25% ～ 30%，此时肾已不能维持内环境稳定，可出现多尿，夜尿，轻度氮质血症和贫血等。

3．肾衰竭期 肾单位减少 75% ～ 90%，内生肌酐清除率降至正常的 20% ～ 25%。泌尿功能障碍以及内分泌功能障碍的临床表现明显，并伴有部分尿毒症中毒的症状。

4．尿毒症期 肾单位减少 90% 以上，内生肌酐清除率降至正常的 20% 以下，有明显的水、电解质和酸碱平衡紊乱以及多系统功能障碍，并出现全身尿毒症中毒症状。

（二）慢性肾衰竭的发病机制

各种慢性肾疾患作为病因可通过多种机制造成肾实质渐进性破坏。不过人们发现，即使 CRF 的主导病因已解除，病情依然进展。显然，原发病的作用已不是 CRF 的主要原因。慢性肾衰竭的发病机制，迄今未完全阐明，一般用以下三种主要学说进行解释。

1．健存肾单位学说 慢性肾病时，肾单位不断破坏而丧失功能，肾功能只能由那些未受损的残余肾单位即健存肾单位来承担。随着疾病发展，肾单位不断遭受损害，当健存肾单位少到不足以维持正常的泌尿功能时，机体就出现内环境紊乱。

2．肾小球过度滤过学说 该学说是健存肾单位学说的补充和发展。慢性肾病使肾单位不断遭受损害而丧失功能，肾功能只能由健存肾单位来承担。并且健存肾单位发生代偿性肥大，肾小球滤过功能和肾小管重吸收功能都增强，进行代偿。因过度滤过而逐渐肥厚、纤维化、硬化，最后也丧失功能。

3．矫枉失衡学说 矫枉失衡是指机体产生的某种代偿机制，旨在维持某种溶质平衡，是一种适应性反应；但同时却对其他系统产生有害作用，导致机体内环境紊乱。例如，慢性肾衰时肾排磷减少，血磷增高而血钙降低，机体适应性发生甲状旁腺功能亢进。血液甲状旁腺激素（PTH）升高，早期通过抑制健存肾单位对磷的重吸收，增加磷的排泄，患者在很长一段时间内血磷是正常的，起"矫正"（代偿）的作用；晚期健存肾单位可因过度滤过、硬化而丧失功能，不能维持磷的充分排出，使血磷浓度升高。这时血液 PTH 继发持续性分泌增多，对机体其他生理功能可产生不良影响，如溶骨作用：造成骨钙和骨磷释放、骨质疏松、骨软化等肾性骨营养不良的表现，出现"失衡"（失代偿）。

三、慢性肾衰竭时机体的功能和代谢变化

（一）尿的变化

早期患者常出现多尿、夜尿的表现。

1. 多尿　成人 24 小时尿量超过 2000ml 称为多尿。多尿的机制：

（1）原尿流速快：肾血流集中在健存肾单位及其代偿性肥大，使其 GFR 增高，原尿生成增多，流经肾小管时流速增快，肾小管来不及充分重吸收。

（2）渗透性利尿：健存肾单位滤出的原尿中溶质（如尿素）含量代偿性增高，产生渗透性利尿。

（3）尿浓缩功能降低：肾髓质病变使髓质高渗环境形成受阻，尿液浓缩障碍。

2. 夜尿　正常成人白天尿量占 2/3，夜晚尿量占 1/3。CRF 早期几乎全部患者都出现夜间尿量增多，与白天尿量接近，甚至超过白天尿量，称为夜尿。

3. 少尿　在晚期，由于肾单位大量破坏，肾小球滤过率极度减少，则出现少尿。

4. 尿比重　CRF 早期肾浓缩功能降低而稀释功能正常，尿比重最高只能达到 1.020，称为低比重尿或低渗尿。随病情加重，肾的稀释功能亦障碍，使终尿渗透压接近于血浆，尿比重常固定在 1.008 ~ 1.012 之间，因接近血浆晶体渗透压，故称为等渗尿。

5. 尿成分　尿中出现蛋白质、红细胞、白细胞、各种管型等。

知识链接

　　肾的浓缩稀释功能是维持机体内环境渗透压恒定的关键所在。因此，肾不仅可在机体水分相对过剩时（低渗状态）将多余水分排出体外，还可以在机体内水分相对缺乏时（高渗状态）减少水的排出，从而保持水代谢平衡。当肾的浓缩稀释功能减退时，尿比重的变动范围缩小，当尿的比重最高只能达到 1.020 时，称为低渗尿。如果不论体内水分多少，尿的比重都固定在 1.010 左右，即原尿的渗透压和血浆晶体渗透压相等（相当于 300mmol/L）时，称为等渗尿。

　　尿液浓缩依赖于肾髓质间质由表及里逐渐递增的渗透梯度。

（二）水代谢障碍

CRF 时，肾对钠、水负荷的调节适应能力减退。严格限制水摄入，加之多尿，易发生脱水；水摄入增加，晚期 GFR 下降明显，可发生水潴留，引起肺水肿、脑水肿和心力衰竭。

（三）电解质代谢障碍

1. 钠代谢障碍　CRF 时，肾对钠负荷的调节能力减弱，钠摄入过多，易造成钠、水潴留，加重心脏负荷；过多限制钠盐摄入，加之渗透性利尿排钠增多，易引起低钠血症，导致细胞外液和血浆容量减少。

2. 钾代谢障碍　CRF 早期，由于多尿，血钾浓度可长期维持正常。低钾血症见于多尿

时钾摄入不足或丢失过多的情况；晚期也可发生高钾血症，与晚期尿量极度减少致排钾减少有关，另外组织分解加强或严重酸中毒也可引起血钾升高。高钾血症和低钾血症均可影响神经、肌肉和心脏，严重时可发生呼吸肌麻痹和心搏骤停。

3. 镁代谢障碍　镁主要由肾排出，早期大多能维持血镁正常，如果使用含镁药物过多，加之晚期尿量减少，可能造成高镁血症，并出现神经、肌肉及循环系统的症状。

4. 钙、磷代谢障碍

（1）高磷血症：由于肾排磷增加，CRF 患者可在很长时间内不发生血磷升高（见矫枉失衡假说）。但随病情进展，健存肾单位过少，血磷排出障碍与继发性 PTH 分泌增多产生的溶骨作用导致骨磷释放，使血磷显著升高。

（2）低钙血症：其原因有：①血液中钙、磷浓度的乘积为一常数，血磷浓度升高，血钙浓度必然降低；②由于肾实质破坏，$1,25\text{-}(OH)_2\text{-}D_3$ 生成不足，影响钙的吸收；③血磷升高时，肠道磷酸根分泌增多，磷酸根在肠内与食物中的钙结合形成难溶解的磷酸钙，从而妨碍肠钙的吸收；④肾毒物损伤小肠黏膜，影响肠道钙吸收。

（四）代谢性酸中毒

晚期或严重的 CRF 因受损肾单位增多，泌 H^+、泌 NH_4^+、重吸收 HCO_3^- 障碍，酸性代谢产物堆积可发生代谢性酸中毒。酸中毒除对神经和心血管系统有抑制作用外，尚可影响体内许多代谢酶的活性，并使细胞内钾外逸和骨盐溶解。

（五）氮质血症

由于含氮的代谢终产物（如尿素、肌酐、尿酸等）的排泄障碍，CRF 患者有不同程度的氮质血症。血肌酐和尿素氮浓度的变化在早期均不明显，晚期 GFR 下降明显时才出现明显变化，所以这两个指标都不是反映肾功能改变的敏感指标。临床上常采用内生肌酐清除率（尿中肌酐浓度 × 每分钟尿量 / 血浆肌酐含量）来判断病情的严重程度，因为它与 GFR 的变化正相关。

（六）肾性高血压

由肾实质病变引起的高血压称为肾性高血压。CRF 伴发高血压的机制有：

（1）钠、水潴留：CRF 时肾排钠功能降低，钠、水潴留，引起血容量和心排出量增多，导致血压升高，称为钠依赖性高血压。需限盐饮食。

（2）肾素分泌增多：慢性肾小球肾炎、肾动脉硬化症等引起的 CRF，因肾缺血常有肾素 - 血管紧张素系统（RAAS）激活。血管紧张素 II 可收缩小动脉，使外周阻力升高；醛固酮增多又可导致钠、水潴留，因而引起血压升高。这种情况称为肾素依赖性高血压。需采用药物减轻 RAAS 活性。

（3）肾降压物质生成减少：肾单位大量破坏，其合成的 PGE2、PGA2、激肽等降压物质减少，也是引起肾性高血压的原因之一。

（七）肾性骨营养不良

肾性骨营养不良是 CRF，尤其是尿毒症的严重并发症。在儿童表现为肾性佝偻病，成人表现为骨质软化、纤维性骨炎、骨质疏松等。其发病机制：

（1）PTH 继发性升高，溶骨作用明显。

（2）$1,25\text{-}(OH)_2\text{-}D_3$ 生成减少，影响钙吸收和骨盐沉积。

（3）酸中毒，骨盐溶解，释放骨钙。

（八）出血倾向

CRF 患者常伴有出血倾向，表现为皮下瘀斑、黏膜出血（如鼻衄）等。这主要是由于体内蓄积的毒性物质（如尿素、胍类、酚类化合物等）抑制血小板的功能所致。

（九）肾性贫血

肾性贫血是 CRF 患者最常见并发症，且贫血程度与肾功能损害程度往往一致。肾性贫血的发生机制：

（1）主要是由于肾产生的促红细胞生成素生成减少。

（2）体内蓄积的毒性物质对骨髓造血功能的抑制。

（3）毒性物质使红细胞脆性增加，易于溶血。

（4）肾毒物可引起肠道对铁和蛋白质等造血原料的消化吸收障碍。

（5）出血使贫血加重。

> **考点**：慢性肾衰竭机体功能代谢的变化。

四、尿毒症

尿毒症是急、慢性肾衰竭的终末期。除水、电解质、酸碱平衡紊乱和肾内分泌功能失调外，还出现内源性毒性物质蓄积而引起的一系列自身中毒症状，故称之为尿毒症（uremia）。尿毒症患者体内多系统、多器官功能异常，并进行性衰竭，需靠透析或肾移植来维持生命。

研究发现，尿毒症患者血浆中有 200 多种物质水平升高，其中很多可引起尿毒症症状，故称之为尿毒症毒素。比较受关注的毒素有：小分子物质，如尿素、胍类、胺类和酚类、PTH、铝等。

尿毒症期，除上述水、电解质、酸碱平衡紊乱，贫血、出血倾向、高血压等进一步加重外，可出现各器官系统功能及代谢障碍所引起的临床表现。如中枢神经系统功能紊乱的表现（头痛、头昏、烦躁不安、理解力和记忆力减退）；消化系统症状（食欲缺乏、厌食、恶心、呕吐或腹泻）；心血管系统表现（充血性心力衰竭、心律紊乱、尿毒症心包炎）；呼吸系统表现（酸中毒固有的深大呼吸）；免疫功能障碍（以细胞免疫异常为主）；皮肤表现（瘙痒、干燥、脱屑和颜色改变等，尿素随汗液排出可在皮肤形成尿素霜）；糖、脂肪、蛋白质代谢障碍。

五、慢性肾衰竭与尿毒症的防治和护理原则

1．防治原发病　去除肾实质受损的病因；积极治疗原发疾病；消除能增加肾功能负担的诱因，如感染、外伤、大手术、肾毒性药物等，防止肾实质继续破坏。

2．对症治疗　抗纤维化治疗；使用 EPO 治疗肾性贫血；降低高血压；纠正高钾血症，监测血钾浓度，必要时监测心电图；纠正高磷低钙。

3．透析疗法和肾移植　采用透析疗法，可延长患者寿命，护理人员须注意应严格执行无菌操作。肾移植是目前治疗 CRF 和尿毒症最根本的方法。

4．一般护理　休息和活动。通过监测液体出入量、体重、尿量、血压等指标控制体液容量的变化。进行饮食指导（低蛋白，低磷，高热量，高必需氨基酸）。

小 结	肾功能不全是指各种病因引起的肾功能严重障碍，出现泌尿功能障碍和肾内分泌功能障碍一系列临床表现的病理过程，也称肾衰竭。根据肾衰竭发病的急缓和病程的长短，分为急性肾衰竭和慢性肾衰竭。 　　急性肾衰竭指各种病因引起肾泌尿功能急剧下降导致的病理过程，主要由于病因导致肾小球滤过异常和肾小管损伤所致，表现为尿量、水和电解质平衡、酸碱平衡的变化。慢性肾衰竭是各种慢性肾疾患共同的结局，除了泌尿功能障碍外，还出现内分泌功能障碍的表现，主要由于肾结构进行性破坏，使肾功能持续恶化所致。急、慢性肾衰竭发展到严重阶段，都可出现尿毒症，其发生主要与代谢产物和内源性毒物在体内蓄积有关。

（师　婷）

《病理学》教学大纲

（第一篇　病理学）

一、课程任务

病理学的任务是研究疾病的病因、发病机制、病理变化，转归和结局，从而认识疾病本质的医学基础学科，通过对上述内容的学习，进一步认识和掌握疾病的本质和发生发展规律，为疾病的诊治和预防提供理论依据。

二、课程目标

1. 熟记病理学的基本概念和基本病理过程。
2. 识别常见病的病理变化与临床病理联系。
3. 知道疾病的原因和发病机制。

本大纲适合于护理专科、口腔医学专科、乡村医学专科及医学检验专科。

三、教学时间分配

章节	教学内容	学时数		
		理论	实验	合计
	绪论	1		1
1	组织和细胞的适应、损伤与修复	3	2	5
2	局部血液循环障碍	4	2	6
3	炎症	4	2	8
4	肿瘤	4	2	8
5	心血管系统疾病	6	2	8
6	呼吸循环系统疾病	4	1	5
7	消化系统疾病	4	1	5
8	泌尿系统疾病	2	1	3
9	传染病与寄生虫病	4	1	5
	合计	36	14	50

四、教学内容和要求

教学内容	教学要求						
	归纳	识别	解释	描述	熟记	说出	知道
绪论							
1．病理学的任务			✓				
2．病理学的内容	✓						
3．病理学在医学中的地位和作用						✓	
4．病理学的研究方法				✓			
一、细胞和组织的适应、损伤与修复							
（一）组织和细胞的适应							
1．肥大			✓				
2．增生			✓				
3．萎缩			✓				
4．化生			✓				
（二）细胞和组织的损伤							
1．可逆性损伤							
（1）细胞水肿	✓						
（2）脂肪变性	✓						
（3）玻璃样变性	✓						
2．不可逆性损伤							
（1）坏死					✓		
（2）凋亡							✓
（三）损伤的修复							
1．再生	✓						
2．纤维性修复		✓					
3．创伤愈合	✓						
二、局部血液循环障碍							
（一）充血和淤血							
1．充血			✓				✓
2．淤血		✓					
（二）血栓形成							
1．血栓形成的条件和机制			✓				
2．血栓形成的过程及血栓的形态							✓
3．血栓的结局							✓
4．血栓形成对机体的影响							✓
（三）栓塞						✓	
1．栓子运行的途径							✓
2．栓塞的类型及其对机体的影响							✓

续表

教学内容	教学要求						
	归纳	识别	解释	描述	熟记	说出	知道
（四）梗死			✓				
1．梗死的原因和条件			✓				
2．梗死的病变及类型						✓	
3．梗死对机体的影响和结局			✓				
三、炎症							
（一）炎症的概念和原因							
1．炎症的概念							✓
2．炎症的原因	✓						
（二）炎症的基本病理变化							
1．变质					✓		
2．渗出					✓		
3．增生					✓		
（三）炎症介质	✓						
1．细胞源性炎症介质							
2．血浆源性炎症介质							✓
（四）炎症的局部表现和全身反应							✓
1．炎症的局部表现			✓				
2．炎症的全身反应			✓				
（五）炎症的类型							
1．炎症的临床类型						✓	
2．炎症的病理类型					✓		
（六）炎症的结局							
1．痊愈							✓
2．迁延不愈							✓
3．蔓延扩散							✓
四、肿瘤							
（一）肿瘤的概念					✓		
（二）肿瘤的形态与结构							
1．肿瘤的一般形态	✓						
2．肿瘤的组织结构		✓					
（三）肿瘤的特性							
1．肿瘤的异型性					✓		
2．肿瘤的生长与扩散					✓		
3．肿瘤的复发					✓		
4．肿瘤的分级和分期				✓			

续表

教学内容	教学要求						
	归纳	识别	解释	描述	熟记	说出	知道
（四）肿瘤对机体的影响							
1．良性肿瘤对机体的影响			✓				
2．恶性肿瘤对机体的影响			✓				
（五）良性肿瘤与恶性肿瘤的区别					✓		
（六）肿瘤的命名与分类							
1．肿瘤的命名	✓						
2．肿瘤的分类							✓
（七）癌前病变、非典型增生、原位癌							
1．癌前病变					✓		
2．非典型增生、原位癌					✓		
（八）常见肿瘤举例							
1．上皮组织肿瘤							✓
2．间叶组织肿瘤							✓
3．淋巴造血组织肿瘤							✓
4．其他肿瘤							✓
（九）肿瘤的病因和发病机制							
1．肿瘤的病因							✓
2．肿瘤的发病机制							✓
五、心血管系统疾病							
（一）动脉粥样硬化							
1．病因及发病机制	✓						
2．基本病理变化			✓				
3．重要器官的病理变化及后果					✓		
（二）风湿病							
1．病因及发病机制							✓
2．基本病理变化		✓					
（三）心瓣膜病							
1．二尖瓣狭窄							✓
2．二尖瓣关闭不全							✓
3．主动脉瓣狭窄							✓
4．主动脉瓣关闭不全							✓
（四）高血压病							
1．病因和发病机制	✓						
2．类型与病理变化				✓			

教学内容	教学要求						
	归纳	识别	解释	描述	熟记	说出	知道
六、呼吸系统疾病							
（一）慢性支气管炎							
1．病因和发病机制							✓
2．病理变化	✓						
3．临床病理联系			✓				
（二）肺气肿							
1．病因和发病机制							✓
2．病理类型							
3．病理变化	✓						
4．临床病理联系							✓
（三）慢性肺源性心脏病			✓				
1．病因和发病机制		✓					
2．病理变化						✓	
3．临床病理联系	✓						
（四）肺炎							
1．细菌性肺炎							
（1）大叶性肺炎			✓				
（2）小叶性肺炎			✓				
（3）病毒性肺炎							✓
（五）呼吸系统常见肿瘤							
1．鼻咽癌							✓
2．肺癌							✓
七、消化系统疾病							
（一）慢性胃炎							
1．病因和发病机制							✓
2．病理类型和病变						✓	
（1）慢性浅表性胃炎							✓
（2）慢性萎缩性胃炎	✓						
（3）肥厚性胃炎							✓
（二）消化性溃疡							
1．病因和发病机制						✓	
2．病理变化	✓						
3．并发症	✓						
（三）病毒性肝炎							
1．病因和发病机制						✓	
2．基本病理变化	✓						

续表

教学内容	教学要求						
	归纳	识别	解释	描述	熟记	说出	知道
3．临床病理类型						✓	
（1）急性（普通型）肝炎					✓		
（2）慢性（普通型）肝炎		✓					
（四）肝硬化							
1．门脉性肝硬化							
（1）病因和发病机制	✓						
（2）病理变化	✓						
（3）临床病理类型	✓						
2．坏死后肝硬化							✓
（五）消化系统常见肿瘤							
1．食管癌							✓
2．胃癌						✓	
3．大肠癌							✓
4．原发性肝癌						✓	
八、泌尿系统疾病							
（一）肾小球肾炎							
1．病因及发病机制							✓
2．常见肾小球肾炎的病理类型	✓						
（二）肾盂肾炎							
1．病因及发病机制				✓			
2．类型和病理变化					✓		
（三）泌尿系统常见恶性肿瘤							
1．肾细胞癌							✓
2．膀胱上皮癌							✓
九、传染病和寄生虫病							
（一）结核病							
1．病因及发病机制	✓						
2．结核病的基本病变			✓				
3．转归							✓
4．类型和病理变化					✓		
（二）伤寒							
1．病因及发病机制	✓						
2．病理变化和临床病理联系			✓				
3．结局和并发症							✓
（三）细菌性痢疾							
1．病因及发病机制	✓						
2．病理变化及临床病理联系					✓		

教学内容	教学要求						
	归纳	识别	解释	描述	熟记	说出	知道
（四）流行性脑脊髓膜炎							
1．病因及发病机制	√						
2．病理变化及临床病理联系				√			
3．结局及并发症				√			
（五）流行性乙型脑炎							
1．病因及发病机制	√						
2．病理变化					√		
3．临床病理联系						√	
（六）常见性传播性疾病							
1．梅毒							√
2．淋病							√
3．尖锐湿疣							√
4．艾滋病							√
（七）血吸虫病							
1．病因及感染途径							√
2．病理变化及发病机制						√	
3．主要器官的病变及临床病理联系						√	
（八）阿米巴病							
1．肠阿米巴病	√						
2．肠外阿米巴病	√						

《病理学》教学大纲

（第二篇　病理生理学）

一、课程任务

病理生理学是研究疾病发生、发展和转归的规律及其机制的科学。病理生理学是联系基础医学与临床医学的"桥梁"学科，也是临床医学的一部分。学习的目的是归纳疾病的发生、发展的一般规律与机制，达到对疾病本质的认识，从而为临床上疾病的防治提供一定的理论依据。

病理生理学作为一门医学基础理论课程，一方面通过科学研究来探讨和揭示人类疾病发生、发展和转归的机制，提高疾病的防治水平；另一方面，通过课程学习，学生能够正确理解并说出疾病的概念、病因学和发病学的一般规律，归纳人体患病时出现的功能与代谢的变化和基本机制，并由此提高学生独立分析、思考和解决问题的能力。

病理生理学分为总论、基本病理过程和各系统器官病理生理学三个部分。总论主要介绍疾病的概念和疾病发生、发展中的普遍规律；基本病理过程主要讨论多种疾病中可能出现的共同的成套的功能、代谢和结构的变化；各系统器官病理生理学是指机体各个系统的许多疾病在发展过程中可能出现的一些常见的共同的病理变化。

本大纲适合于护理专科、口腔医学专科、乡村医学专科及医学检验专科。

二、课程目标

1．通过课程学习，学生能够正确理解并说出疾病的概念、病因学和发病学的一般规律。
2．归纳人体患病时出现的功能与代谢的变化和基本机制。
3．并由此提高学生独立分析、思考和解决问题的能力。

三、学时分配

章节	教学内容	学时数		
		理论	实验	合计
1	疾病概论	2		1
2	水、电解质代谢紊乱	4	4	8
3	酸碱平衡紊乱	4		4
4	缺氧	2		
5	发热	2		
6	DIC	2		
7	休克	2	4	6
8	呼吸功能不全	2		6
9	心功能不全	2		
10	肝性脑病	2		
11	肾功能不全	4		
合计		28	8	36

四、教学内容和要求

教学内容	教学要求						
	归纳	识别	解释	描述	熟记	说出	知道
一、疾病概论							
（一）健康、疾病和亚健康的概念							
1．健康的概念						✓	
2．疾病的概念					✓		
3．亚健康的概念							
（二）病因学							✓
1．疾病发生的原因	✓						
2．疾病发生的条件		✓					
（三）发病学							
1．疾病发生发展的一般规律	✓						
2．疾病发生的机制	✓						
（四）疾病的经过与转归							
1．潜伏期				✓			
2．前驱期				✓			
3．症状明显期				✓			
4．转归期		✓					
二、水、电解质代谢紊乱							
（一）脱水和水中毒							
1．脱水	✓						
2．水中毒			✓				
（二）水肿							
1．水肿的发生机制	✓						
2．水肿的特点					✓		
3．水肿对机体的影响							✓
（三）钾代谢紊乱							
1．低钾血症	✓						
2．高钾血症	✓						
（四）水电解质紊乱与临床护理的联系							✓
三、酸碱平衡紊乱							
（一）酸碱平衡及其调节							
1．体内酸性和碱性物质的来源				✓			
2．机体对酸碱平衡的调节			✓				
3．酸碱平衡的常用检测指标	✓						
（二）单纯性酸碱平衡紊乱			✓				
1．代谢性酸中毒	✓						
2．呼吸性酸中毒	✓						
3．代谢性碱中毒	✓						
4．呼吸性碱中毒	✓						
（三）混合型酸碱平衡紊乱						✓	
（四）酸碱平衡紊乱与临床护理							✓

教学内容	教学要求						
	归纳	识别	解释	描述	熟记	说出	知道
四、缺氧							
（一）临床常用的血氧指标	✓						
（二）缺氧的原因和类型							
1．乏氧性缺氧			✓				
2．血液性缺氧			✓				
3．循环性缺氧			✓				
4．组织性缺氧			✓				
（三）缺氧对机体的影响							
1．呼吸系统的变化						✓	
2．循环系统的变化						✓	
3．中枢神经系统的变化						✓	
4．血液系统的变化						✓	
5．组织细胞的变化						✓	
（四）缺氧的防治和护理原则							
1．氧疗							✓
2．氧中毒							✓
五、发热							
（一）发热的原因和机制							
1．致热原和发热激活物		✓					
2．内生致热原及其致热机制	✓						
（二）发热的分期和热型							
1．分期							✓
2．热型							✓
（三）发热时机体的代谢和功能变化						✓	
1．代谢变化						✓	
2．功能变化							
（四）发热的生物学意义和防治原则与临床护理							✓
六、弥散性血管内凝血							
（一）病因和发病机制							
1．组织严重损伤	✓						
2．血管内皮细胞广泛损伤	✓						
3．血细胞大量破坏	✓						
4．其他促凝物质入血	✓						
（二）影响弥散性血管内凝血发生、发展的因素							
1．单核 - 巨噬细胞系统功能障碍			✓				
2．严重肝功能障碍			✓				
3．血液呈高凝状态			✓				
4．微循环障碍			✓				
5．其他因素			✓				

教学内容	教学要求						
	归纳	识别	解释	描述	熟记	说出	知道
（三）弥散性血管内凝血的分期和分型							
1．弥散性血管内凝血的分期							✓
2．弥散性血管内凝血的分型							✓
（四）弥散性血管内凝血的临床表现					✓		
1．出血					✓		
2．休克					✓		
3．器官功能障碍					✓		
4．微血管病性溶血性贫血							
（五）弥散性血管内凝血的防治原则及临床护理							✓
七、休克							
（一）休克的病因与分类							
1．休克的病因	✓						
2．休克的分类							✓
（二）休克的发生、发展过程及发病机制							
1．微循环缺血缺氧期	✓						
2．微循环淤血缺氧期	✓						
3．微循环衰竭期	✓						
（三）休克时机体的代谢和功能变化							
1．机体代谢变化及细胞损伤				✓			
2．休克时器官功能障碍				✓			
（四）休克的防治原则与临床护理							✓
八、呼吸功能不全							
（一）呼吸衰竭的病因和发生机制							
1．病因			✓				
2．发病机制	✓						
（二）呼吸衰竭时机体的代谢和功能变化							
1．酸碱平衡及电解质代谢紊乱					✓		
2．呼吸系统的变化	✓				✓		
3．循环系统的变化					✓		
4．中枢神经系统的变化					✓	✓	
5．其他变化					✓		
（三）呼吸衰竭的防治与护理原则							✓
九、心功能不全							
（一）心力衰竭的原因、诱因和分类					✓		
1．原因					✓		
2．诱因							✓
3．分类							
（二）心力衰竭时机体的代偿反应				✓			
1．心脏本身的代偿活动				✓			
2．心脏外的代偿方式				✓			

续表

教学内容	教学要求						
	归纳	识别	解释	描述	熟记	说出	知道
（三）心力衰竭的发生机制							
1．心肌收缩性减弱	✓						
2．心室舒张功能障碍和顺应性降低	✓						
3．心室各部舒缩活动不协调	✓						
（四）心力衰竭时机体的代谢和功能变化			✓				
（五）心力衰竭的防治与护理原则							✓
十、肝性脑病							
（一）肝性脑病的病因和分类							
1．原因		✓					
2．分类		✓					
（二）肝性脑病的发病机制			✓				
1．氨中毒学说			✓				
2．假性神经递质学说			✓				
3．氨基酸代谢失衡学说							✓
4．其他毒性物质的作用					✓		
（三）影响肝性脑病发生、发展的因素							✓
（四）肝性脑病的防治和护理原则							
十一、肾功能不全							
（一）急性肾衰竭							
1．急性肾衰竭的原因和分类		✓					
2．急性肾衰竭的发病机制	✓						
3．急性肾衰竭时机体的功能和代谢变化					✓		
4．急性肾衰竭的防治和护理原则							✓
（二）慢性肾衰竭							
1．慢性肾衰竭的原因		✓					
2．慢性肾衰竭的发病过程及其机制	✓						
3．慢性肾衰竭时机体的功能和代谢变化					✓		
4．尿毒症							✓
5．慢性肾衰竭与尿毒症的防治和护理原则							✓

参考文献

[1] 李玉林．病理学．第 6 版．北京：人民卫生出版社，2004．

[2] 和瑞芝．病理学．北京：人民卫生出版社，2000．

[3] 张建中．病理学．北京：高等教育出版社，2010．

[4] 网络教学资源：病理学园地 http://www.binglixue.com/．

[5] 李玉林．病理学．第 7 版．北京：人民卫生出版社，2008．

[6] 王斌．病理学与病理生理学．第 6 版．北京：人民卫生出版社，2010．

[7] 吴继峰．病理学．第 2 版．北京：人民卫生出版社，2005．

[8] 李甘地．病理学（7 年制规划教材）．北京：人民卫生出版社，2001．

[9] 王建中，黄光明．病理学基础．第 3 版．北京：科学出版社，2012．

[10] 许煜和．病理学基础．北京：科学出版社，2011．

[11] 北京大学护理学院．护理学专业执业护士资格考试核心考点．北京：北京大学医学出版社，2011．

[12] 王斌，陈命家．病理学与病理生理学．第 6 版．北京：人民卫生出版社，2009．

[13] 孟桂霞．病理学．北京：人民卫生出版社，2010．

[14] 刘红．病理学．陕西：第四军医大学出版社，2011．

[15] 宫恩聪，吴立玲．病理学．北京：北京大学医学出版社，2007．

[16] 姚蕴伍．社区护理学．浙江：浙江大学出版社，2008．

[17] 王志敏．病理学基础．北京：人民卫生出版社，2008．

[18] 杨美玲．病理学．西安：世界图书出版社．2010．

[19] 苏敏．图解病理学．北京：北京大学医学出版社，2005．

[20] 步宏．病理学与病理生理学．第 2 版．北京：人民卫生出版社，2011．

[21] 景瑗．病理学．上海：同济大学出版社，2007．

[22] 任玉波，茅幼霞．病理学．第 2 版．北京：科学出版社，2008．

[23] 崔进，张雅洁．病理学．北京：科学出版社，2007．

[24] 张启良．病理生理学．上海：上海科学技术出版社，2000．

[25] 金惠铭．病理生理学．北京：人民卫生出版社，2004．

[26] 李夏．病理生理学．北京：人民卫生出版社，2003．

[27] 江桃桃．异常人体结构与功能．上海：复旦大学出版社，2012．

[28] 金惠铭主编．病理生理学．第 7 版．北京：人民卫生出版社，2008．

[29] 石增立主编．病理生理学（案例版）．第 2 版．北京：科学出版社，2010．

[30] 杨建平，杨德兴，杜斌主编．病理学与病理生理学．武汉：华中科技大学出版社，2010．

[31] 叶任高主编．内科学．第 6 版．北京：人民卫生出版社，2006．

[32] 许俊业，徐久元．病理学基础．北京：科技出版社，2009．

[33] 贺平泽，靳晓丽．病理学基础（案例版）．北京：科学出版社，2010．

[34] 徐正介、病理学．北京：人民卫生出版社，2000．